Gerhard Breitfellner
Der Sekundenherztod
Ein morphologisches, funktionelles und
sektions-statistisches Profil

Supplement zu den Sitzungsberichten
der Heidelberger Akademie der Wissenschaften,
Mathematisch-naturwissenschaftliche Klasse,
Jahrgang 1982

Publiziert mit Unterstützung des Fonds
zur Förderung der wissenschaftlichen
Forschung, Wien

Springer-Verlag Berlin Heidelberg New York

Heidelberger Akademie der Wissenschaften
Supplement zu den Sitzungsberichten der
Mathematisch-naturwissenschaftlichen Klasse
Jahrgang 1982

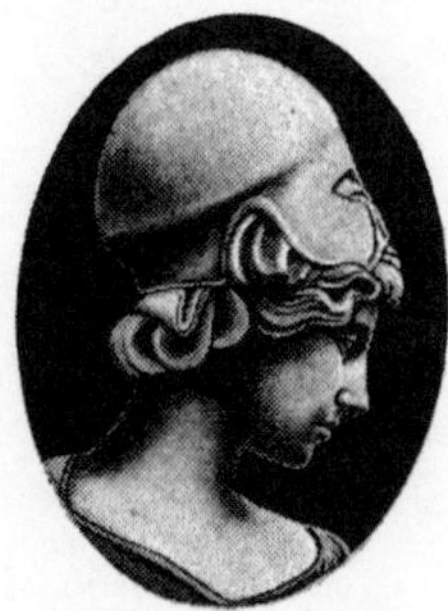

Heidelberger Akademie der Wissenschaften

G. Breitfellner

Der Sekundenherztod

Ein morphologisches, funktionelles und
sektions-statistisches Profil

Mit 51 Abbildungen und 34 Tabellen

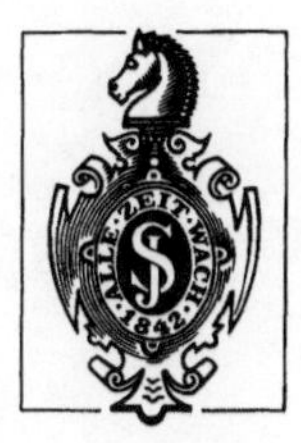

Springer-Verlag
Berlin Heidelberg New York 1982

Professor Dr. med. Gerhard Breitfellner
Vorstand des Institutes für Pathologie
Landeskrankenhaus Feldkirch
A-6807 Feldkirch

ISBN-13:978-3-642-81821-9   e-ISBN-13:978-3-642-81820-2
DOI: 10.1007/978-3-642-81820-2

CIP-Kurztitelaufnahme der Deutschen Bibliothek

Breitfellner, Gerhard: Der Sekundenherztod : e. morpholog., funktionelles u. sektions-statist.
Profil / G. Breitfellner. – Berlin ; Heidelberg ; New York : Springer, 1982.
(Heidelberger Akademie der Wissenschaften, Supplement zu den Sitzungsberichten der
Mathematisch-naturwissenschaftlichen Klasse)
ISBN-13:978-3-642-81821-9

2125/3140-543210

Zum Geleit

Heinrich Ewald HERING der Jüngere, weiland Professor der normalen und pathologischen Physiologie zu Köln, der Gesprächspartner Ludwig ASCHOFFS über Jahrzehnte (rebus in pathologiae myocardii) hatte im Jahre 1917 den Begriff „Sekundenherztod" diskussionsfähig gemacht. Daß der plötzliche Tod aus natürlicher Ursache Ärzte und Laienöffentlichkeit schon immer bewegte, ist durch die Skulptur auf der Grabplatte des Sesi (in Sakkara, Ägypten), 3. vorchristliches Jahrtausend, belegt. Daß der natürliche Tod, tritt er in kürzester Zeit ein, überwiegend ein Herztod ist, erscheint plausibel. Welche Mechanismen aber die mors subita cardiaca verursachen, ist nicht immer ganz einfach zu sagen.

Es war mir eine große Freude, daß Herr Kollege BREITFELLNER meiner Anregung, den Gesamtkomplex dieser Fragen zu bearbeiten, gefolgt ist. Es ging mir um die Nutzung des österreichischen Leichenöffnungsgutes, das nach Quantität und der Natur seiner Zusammensetzung dem vergleichbaren Untersuchungsgut unserer adäquaten Institute überlegen ist. Bekanntlich hat die mißverstandene Interpretation des Begriffes des *„fortwirkenden Persönlichkeitsrechtes"* in der Bundesrepublik Deutschland zu einer besorgniserregenden Verringerung der Anzahl *klinischer Sektionen* geführt. Dadurch wurden unsere eigenen Arbeiten (Ref. Dt. Ges. Rechtsmed., Heidelberg 1980) beeinträchtigt. In Österreich liegen die gesetzlichen Bestimmungen anders; in diesem klassischen Land pathologisch-anatomischer Forschung gelangen geeignete Fälle ex officio zum Pathologen, insbesondere in Prosekturen mit gerichtsärztlichem Auftrag. Der Wunsch von Herrn Prof. BREITFELLNER, an der Klärung einiger Fragen anhand seines vielschichtig zusammengesetzten Beobachtungsgutes mitzuwirken, erschien mir wie eine Fügung.

Dem Verfasser der Monographie ist es gelungen, die hauptsächlichen *Ursachen* des Sekundenherztodes zu charakterisieren und einen *Begriff* von den quantitativen anteiligen Bedingungen zu vermitteln, – insoweit derlei einer morphologischen Untersuchungstechnik zugänglich ist. Die Monographie stellt einen *Meilenstein* auf dem Weg zu einer weitergehenden Analyse dar. Der in der Praxis stehende Prosektor, aber auch der Gerichtsarzt, werden das Buch gern konsultie-

ren, – denn wo sonst findet er befriedigende Hinweise auf in-
apperzepte coronare Todesfälle, auf stenosierende Erkrankungen der versteckten Zubringergefäße zu den Hauptorten
der spezifischen Muskulatur, auf die morphologische Differentialdiagnose Myocardie ∕ Myokardose oder aber Myokarditis ∕ primäre Cardiomyopathie, schließlich auch auf extra-
cardiale Bedingungen perakuter Herzinsuffizienz.

Res in tantum intelligitur, in quantum amatur!

Die große Liebe des Verfassers zur patho-anatomischen Be-
trachtungsweise trägt den Ductus des leicht lesbaren, reifen
Werkes; sie ist *Kern* und *Frucht* seiner Bemühungen. Der Le-
ser wird es ihm danken.

Zu meiner Freude hat sich die mathematisch-naturwissen-
schaftliche Klasse der Heidelberger Akademie der Wissen-
schaften in ihrer Sitzung vom 31. Oktober 1981 auf meinen
Antrag hin entschlossen, das Buch in ihre Obhut zu nehmen.
Möge es Anregungen vermitteln und die wissenschaftliche
Debatte beleben. Der Heidelberger Akademie der Wissen-
schaften gilt, wie immer, auch diesmal mein besonderer
Dank.

Heidelberg, den 10. April 1982   W. Doerr

Vorwort

<blockquote>„Ein großer Teil der Kunst
ist die Fähigkeit zu beobachten"
(Hippokrates; 460–377 v. Chr.)</blockquote>

„Indagandis sedibus et causis morborum" steht als Widmung über dem von Carl VON ROKITANSKY erbauten und 1862 fertiggestellten Pathologisch-Anatomischen Institut der Universität Wien. Ihr waren die pathologischen Anatomen der Wiener medizinischen Schule (DOERR 1974) seit VON ROKITANSKY über PALTAUF, Hanns CHIARI, KOLISKO bis Hermann CHIARI, meinem verehrten Chef, verpflichtet, wenn sie nicht nur zeitbedingt der Autopsie, also dem Lokalaugenschein, dem „Tatort im Organismus", dem Erfolgsorgan, dem Geschehen und seinen morphologischen Substraten, die zentrale Position ihrer Tätigkeit einräumten (SCHÖNBAUER 1944, LESKY 1965, MEYER-STEINEGG und SUDHOFF 1928). Wie schon bei Giovanni Battista MORGAGNI, dessen Schriften „De sedibus et causis morborum per anatomen indagatis" der vorausgestellte Leitgedanke entstammt, waren eigene Befunde und Erfahrungen die Basis ihrer Aussagen, einer nicht *trotz,* sondern vielleicht gerade *wegen* ihrer stark gestaltlichen Ausrichtung sehr der klinischen Medizin aufgeschlossenen und zugewandten pathologischen Anatomie. Aus dieser Tradition soll es uns gelingen, dem Kliniker auch heute noch neben der Aufklärung des klinischen Einzelfalles bestimmte *Krankheitsbegriffe* als Ergebnis speziell pathologisch-anatomischer Erfahrungen jeweils den veränderten Umweltsbedingungen angepaßt neu zu definieren – ein Auftrag wie ihn Wilhelm DOERR 1974 für die Pathologen unserer Zeit sieht. Ihm verdanke ich die Anregung zu dieser Monographie.

Institute und Zentral- und Schwerpunktskrankenhäuser eröffnen unter anderem die Möglichkeit der Erfassung und Auswertung des nicht selektierten individuellen Krankengutes einer Region. Dabei bleibt der Sektionssaal auch weiterhin eine Säule der „klinischen Pathologie" als Forum des gegenseitigen Erfahrungsaustausches und der eigenen Gewissenserforschung, sowohl von Klinikern als auch von Pathologen. Er bietet zuverlässige Unterlagen für eine sichere Diagnostik und damit auch bessere Therapie.

In Vorarlberg ist im 58. Gesetz über das Leichen- und Bestattungswesen die Sektionstätigkeit im 2. Abschnitt, § 12 geregelt. Dieser Paragraph betrifft Allgemeines und lautet:

1. Falls die Todesursache voraussichtlich nur durch eine Leichenöffnung geklärt werden kann und nicht die Voraussetzungen für die

Anordnung einer Leichenöffnung durch das Strafgericht gegeben
sind, hat der Bürgermeister eine Leichenöffnung anzuordnen.
2. Ohne Anordnung des Strafgerichtes oder des Bürgermeister und
bei Fehlen der Voraussetzungen nach Absatz 3 darf eine Leichenöffnung nur vorgenommen werden, wenn der Verstorbene der
Leichenöffnung zugestimmt hat oder eine schriftliche Zustimmung
der Angehörigen nach § 3 Abs. 2 vorliegt.
3. Die Leichen der in öffentlichen Krankenanstalten verstorbenen Patienten sind zu obdůzieren, wenn die Leichenöffnung nach Abs. 1
oder durch das Strafgericht angeordnet wurde, oder zur Wahrung
anderer öffentlicher oder wissenschaftlicher Interessen insbesondere wegen diagnostischer Unklarheit des Falles oder eines vorge-
nommenen operativen Eingriffes erforderlich ist.

Nach diesem Gesetz liegt die Initiative für eine sanitätspolizeiliche Leichenöffnung zum Unterschied von den übrigen
8 Bundesländern, wo diese Initiative der Sanitätsverwaltung
zukommt, in Vorarlberg also bei der politischen Obrigkeit, für
die klinische Autopsie bei der medizinischen Instanz.

Eine spezielle historisch gewachsene und legistisch unter-
mauerte Situation (WÖLKART 1956) offeriert dem österreichischen Pathologen im ländlichen Raum die Möglichkeit der
klinischen Autopsie in einem hohen Prozentsatz der Spitalto-
desfälle einerseits und die der behördlichen sog. sanitätspoli-
zeilichen Leichenöffnung im Falle unbekannter Todesursachen (Tabelle 1). Vor allem letztere berührt unmittelbar das
Gebiet der forensischen Medizin in der Frage: *unerwarteter
Tod aus natürlicher oder unnatürlicher Ursache.* Eine durch
die überschaubare Größenordnung ermöglichte intensive Zu-
sammenarbeit zwischen Pathologie und Klinik ist ein weiterer
Vorteil unserer Situation (vergl. GLOOR 1975). Die Beobachtungen von Details und ihre kritische Reihung, Wertung und
Deutung ist immer noch oder wiederum ein wichtiger Be-
standteil unseres Faches, der *Pathologischen Anatomie.*

Allen, die am Zustandekommen der Monographie mitge-
wirkt haben, danke ich an dieser Stelle aufrichtig; vor allem
Herrn Professor Dr. Dres. h. c. Wilhelm Doerr und der Heidelberger Akademie der Wissenschaften für die Patronanz; dem
Springer-Verlag für die komplikationslose und rasche Druck-
legung, meiner Sekretärin Frau Elke Zimmermann und dem
leitenden med. techn. Assistenten meines Institutes Herrn Ali
A. Meschkat für die tatkräftige Unterstützung bei der Erstel-
lung des Manuskriptes und der Fotogramme; nicht zuletzt
aber auch meiner Frau und meinen Kindern für viele geop-
ferte Stunden.

Feldkirch, im Juni 1982   G. Breitfellner

Inhaltsverzeichnis

A. Orientierung

1. Einleitung

Der *plötzliche Tod aus natürlicher Ursache* ist am häufigsten durch Herzstillstand direkt *cardial* bedingt. Dem Prosektor obliegt es letztlich im konkreten Fall, aus der Fülle bekannter anatomischer und mikroskopischer Kriterien unter Miteinbeziehung klinischer Angaben, eventuell nachweisbarer chemischer Veränderungen, durch Labordaten aus Serum und Geweben, eine unnatürliche Fremdeinwirkung weitestgehend auszuschließen oder in Erwägung zu ziehen; was weitreichende rechtliche und gesellschaftliche Folgen hat. Dabei haben wir festgestellt, daß bei einer klinisch-pathologischen Übereinstimmung von nur 14,4% die Grauzone solcher Diagnosen vor allem bei Todesfällen außerhalb von Krankenhäusern sehr groß ist.

Wir fanden weiter, daß bei Todesfällen in Krankenhäusern die klinisch-pathologische Übereinstimmung hinsichtlich Grundleiden und pathologisch-anatomischen Befunden wesentlich größer ist als hinsichtlich der unmittelbaren Todesursache. Auffallend ist auch die Zunahme „jugendlichen Herzversagens" und solcher Fälle, bei denen Risikofaktoren auf den ersten Blick nicht vorlagen.

Die allzuhäufige Totenscheindiagnose *Herzversagen,* wie sie vor allem in ländlichen Bezirken durch den Hausarzt in „eigener Verantwortung" (SCHWARTZ 1970) aus seiner Situationskenntnis gestellt wird, mag in vielen Fällen nur das Ultimum movens am Wege des Organismus vom Leben zum Tode gewesen sein, in manchen Fällen aber tatsächlich das unmittelbare und gravierend-letale Schicksal des Patienten. Andererseits spielt zum Beispiel die koronare Herzkrankheit mit fast 34% im behördlichen Sektionsgut eine bedeutende Rolle. Auf die forensische und versicherungsrechtliche Bedeutung einer klaren Diagnose verweist u.a. SCHWERD (1978).

Diesen Fällen nachzuspüren, war die Aufgabe dieser überwiegend retrospektiven Studie am Sektionsgut des Vorarlberger Pathologie-Instituts. Sie soll gleichzeitig eine weitere konkrete Ergänzung zu der ausführlich bereits vorhandenen Literatur über dieses immer aktuelle Thema sein. Sie soll die Frage beantworten, wie sich der *plötzliche Herztod aus natürlicher Ursache* in pathologisch-morphologischer und auch allgemeinpathologischer Sicht, vor allem aber auch vor dem Hintergrund der Stoffwechsel-Herzkreislaufszene unserer Vorsorgemedizin, heute, im Jahre 1981 darstellt.

2. Definition des Sekundenherztodes

Im deutschen Sprachgebrauch gibt es den von HERING (1917) geprägten sehr treffenden Begriff *Sekundenherztod (SHT).*

Tabelle 1. Obduktionsfrequenz in Vorarlberg

Jahr	Verstorbene	Sektionen	Obduktionsquote %
1973	2 247	378	16,8
1974	2 346	412	17,6
1975	2 226	463	20,7
1976	2 442	523	21,4
1977	2 198	540	24,6
1978	2 311	536	23,2
Insgesamt	13 770	2852	20,7

Im internationalen Schrifttum finden dafür verschiedene weitere Begriffe Anwendung; immer wiederkehrende Eigenschaftswörter sind „plötzlich", „unerwartet", „natürlich". SCHWARTZ (1980) frägt „How Sudden is Sudden?".

Bei Gegenüberstellung und Analyse der verwendeten Adjektive stellt sich heraus:

a) „plötzlich (suddenly, instantaneously)" – soll genauer heißen „blitzartig" und wird oft auch für „unerwartet" verwendet.

b) „unerwartet (unexpected)" – soll genauer heißen „medizinisch unerwartet" und wird oft auch für nicht unbedingt unerwarteten plötzlichen Tod verwendet.

c) „natürlich" – sollte selbstverständlich besser heißen „aus natürlicher Ursache", d. h. nicht durch Einwirkung von anderen äußeren Umständen oder inneren Faktoren (Folgeerscheinungen anderer Erkrankungen, Verletzungen etc.).

Der SHT ist der Tod des plötzlichen Herzstillstandes (JANSSEN und NAEVE 1975) durch Kammerflimmern oder Asystolie. Er ist der rasche Herztod aus natürlicher Ursache (DOERR 1972 b, BETZLER 1977, NAEVE und KRAUSE 1977, SCHWERD 1977). Er tritt so rasch ein, daß kaum eine Diagnose vorher möglich ist (SCHWERD 1978). Mit HEINRICH und JANSEN (1977) meinen auch wir, daß „unerwartet" besser mit „medizinisch unerwartet" zu bezeichnen wäre, damit nicht „sog. anamnestische Artefakte" zur falschen Diagnose plötzlicher und unerwarteter Herztod führen. BOEMKE (1962) bezieht auch den Herztod im Anschluß an leichte harmlose Erkrankungen in diese Gruppe mit ein. Der Begriff natürlicher plötzlicher Tod (NAEVE und KRAUSE 1977) ist somit heute allgemein verlassen. Diese sprachlich unrichtige Bezeichnung beruht vielleicht noch auf der alten Definition von MORGAGNI „eines natürlichen Todes bei einem Menschen in augenscheinlich guter Gesundheit mit sehr kurzer Agonie", was FOURNIER (1976) ergänzt hat „bei einer bis dahin unbekannten Krankheit".

Nach der International Society of Cardiology und American Heart Association (OGLESBY und SCHATZ 1971) wird zum plötzlichen und unerwarteten Herztod jeder Fall zu zählen sein, der entweder innerhalb von wenigen Minuten – instantaneously – scheinbar aus völliger Gesundheit oder innerhalb eines Zeitraumes von 24 Std nach der ersten Symptomatik eintritt. KNIERIEM (1977) setzt dafür eine 6-Stundenfrist fest.

Der SHT ist für die hier angestellten Untersuchungen zu definieren als ein Tod aus natürlicher Ursache, der plötzlich, d. h. in Sekundenschnelle meistens unerwartet, blitzartig, ohne Vorboten erfolgt, zuweilen aus völligem Wohlbefinden, dem in der Regel Kammerflimmern (GROSSE-BROCKHOFF und SCHELLONG 1961) oder Asystolie (JANSSEN und NAEVE 1975) zugrunde liegt. Der SHT ist aber kein natürlicher Tod, welcher nach ROBERT RÖSSLE (1917) nur der Tod durch Alter sein kann, sondern der Herztod aus *natürlicher Ursache.*

3. SHT im weiteren und engeren Sinn

Keinesfalls darf der Begriff „plötzlich" mit „unerwartet" gleichgesetzt werden, weil ein SHT im *weiteren Sinn* bei chronischen Herzkreislauferkrankungen und Lungenveränderungen „ohne Vorboten" als Schlußpunkt zwar plötzlich, aber durchaus erwartet oder zu erwarten gewesen sein wird (relative Plötzlichkeit nach DOERR 1972 b). Demgegenüber verstehen wir als einen *SHT im engeren Sinn,* wenn bei sonst gesundem Organismus *nur das Herz* isoliert pathologisch verändert ist und „aus völligem Wohlbefinden" plötzlich und unerwartet versagt (Tabelle 2).

Tabelle 2. Plötzlicher Tod

a. Natürliche Ursache	
SHT	SHT
im *weiteren* Sinn	im *engen* Sinn
sudden but not unexpected (BAROLDI 1965)	sudden and unexpected
„relative Plötzlichkeit" (DOERR 1972)	„absolute Plötzlichkeit"
24 Std und mehr	1 – 6 Std
b. Unnatürliche Ursache	
Vagusdruck	
„Knock out"	
Vergiftung etc.	

Beide Formen besitzen die drei Merkmale des SHT im Sinne HERINGS (1917):

Plötzlichkeit der den Tod einleitenden Symptome,
Überdauern der Atmung,
Eine nach Sekunden zählende Sterbedauer.

Allerdings werden „die Grenzen der Plötzlichkeit nicht einheitlich bewertet" (KRAULAND 1978).

4. Häufigkeit

Die Häufigkeit eines Todes aus natürlicher Ursache schwankt im Schrifttum je nach Institution (HEINRICH und JANSEN 1977). Gerichtsmedizinische Institute haben höhere Quoten, Prosekturen nur mit Krankenhausobduktionen etwas gerin-

Tabelle 3. Häufigkeit des SHT

Autor	Jahr	Art der Sektion	Zeitraum	Prozentueller Anteil		Verhältnis Männer/ Frauen
				der plötz- lichen Todes- fälle	aller Todes- fälle	
Koopman	1926	G		61%	30%	
Weyrich	1932	G		40,2%		
Hallermann	1939	–		72%		
Uotila	1943/45	G		59,6%		
Boemke	1948	P		82%		
Lerch	1961	–		74%		
Kuller und Lilienfeld	1965	–		69%	2,8 – 4,2	
Spann et al.	1973	G		54%		
Schulz und Steinmetz	1976	V		65%		
Heinrich und Jansen	1977	P		44%	2,1	
Bezler	1977	M	(1971 – 75)	57,6%	25,6	
Naeve und Krause	1977	G	(1936 – 74) (1956 – 74)	64% 78%		75/25
Vuori et al.	1978	G		69%		
Breitfellner	1981	P + S	(1972 – 80)	57%	6,9 – 17,7	69/31 – 65/35

– keine Angaben
G gerichtlich
P path.anat./klinisch
S sanitätspolizeilich/behördlich
V Varia

gere (JANSSEN und NAEVE 1975). Naturgemäß liegen unsere Zahlen aus klinischen und behördlichen Sektionen im Mittelfeld. Soweit Vergleiche verschiedener Zeitabschnitte zulässig, ergeben sich keine signifikanten Unterschiede gegenüber früheren Beobachtungszeiträumen (Tabelle 3).

5. Funktionelle und morphologische Kriterien des SHT

Zum Unterschied vom cardiogenen Schock, meistens durch ein „Pumpversagen" des Herzmuskels bedingt (BOLTE und ARMIN 1977), tritt beim SHT eine unerwartete und extreme Relationsstörung zwischen Anlieferung und Verbrauch von Sauerstoff und energiereichen Phosphaten ein. Sie betrifft vor allem auch das Reizleitungssystem, welches dafür sehr anfällig ist. So und gelegentlich auch ohne erkennbare Ursache kommt es zum „elektrischen Unfall" bei „Instabilität". Man spricht vom „Selbstmord des Herzens" durch frustrane Kompensationsversuche des Myokards und zwangsläufigen Eintritt in einen Circulus vitiosus. So wird verständlich, daß koronarbedingte und durch Reizleitungsstörungen verursachte SHT

wesentlich häufiger sind als primär myokardbedingte. Was immer für Auslösemechanismen vorliegen, der finale „normale Ablauf" des SHT ist meistens die fatale
Arrhythmie und viel weniger häufig ein Pumpfehler (SCHWARTZ 1980).

Dementsprechend sind auch makroskopische Kriterien des SHT in den meisten
Fällen unergiebig oder fehlen bei koronarieller oder elektrophysiologischer Ursache überhaupt. Das mehr oder weniger unauffällige Herz, „das zu gut zum Sterben ist" (BUSSMANN und KALTENBACH 1975), ist der charakteristische Befund
beim SHT im engeren Sinn.

6. Historischer Abriß [1]

In der langen Geschichte der Medizin über drei Jahrtausende (Tabelle 4) sind reelle Erkenntnisse zum plötzlichen Herztod relativ spät anzusiedeln, obwohl dieser schon im alten Ägypten
bekannt war (DOERR 1963). Aus den „Meilensteinen in der Erforschung von Herz und Kreislauf" von ROTHSCHUH (1963) entnehmen wir, daß die zeitlich oft weit auseinanderklaffen-
den Schritte zunächst rein anatomische sind. Sie reichen vom Altertum, das wie die Hippo-
kratiker zum Großteil noch keine typischen Herzkrankheiten kannte, über die Schule von
Alexandria mit ihrem ersten anatomischen Interesse, und der hellenistisch-römischen Medizin
ohne wesentliche neue Erkenntnisse bis GALENUS VON PERGAMON (100 n. Chr.). Nachdem im Mittelalter die grundlegende Vorstellung vom Lungenkreislauf und dem Zweikreis-
laufsystem des Herzens sich durchgesetzt hatte, wozu auch die Studien von LEONARDO DA
VINCI und ANDREAS VASALIUS viel beigetragen hatten, taucht bei ANDREAS CAESAL-
PINUS (1524 bis 1603) erstmals der Begriff „Circulatio" auf. Das erste modern anmutende
Kreislaufschema geht auf CASPAR BARTHOLINUS (1655 bis 1738), die Gedanken über die
Dynamik des Kreislaufs und über den Blutdruck auf STEPHEN HALES (1677 bis 1761), die
Vorstellung über die Automatik der Herztätigkeit und die Herznerven als Voraussetzung
dafür, auf ALBRECHT VON HALLER (1708 bis 1777) zurück.

In die Jahre 1641, 1649 und 1669 fallen die ersten Betrachtungen über pathologische
Vorgänge am Herzen. JEAN FERNEL (1497 bis 1558) gibt bereits eine Einteilung der Herzkrankheiten nach ätiologischen Gesichtspunkten an. GIOVANNI MARIA LANCISI (1654 bis
1720) kennt viele Einzelheiten über die Voraussetzungen, Ursachen und Formen der Herzkrankheiten, die unseren modernen Vorstellungen von der Causalgenese der koronaren Herzkrankheit erstaunlich nahe kommen. Die Verbindung von pathologisch-anatomischen Befunden und klinischer Beobachtung praktiziert in seinem umfangreichen Werk GIOVANNI
BATTISTA MORGAGNI (1682 bis 1771). Die Unterschiede zwischen Myokarddilatation und
Myokardhypertrophie treten erstmals 1749 bei JEAN BAPTISTE DE SENAC (1693 bis
1770) auf. WILLIAM HEBERDEN (1710 bis 1802) beschreibt die Angina pectoris, ALLAN
BURNS (1781 bis 1813) die Ischämie des Myokards, LUDWIG KREYSIG (1770 bis 1839) die
Wirkung von Digitalis auf den kranken Herzmuskel. In diese Zeit fallen auch grundlegende
Arbeiten über Herzmißbildungen (A. BURNS, TH. B. PEACOCK, C. V. ROKITANSKY und
ETIENNE C. A.-FALLOT). Blutdruck und Blutdruckmessung (SCIPIONE RIVA-ROCCI 1891
bis 1896), Pulsschreiber (MACKENZIE 1853 bis 1925 und KAREL F. WENCKEBACH 1861
bis 1940), sowie das Elektrokardiogramm, das erstmals von AUGUSTUS DESIRÉ WALLER
(1856 bis 1922) aufgezeichnet wurde und das in seiner klinischen Verwertung auf WILLEM
EINTHOVEN (1866 bis 1927), der 1913 die QRST-Bezeichnung der EKG-Zacken eingeführt
hat, zurückgeht, leiten in die moderne Medizin über.

Die *Geschichte des akuten Herztodes* (Tabelle 5) beginnt wiederum mit GIOVANNI
MARIA LANCISI, der im Auftrag Papst Clemens XI. die Ursache unvermuteter Todesfälle
besonders Angehöriger besserer Stände untersuchen sollte (DOERR 1972) und seine Erfah-

---

[1] Nach MEYER-STEINEGG und SUDHOFF 1928, ROTHSCHUH 1963; BÜCHNER 1964,
LESKY 1965, DOERR 1974, LYONS und PETRUCELLI II 1980, BOYADJIAN 1980.

Tabelle 4. Medizingeschichte zum SHT

Ägypter, Babylonier, Assyrer usw.	2500 – 1500 v. Chr.	Herz als Sitz von Gemüt und Seele
Hippokratiker	450 – 300 v. Chr.	keine typischen Herzkrankheiten bekannt
Schule von Alexandria	250 v. Chr.	erste anatomische Interessen
Hellenistische und Römische Medizin (Celsus)	30 n. Chr.	keine wesentliche neue Erkenntnisse
Galenos von Pergamon	100 n. Chr.	gewisse morphologische und funktionelle Vorstellungen; unverändert bis ins Mittelalter
Ibn An Nafis, Kairo	1250	Lungenkreislauf, „Zweikammersystem" des Herzens
Realdo Colombo	1516 – 1559	
Miguel Serveto	1511 – 1553	
Leonardo da Vinci	1452 – 1519	Sektionen für anatomische Studien
Andreas Vesalius	1514 – 1564	
Andreas Caesalpinus	1524 – 1603	Begriff „Circulatio"
William Harvey	1578 – 1657	Erfassung und funktionelle Deutung des Kreislaufs
René Descartes	1596 – 1650	Medizin auf naturwissenschaftlicher Basis
Marcello Malpighi	1628 – 1694	Lungenkapillaren
Richard Lower	1631 – 1691	„Rötung des Blutes beim Durchströmen der Lungen"; Vaguseffekt
Caspar Bartholinus	1655 – 1738	erstes modern anmutendes Kreislaufschema
Stephan Hales	1677 – 1761	Dynamik des Kreislaufs; Blutdruck
Albrecht von Haller	1708 – 1777	Automatik der Herztätigkeit; Herznerven als Voraussetzung

rungen monographisch und kasuistisch niedergelegt hat (MEYER-STEINEGG und SUDHOFF 1928). Seine lebensnahen Beobachtungen über Konstitution und Gewohnheit, körperliche Anstrengung und ungesundes Leben vor allem durch Übermaß an Speise, Trank, Vergnügen etc. (ROTHSCHUH 1963) skizzieren bereits den plötzlichen Herztod als eine Zivilisationserscheinung.

Die Mors subita cardiaca nimmt bereits großen Raum in den Abhandlungen von HERRICH und POPP (1948) und A. v. BEZOLD (1867) ein (beide zit. nach DOERR 1972). Neben den im Vorwort erwähnten Pathologen der Wiener Schule sind vor allem LUDWIG ASCHOFF und H. E. HERING jr. zu erwähnen. Seither sind die Begriffe SHT, Sterbedauer und klinischer Tod definiert.

Jung ist dagegen die Koronarpathologie; ADAM HAMMER beschreibt 1878 den ersten Fall von Koronarthrombose, KARL WEIGERT 1880 den Infarkt bei Koronarverschluß.

Seit JEAN NICOLAS CORVISART (1818) steht in der Myokardpathologie mehr als 150 Jahre lang die Myokarditis im Mittelpunkt. Kardiomyopathien lassen sich nach DOERR und MALL (1979) in Beobachtungen von J. CRUVEILIER (1835 bis 1842), im Tübinger Herz von MÜNZINGER (1877) und im Münchner Bierherz von O. v. BOLLINGER (1884) wiederfinden.

Tabelle 5. Geschichte der pathologischen Anatomie zum SHT

Jan de Wale	1641	Erste Betrachtungen über pathologische Vorgänge
William Harvey	1649	
Richard Lower	1669	
Antonio Benevieni	1507	Gerinnungspfröpfe, „Polypen"
Jean Fernee	1497 – 1558	Einteilung der Herzkrankheiten nach ätiologischen Gesichtspunkten
Raimond Vieussens	1641 – 1719	Rechtsherzinsuffizienz
Albrecht von Haller	1708 – 1777	Strömungshindernisse
Giovanni Maria Lancisi	1654 – 1720	Voraussetzungen für krankhafte Veränderungen Konstitution, Lebensgewohnheiten, Ernährung etc.
Theophil Bonet	1620 – 1689	Morphologische Beschreibungen
Giovanni Battista Morgagni	1682 – 1771	Verknüpfung von pathol.anat. Befunden und klinischen Beobachtungen
Jean Baptiste de Sénac	1693 – 1770	Abgrenzung von Herzhypertrophie und Herzdilatation, erste vollständige Darstellung des Zusammenhanges von Coronarsklerose und Tod (1749)
Jean Nicolas Corvisart	1755 – 1821	Myokarditis; psychische Momente
William Heberden	1710 – 1801	Angina pectoris (1768)
Allan Burns	1718 – 1813	Ischämie des Myokards
Ludwig Kreysig	1770 – 1839	Digitaliswirkung auf das kranke Herz
Alan Burns	1718 – 1813	Angeborene Herzmißbildungen — 1809
Thomas B. Peacock	1812 – 1882	Angeborene Herzmißbildungen — 1866
C. v. Rokitansky	1804 – 1878	Angeborene Herzmißbildungen — 1875
Etienne L. A. Fallot	1850 – 1911	Angeborene Herzmißbildungen — 1888
Carl von Rokitansky	1804 – 1878	Regelmäßige Sektionen, die zur Beurteilung der klinischen Situation herangezogen werden.
Rudolf Virchow	1821 – 1902	Aufklärung des Mechanismus von Thrombose und Embolie (1845)
Adam Hammer	1818 – 1878	Koronarthrombose (1878)
Carl Weigert		Beschreibung des Infarktes bei Koronarverschluß (1880)
Ernst Ziegler		Erste klassische Beschreibung des Gesamtkomplexes
Sir William W. Gull	1816 – 1890	Hypertension
Albert v. Bezold	1836 – 1868	Unterscheidung zwischen nerval und coronarbedingten Herzströmungen (1867)

Tabelle 6. Erkenntnisse und Beiträge zeitgenössischer Forscher zum SHT

H. E Hering (d.J.)	Begriff „Sekundenherztod", 1917, Sterbedauer
Robert Rössle	Maß und Zahl in der Pathologie, 1927, 1932
H. Rein	Coronarinsuffizienz, 1931
Franz Büchner	Mißverhältnis zwischen Blutbedarf und Angebot, 1939
Hans Selye	„Stress", 1936
	Infarctoide Cardiomyopathie, 1958
R. Hegglin	Energetisch-dynamische Herzinsuffizienz, QT-Verlängerung
A. J. Linzbach	„Kritisches Herzgewicht", 1947, 1955
W. Selberg	Konstitutionstypen, 1964
A. Fleckenstein	Mangelinsuffizienz, Utilisationsinsuffizienz, 1967
Wilhelm Doerr	Pathologie der Relationen, morphologische Aspekte zum SHT, 1972
	Drama in mehreren Akten
	Synopsis moderner Methoden

Angaben über Vagus- bzw. Sympathicuswirkung auf die Anatomie der Herztätigkeit finden sich bei RICHARD LOWER (1669) und JOHANNES MÜLLER (1834 und 1837). DOERR (1969) faßt die Geschichte des spezifischen Muskelsystems in drei große Abschnitte zusammen. In die ersten Abschnitte (bis 1880) gehören PURKINJE (1838–1845), KÖLLIKER und MÜLLER (1856) und der schon erwähnte AUGUST DESIRÉ WALLER (1887). In den zweiten Abschnitt (1890 bis 1913) fallen die Ergebnisse von W. HIS jr., LUDOLF KREHL und ERNST ROMBERG (1890) über den Herzmuskel als automatischer, d.h. nicht nerval gesteuerter Motor der Zirkulation, sowie die Mitteilungen und Befunde von KEITH und FLACK (1907), TAWARA (1905), MACKENZIE (1910 bzw. 1913) und WALTER KOCH (1907–1909). Die dritte Periode (ab 1913) ist die Zeit der klinischen Pathologie in der Integration von Ultrastrukturforschung, Biochemie, Physiologie etc., die eine logarithmische Vermehrung der Kenntnisse des winzigen Details repräsentiert (DOERR 1969, dort ausführliche Literatur). Zeitgenössische Forscher leisteten wesentliche Beiträge zur Ausleuchtung der Szenerie des SHT (Tabelle 6).

Die naturwissenschaftliche Forschung scheint damit zwar an eine Grenze ihrer Methoden und Möglichkeiten geraten zu sein, nicht aber ans Ziel, wenn WILHELM DOERR (1975) dieses Thema in Anlehnung an HERMANN VON HELMHOLZ mit einer Kerzenflamme vergleicht, die noch hoch und leuchtend brennt und deren Erlöschen noch nicht absehbar ist.

B. Methodik

1. Untersuchungsgut

Das Bundesland Vorarlberg mit ca. 320 000 Einwohnern wird medizinisch im wesentlichen durch das zentrale Landeskrankenhaus Feldkirch und vier städtische Regionalkrankenhäuser mit zusammen ca. 1700 Akut-Betten versorgt. Das Institut für Pathologie Feldkirch ist für das ganze Land zuständig, wird aber aus verschiedenen Gründen nicht gleichmäßig in Anspruch genommen. Lediglich für Feldkirch gilt die für die öffentlichen Krankenanstalten großer österreichischer Städte aufgrund der gesetzlichen Lage gewohnte fast hundertprozentige Obduktionsquote. Für die anderen kommunalen und privaten Häuser bewegen sich die Sektionsfälle in einem Durchschnitt, wie er auch für den ländlichen Raum der anderen österreichischen Bundesländer zutrifft. Insgesamt bleibt die Zahl der Sektionen trotz Anstieg in den ersten Jahren des Institutsbetriebes mit zuletzt ca. 600 pro Jahr hinter jenen innerösterreichischer, vor allem aber der Wiener Prosekturen zurück; dies ist auf die spezielle geographische Situation des Landes und seine eher nach der Schweiz und Deutschland orientierten Usancen zurückzuführen.

Wie schon erwähnt handelt es sich im wesentlichen um eine retrospektive Studie, welche Routinebefunde auswertet. Die Sektionsfälle wurden also eingeschränkt auf solche, welche die präzise klinische Diagnose SHT tragen, und solche, wo ein SHT aufgrund klassischer Symptomatik (Kammerflimmern oder Asystolie) oder auch durch die Kenntnis der „Geschichte" des Patienten (RÖSSLE 1931), bzw. anamnestischer Daten (z. B. tot zusammengebrochen, im Bett tot aufgefunden, Tod innerhalb weniger Stunden, – 6 bis 24 Stunden nach Einsetzen der ersten Symptomatik – KNIERIEM 1877, OGLESBY und SCHATZ 1971, POMERANCE 1975) wahrscheinlich ist. Darüber hinaus sind auch noch weitere Fälle dazu genommen worden, bei denen Herzveränderungen ohne gleichartige oder gleichschwere Veränderungen an den übrigen Organen bestanden, d. h. es lag ein schlagartiges Versagen der Herztätigkeit ohne wesentliche Beeinträchtigung anderer Organe oder Organfunktionen vor.

Von 1972 bis 1979 wurden 3532 Sektionen, davon 3276 klinische und 256 behördliche von uns durchgeführt (Tabelle 7). Insgesamt waren 718 Fälle (20,3%) plötzliche Todesfälle in unmittelbarer Abhängigkeit von Herzkreislauf- oder Herzlungenkrankheiten; 517 (14,6%) waren nach den angegebenen Kriterien als SHT im weiteren Sinn anzusehen, bei weiteren 201 Fällen (5,6%) handelt es sich um plötzlichen und unerwarteten Herztod – SHT im engen Sinne, darunter immerhin 67 Personen unter 50 Jahren. Damit macht der Herztod in dieser Altersgruppe der 20- bis 50jährigen ein Viertel bis ein Drittel aller natürlichen Todesfälle aus (Abb. 1).

Unter den Todesursachen der Jahre 1972 bis 1978 (Tabelle 8 a) aus der Vorarlberger Landesstatistik läßt sich ebenfalls der hohe Anteil der Todesfälle an Herzkreislauferkrankungen ablesen. Diese Diagnosen beruhen allerdings nur zu einem Teil auf Autopsieergebnissen.

Tabelle 7. SHT im Sektionsgut des Instituts für Pathologie, Feldkirch

a)	1972 – 1979	1978
Sektionen insgesamt	3532	536
Davon Unfalltote und Neugeborene bzw. Früchte	611 (17,3%)	103 (19,2%)
Übrige klinische und behördliche Sektionen	2921 ♂ 1823 (62,4%) ♀ 1098 (37,6%)	433 272 (62,8%) 161 (37,2%)
Davon plötzlicher Herztod im weiteren Sinne	517 (17,7%; 14,5%[a]) ♂ 334 (64,6%) ♀ 183 (35,4%)	89 (20,6%; 16,6%[a]) 59 (66,3%) 30 (33,7%)
Davon plötzlicher Herztod im engeren Sinn „Sekundenherztod"	201 (6,9%; 5,6%[a]) ♂ 138 (69%) ♀ 63 (31%)	37 (8,5%; 6,9%[a]) 27 (73%) 10 (27%)

[a] Bezogen auf die Sektionen insgesamt

b) Anzahl der Sektionen		Plötzlicher Herztod			SHT im weiteren Sinn			SHT im engeren Sinn		
1972	74	12	4	8	9	4	5	3	–	3
1973	378	48	35	13	41	29	12	7	6	1
1974	412	93	60	33	71	44	37	22	16	6
1975	463	90	64	26	64	43	33	26	22	4
1976	523	103	73	30	72	50	21	32	23	9
1977	540	125	77	48	80	48	31	45	29	16
1978	536	126	86	40	89	59	30	37	27	10
1979	606	121	73	48	92	58	34	29	15	14
Insgesamt	3532	718	472	246	517	334	183	201	138	63
Prozentuelle Verteilung Männer/Frauen			65,7	34,3		64,6	35,4		69	31

Am Beispiel des für den gesamten Untersuchungszeitraum repräsentativen Jahres 1978 (Tabelle 8 b) läßt sich aber zeigen, daß die amtliche, zum Teil nur auf den Totenscheindiagnosen beruhende, Landesstatistik vor allem bezüglich der Herzerkrankungen sich nicht ganz in Übereinstimmung mit den von uns autoptisch gefundenen Herzkrankheiten bringen läßt. Ein deutlicher Unterschied besteht vor allem in der Altersverteilung, wobei die Autopsien Herzerkrankungen, namentlich plötzliche Herztodesfälle, bereits in wesentlich früheren Lebensjahren verzeichnen können. Solche Fälle laufen in der amtlichen Statistik oft unter anderen Diagnosen (vgl. BREITFELLNER und BAYER 1980).

Tabelle 8. Todesursachen in Vorarlberg (Auszug aus der Landesstatistik)
a) 1972–1979

	1972	1973	1974	1975	1976	1977	1978
Angeborene Mißbildungen des Herzens	–	13	14	7	8	7	8
Angeborene Mißbildungen des Kreislaufs (ohne Herz)	–	1	1	2		2	3
Chronisch rheumatische Herzerkrankungen		19	9	15	15	17	19
Hochdruckkrankheit	42	58	70	49	55	37	35
Ischämische Herzkrankheit	435	377	420	404	460	448	464
Sonstige Herzkrankheiten	154	174	180	182	195	165	202
Thyreotoxikose	–	–	1	1	1	1	2
Grippe bzw. Viruspneumonie	10	12	4	10	32	7	18
Unfall durch Ertrinken	6	10	11	13	12	5	7
Verkehrsunfälle (mit und ohne Fahrzeug)	147	106	105	105	67	69	89
	794	770	815	788	845	758	847
Andere Todesursachen	1627	1477	1531	1438	1597	1440	1464
Insgesamt Verstorbene	2421	2247	2346	2226	2442	2198	2311

b) Altersverteilung im Jahr 1978

	Bis 4	Bis 14	Bis 39	Bis 59	Bis 69	70 und darüber	Insgesamt
Angeborene Mißbildung des Herzens	8	–	–	–	–	–	8
Angeborene Mißbildung des Kreislaufs (ohne Herz)	3	–	–	–	–	–	3
	–	–	–	–	–	–	19
Hochdruckkrankheit	–	–	1	1	7	26	35
Ischämische Herzkrankheit	–	–	7	53	79	325	464
Sonstige Herzkrankheiten	1	–	2	18	32	149	202
Thyreotoxikose	–	–	–	–	1	1	2
Grippe bzw. Viruspneumonie	2	–	1	2	3	10	18
Unfall durch Ertrinken	1	2	2	1	1	–	7
Verkehrsunfälle (mit und ohne Fahrzeuge)	1	3	51	13	7	14	89
	16	5	66	90	135	535	847
Andere Todesursachen	67	6	77	204	261	849	1464
Insgesamt Verstorbene	83	11	143	294	396	1384	2311

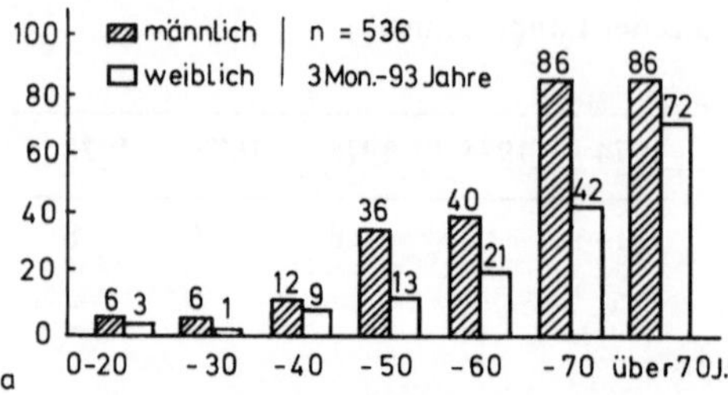

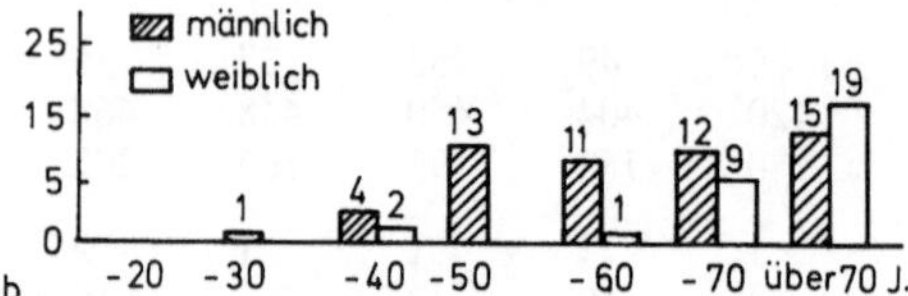

Abb. 1. a Altersverteilung der Verstorbenen bzw. bei den Sektionen im Jahr 1978 ohne Neugeborene und ohne Unfalltote. **b** Altersverteilung der Fälle von plötzlichem Tod im Sektionsgut 1978

2. Sektionstechnik

a) Routinesektion

Da das von ROKITANSKY im vorigen Jahrhundert geübte und ausgebaute Leichenöffnungsverfahren außerhalb der Grenzen der ehemaligen Österreich-Ungarischen Monarchie kaum Fuß gefaßt hat und auch gemeinhin nicht bekannt ist, dürfen einige wenige Bemerkungen dazu vorausgeschickt werden.

Ein wesentliches Moment der „Wiener Sektionstechnik" (MARESCH-CHIARI 1933), wie sie von uns – gering modifiziert – routinemäßig durchgeführt wird, ist die des *funktionellen Zusammenhangs der Organe*. Im allgemeinen werden das Herz-Lungenpaket, der Magen-Darmtrakt sowie das gesamte Urogenitale zusammenhängend entnommen und weitere Trennungen jeweils nach der Fragestellung und notwendigen Demonstrationsgründen variiert.

Der in Zusammenhang mit der zur Diskussion stehenden Problematik bedeutsame Schnitt der Herzsektion ist der sog. „ROKITANSKY-Schnitt". Nach Eröffnung des linken Herzens durch den über den Margo obtusus und die V. mitralis geführten „ersten Herzschnitt" (Abb. 2a), der Eröffnung des rechten Herzens durch Einstich mit dem Hirnmesser knapp rechts der Herzspitze, durch die V. tricuspidalis in den rechten Vorhof und Durchschneiden der Seitenwand von innen nach außen, um das Septum ventriculorum nicht zu verletzen („zweiter Herzschnitt" – Abb. 2b), sowie der Eröffnung der Arteria pulmonalis durch Messer oder Scherenschlag durch die Vorderwand des rechten Ventrikels in ca. 1 cm Abstand vom Septum („dritter Herzschnitt" – Abb. 2c) folgt er als letzter und wichtigster „vierter Herzschnitt".

Dabei fährt man mit dem Hirnmesser flach entlang dem Septum musculosum in den Ausströmungsteil der linken Kammer, geht durch das Aortenostium und sticht 2–3 cm oberhalb des Anulus fibrosus durch die Aortenwand. Dann zieht man das Messer, mit der Schneide nach vorne, oben durch die hintere Wand des Conus pulmonalis, den dreieckigen

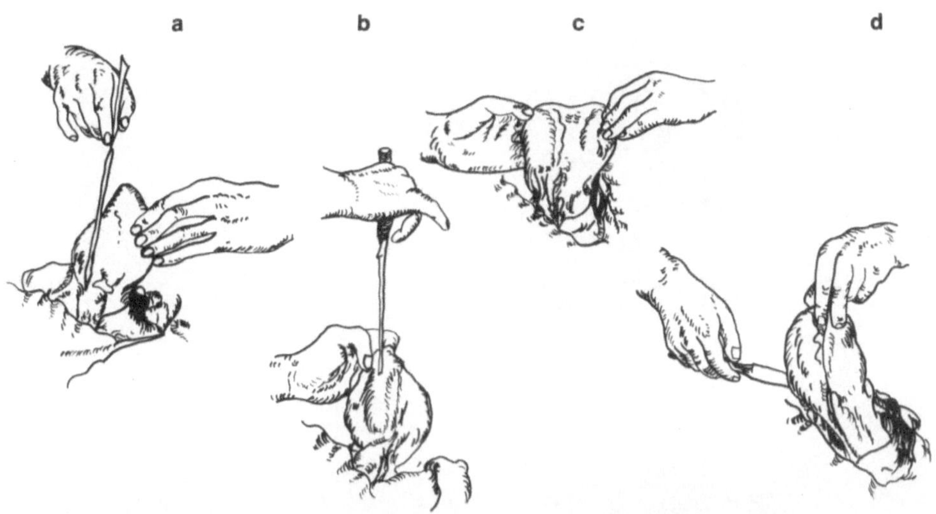

Abb. 2. „Herzschnitte" nach MARESCH-CHIARI 1933

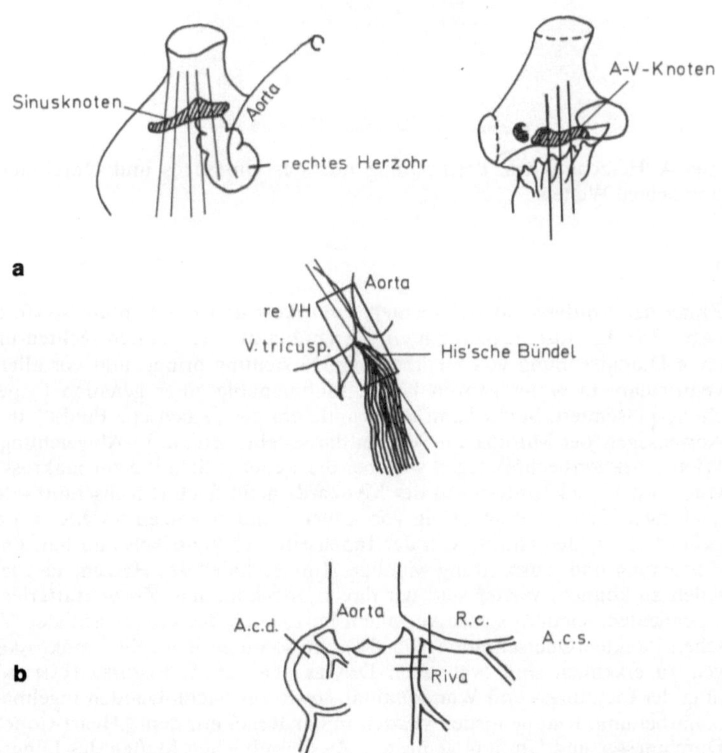

Abb. 3. a Sektion der Reizbildungs- und Leitungszentren. **b** Sektion des Coronarsystems. Die Striche markieren die zu setzende Schnittführung

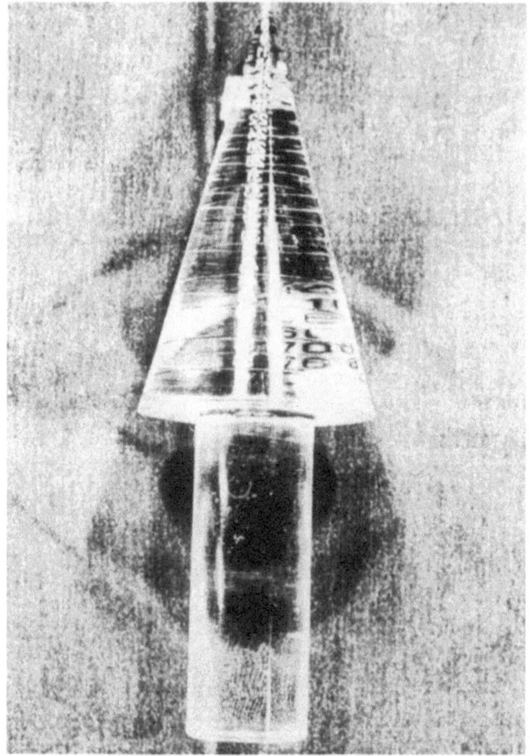

Abb. 4. Herzconus zur Bestimmung und des Umfanges und Durchmessers von Öffnungen und lichten Weiten

Zipfel der Vorderwand des rechten Ventrikels und das Septum sowie die Herzvorderwand (Abb. 2d). Es entsteht dadurch ein Herzpräparat, welches den rechten und linken Herzanteil ohne Durchtrennung von Gefäßen zur Darstellung bringt, und vor allem das Septum interventriculare in seiner ganzen Länge routinemäßig einer genauen Inspektion und Untersuchung präsentiert. Somit kann unter anderem der „Kochsche Punkt" an der Ansatzstelle des Aortensegels der Mitralis am Septum dargestellt werden. In Abweichung von der klassischen Wiener Sektionstechnik legen wir aber die weiteren Schnitte zur makroskopischen Musterung von Vorder- und Hinterwand des Myokards nicht flach (Flachschnitt – Schinkenschnitt) und auch nicht durch Lamellierung von außen, sondern setzen jeweils in 1 cm Abstand parallel geführte Lamellenschnitte von der Innenseite der Ventrikelwand her, um speziell die für die Reizleitung und -ausbreitung wichtige „Innenschale" des Herzens in allen Abschnitten beurteilen zu können. Weiter sind wir davon abgekommen, Koronararterien mittels Schere aufzuschneiden, sondern setzen vor allem im Bereich des subepikardialen Verlaufs an den kritischen Punkten Querschnitte (Abb. 3b), um so mehr, je weniger makroskopische Veränderungen zu erkennen sind (vgl. auch DAVIES et al. 1975, FISCHER-HANSEN 1978) zur Beurteilung der Lichtungs- und Wandqualität, sowie zur nachfolgenden regelmäßigen histologischen Aufarbeitung. Klappenostien werden in der Regel mit dem „Heart-Cone" (Abb. 4) bezüglich Durchmesser und Umfang gemessen. Zu den üblichen Maßen des Längs- und basalen Querdurchmessers sowie der Stärke der linken und rechten Ventrikelwand an der Basis des Herzens wird auch das Herzgewicht bestimmt.

b) Spezielle Untersuchungen zum SHT

An jeweils 5 Herzen von jungen durch Unfall Verstorbenen und 5 weiteren an SHT Verstorbenen im Alter von über 50 Jahren wurde die rechte und linke Koronararterie mit Methylenblau- bzw. Carbolfuchsin-Milchgemisch (modifiziert nach Stelzner 1976) gefüllt (Abb. 5).

Genauere Methoden der postmortalen Größenbestimmung der Versorgungsgebiete einzelner Koronararterien wurden von Kalbfleisch (1975) bzw. von Köhler (1975) mit Bezugnahme auf die Literatur angegeben. Für die tägliche Routine sind diese Vorgangsweisen sicher zu aufwendig, im Gegensatz zu der von uns fallweise zum Nachweis der Versorgungsgebiete einerseits, aber auch zur Demonstration des Umfangs vorhandener oder entstandener Kollateralen angewandten auf Sternberg (1887, zitiert nach Haas 1911) zurückgehenden Füllung mit zwei verschiedenen Farblösungen.

Häufig anzutreffende negative bzw. enttäuschende Befunde am Myokard und an den Koronararterien richten das Augenmerk mehr und mehr auf die Schlüssel-

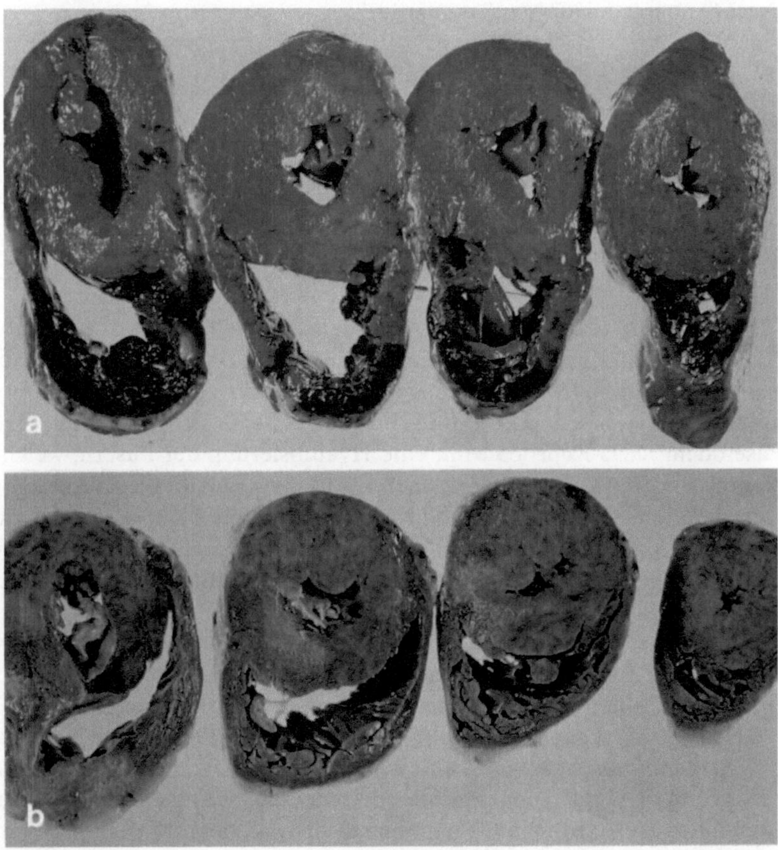

Abb. 5. Horizontalschnittserie nach Coronararterienfarbstoffüllung (rechts Methylenblau, links Carbolfuchsin). **a** 20 Jahre/Unfalltod: Praktisch kein Farbaustausch, keine Coronaranastomosen. **b** 70 Jahre/Aortenaneurysmaruptur: Deutlicher netzartiger Farbaustausch durch Coronaranastomosen

stellen des Reizleitungssystems (Sinusknoten, AV-Knoten, Hissches Bündel sowie
die subendokardialen Ausbreitungszonen) und eine dementsprechende Sektions-
und Untersuchungstechnik (Abb. 3 a).

3. Mikroskopie

Zur histologischen Untersuchung kommen Myokard von der Basis des linken und
rechten Ventrikels und aus dem proximalen Drittel des Septum interventriculare
sowie Querschnitte aus den Kranzschlagadern; nötigenfalls werden andere makroskopisch verdächtige oder klinisch relevante Partien dazugenommen. Dies wird
jeweils während der täglichen, nach Abschluß der Sektion gemeinsam mit allen am
Fall beteiligten Klinikern abgehaltenen „Tassenvisite" festgelegt.

Tabelle 9. Myokardischämie in zeitlichem Ablauf früh faßbarer morphologischer Äuqivalente
(Nach SANDRITTER 1967 bzw. SAKURAI 1977)

Zeit	Makroskopisch	Mikroskopisch
30–60 Min	–	Faserödem/wavy pattern
2 Std	–	Hyalinisierung der Fasern/Homogenisation (homogen eosinrot)
3 Std	–	Sarkoplasmaverklumpung, fettige Degeneration
4 Std	TTC neg.	Nekrose
6 Std	Abblaßung/pallor	Leukocytäre Reaktion/focal necrosis

Standardfärbungen sind Hämatoxilin-Eosin, van Gieson und Sudan III, aus
welchen wir bei hypoxischen Läsionen eine grobe Altersbestimmung nach SAND-
RITTER (1967) bzw. SAKURAI (1977) versuchen (Tabelle 9). Die Kriterien sind
Faserödem nach 30 bis 60 Min, eine Hyalinisierung der Fasern, welche nach 2 Std
homogen-eosinrot erscheinen, nach 3 Std Sarkoplasmaverklumpung und fettige
Degeneration, Nekrose nach mehr als 4 Std und die beginnende leukocytäre Reaktion nach 6 Std. Eine makroskopische Abblassung läßt sich ebenfalls in den
meisten Fällen, vor allem an der ganz frischen Schnittfläche im Zeitraum von 3 bis
6 Std, erkennen.

Weiter wurden nachträglich aus dem Paraffin-Material die PAS-Färbung,
welche nach SEIFERTH (1967) der Phosphorylasereaktion gleichzusetzen ist, und
gelegentlich die hämatoxilinbasische Fuchsin-Pikrinsäurefärbung (HBFP) nach
LIE et al. (1971) ergänzt, deren Problematik FRICK (1981) kürzlich herausstellte.

Die Autofluoreszenz im Auflicht (nach B. N. CARLE 1981) mag eine Ergänzung
der gesamten Untersuchungspalette bedeuten, bringt nach unserer Erfahrung
namentlich zur zeitlichen Eingrenzung der akuten Myokardischämie bei SHT
keinen entscheidenden Schritt.

Histochemische Methoden am makroskopischen oder mikroskopischen Prä-
parat, wie sie immer wieder angegeben werden, konnten wir im Routinebetrieb
nicht zur Anwendung bringen. In Grenzfällen hat sich die Nitro-blue-tetrazolium-

reaktion am Makro- bzw. die Akridin-orange-Fluoreszenz am Mikro-Präparat bewährt. Auch die quantitative Pathologie der Reizbildungs- und Reizleitungsstörungen (SCHNEIDER 1981) wird wohl der gezielten Studie vorbehalten bleiben.

4. Anamnese und Protokoll

In vielen Fällen schließt unser *deskriptiver Autopsiebericht,* der „nicht immer das letzte Glied in der Reihe der ärztlichen Untersuchungen, sondern oft auch das erste sein soll" (RÖSSLE, zitiert nach DOERR 1976), neben der Angabe eines Grundleidens und Aufzählung der pathologisch-anatomischen Veränderungen in der Diagnose eine speziell als solche dekretierte *Todesursache* oder, wenn dies nicht möglich ist, eine *Epikrise* ein. Diese umfaßt dann alle makroskopischen und mikroskopischen Befunde am Herzen und in den anderen Organen unter Miteinbeziehung der Anamnese und klinischen Daten als Ergebnis der klinisch-pathologischen Diskussion am Sektionstisch. Diese konsequent durchgehaltene Praxis hat unter Berücksichtigung eines sicheren Nullbefundes (HÖPKER 1970) die retrospektive Analyse des Sektionsgutes bezüglich des gestellten Themas ermöglicht. EDV (FEIGL 1972, HOLZNER 1979, KÖBERL et al. 1979) ist erst in Vorbereitung und steht uns derzeit noch nicht zur Verfügung. Dafür wurden seit jeher die topographischen, pathischen und ätiologischen Aspekte der zusammengesetzten Aussagen in der Diagnose für die Verschlüsselung (IMMICH 1966) berücksichtigt.

Das ausführliche Gespräch am Sektionstisch ergänzt in vorzüglicher Weise die oft spärlichen klinischen Daten des Sektionsauftrages. Mit gezielten Fragen und Aufzeichnungen der Antworten ließen sich prospektiv einige Informationen sammeln, um Licht ins Dunkel bezüglich der Intervalle zwischen initialem Prozeß und den SHT zu bringen, jenes Intervall, das man als Sterbedauer bezeichnen kann. Die Sterbedauer ist sehr unterschiedlich lang, von wenigen Sekunden oder Minuten manchmal bis zu Stunden.

In persönlichen Recherchen, die nur im kleinen überschaubaren Raum möglich waren, konnte die Anamnese, die so wichtig ist, ausgebaut bzw. ein vorhandenes Gerüst gefüllt werden. Dies betraf im weiteren hohe Risikofaktoren, also Details aus dem persönlichen Lebensbereich der Intimsphäre, welche die Szene und das Ambiente des SHT ausmachen.

Die Untermauerung der Anamnesen und die Sicherung der vermuteten und geschilderten „Vorboten" des SHT gelingen häufig auch durch Wahrnehmen und Wertung der morphologischen Läsionen oder ihrer Residuen nicht nur am Herzen sondern auch an den herznahen oder herzfernen Organen, in erster Linie der Lungen, Nieren, Arterien etc.

5. Aufbau und Motivation der Abhandlung

Die verschiedenen Aspekte zur Pathologie des Herzens sind unterschiedlich lang bekannt und auch sehr unterschiedlich tief bzw. breit sehr oft – wie in den modernen Spezialdisziplinen üblich – jeweils nur nach einer Denkrichtung bearbeitet worden. Beim SHT spielen sicherlich so viele Faktoren zusammen, daß auch die

explosionsartige Vermehrung von Detailwissen den Wissensumfang zum Gesamt-
problem nicht wesentlich bereichern konnten. Darüber hinaus sind oft auch die
Beziehungen zum konkreten Fall in den Hintergrund getreten. Die Illustration
dieser Abhandlung über den SHT durch einzelne konkrete Beispiele aus der
Autopsieroutine (43 Einzelfälle und 14 Kollektive) halte ich für ein probates
Mittel, integrierende Querverbindungen (SCHIPPERGES 1968) herzustellen, zur
Ergänzung aber auch zur Bestätigung, insgesamt also zur Realisierung der unzähligen wissenschaftlich theoretischen elektrophysiologischen, biochemischen, statisti-
schen und morphologischen (fluoreszenz- und elektronenmikroskopischen) Untersuchungen, die erst in den letzten Jahrzehnten mehr Licht in die seit mehr als
300 Jahren bekannte vielschichtige Problematik gebracht haben (Literatur bei
BÜCHNER 1964, 1966a und b, 1972, DOERR 1971, 1972b, 1974, 1975, 1977a,
FLECKENSTEIN 1963, LINZBACH 1948, 1950, 1975, MEESSEN 1978, etc.).

Das Herz als „Pumpe" kann nicht nur mit seinem kontraktilen Muskelanteil,
dem Myokard identifiziert werden. Der nutritive funktionelle *Status des Myokards*
ist engst verknüpft in erster Linie mit der Sauerstoffversorgung durch das *Koronar-
system* und mit der Steuerung durch das *Reizbildungs- und Ausbreitungssystem.* Er
ist auch von physiologischen und pathologischen Vorgängen außerhalb des Her-

Tabelle 10. Pathologisch-anatomische Substrate des SHT (modifiziert
nach SCHWARTZ u. GERRITY 1975)

Ischämische Myokardschädigung

Myokardinfarkt
   Thrombose
   Embolie
   Wand (plaque)-einblutungen
   Gestörte Hämodynamik
   Sonstige Ursache

Fokale Ischämie
   Mikrothrombose, Mikroembolie

Intravasale Plättchenaggregation

Nichtischämische Myokardschädigung

   Drogen, z. B. Katecholamine
   Entzündliche Läsionen
   Nicht entzündliche Läsionen: Amyloid, etc. neoplastisch

Reizleitungsstörung

   Direkt (spezifische Muskulatur)
   Indirekt (spezifische Coronarversorgung)

Verschiedene Ursachen

   Aortenstenose
   Cardiomyopathie
   Coronaranomalie

Stoffwechselstörungen (auf subcellulärer und Membranebene)

---

zens beeinflußt. So müssen sich bei getrennter Abhandlung der einzelnen Kapitel Überschneidungen ergeben. Der Gedanke des Ineinanderspielens intra- und extrakardialer Faktoren soll der rote Faden dieser Monographie sein (Tabelle 10).

Verursachen chronische Herzleiden wie dekompensiertes Cor pulmonale mit Venenthrombose und Pulmonalembolie, angeborene und erworbene Vitien und Herzhypertrophie über das kritische Herzgewicht hinaus einen plötzlichen Herztod, so ist er ätiologisch teilweise dem Coronarstatus, teilweise dem Myokardstatus zuzuordnen.

C. Sekundenherztod aus kardialer Ursache

I. Coronarstatus

Über die Hälfte aller SHT sind coronarbedingt (KRAULAND 1972). 56% treten davon in Ruhe auf, 27% bei Bewegung, 8% bei körperlicher Anstrengung und immerhin 10% bei lediglich psychischer Erregung.

Die Bedeutung der Coronarversorgung zeigt die Auswertung einer Gesundenuntersuchung im Rahmen des Vorarlberger Vorsorgeprogramms aus den Jahren 1973 bis 1978. In Tabelle 11 sind die Ergebnisse bezüglich Verdacht auf *Coronarinsuffizienz* zusammengestellt. Es ergeben sich bereits im Alter unter 50 Jahren solche

Tabelle 11. Coronarinsuffizienz-Verdacht. Vorarlberger Vorsorgeprogramm
Ergebnisse 1973–1978

Alter		35 a	−40 a	−45 a	−50 a	−55 a	−60 a	−65 a	über 65
Männer	25 979 (13%)	4%	5%	5%	9%	12%	16%	20%	30%
Frauen	35 448 (10%)	2%	4%	4%	6%	8%	13%	19%	28%
Zusammen	61 427 (11%)	3%	4%	5%	7%	9%	14%	19%	29%

Verdachtsmomente, und zwar bei Männern in 4 bis 9% und bei Frauen in 2 bis 6% der Fälle. Über dem 50. Lebensjahr steigen diese Verdachtsfälle sehr rasch an, bei Männern auf 9 bis 30%, bei Frauen auf 6 bis 28% der Fälle. Ich halte dies auch bei vorsichtiger Deutung solcher Reihenergebnisse in einem Bevölkerungsquerschnitt doch immerhin für ein sehr beachtliches und im Zusammenhang mit der uns vorliegenden Problematik des SHT auch ungemein wichtiges Faktum.

1. Coronaranastomosen

Der Coronarstatus umfaßt die vorgegebene Situation und die sekundären Veränderungen.

Zur vorgegebenen Situation gehört die Relation Muskelmasse – Coronarquerschnitt und die Menge der Coronararterienanastomosen.

Farbfüllungen der beiden Coronararterien (Abb. 5) bringen eine Übersicht über die Situation bezüglich Coronaranastomosen. Man sieht sowohl am unsezierten Herzen als auch auf horizontalen Herzmuskelschnitten vor allem bei alten Herzen die sich überlappenden Coronarversorgungsgebiete. Sie sind im Bereich der Vorder- und Hinterwand zum Teil auch mit Versorgungsinseln im Bereich der jeweilig anderen Coronararterie sehr unterschiedlich.

Die viel zahlreicheren Anastomosen im Alter beugen sicher in vielen Fällen einer akuten Coronarinsuffizienz vor. Deshalb sind auch die viel massiveren morphologischen Befunde bei SHT im höheren Lebensalter und die relativ spärlichen Befunde bei SHT unter 50 Jahren erklärlich. Da die Entstehung von Anastomosen Monate bzw. Jahre benötigt, haben sie für den akuten Fall keine Bedeutung; sie erhöhen aber für die Zukunft die Coronarreserve des chronisch Coronarkranken bzw. des nur partiell Betroffenen (SCHAPER 1974). Eine vagale Steuerung und Regulation nach Bedarf wird vom Tierexperiment her abgeleitet (OBIDITSCH-MAYER 1955, FULTON 1965). Ein tempus minoris nutritionis ist die Lebensmitte (Abb. 6).

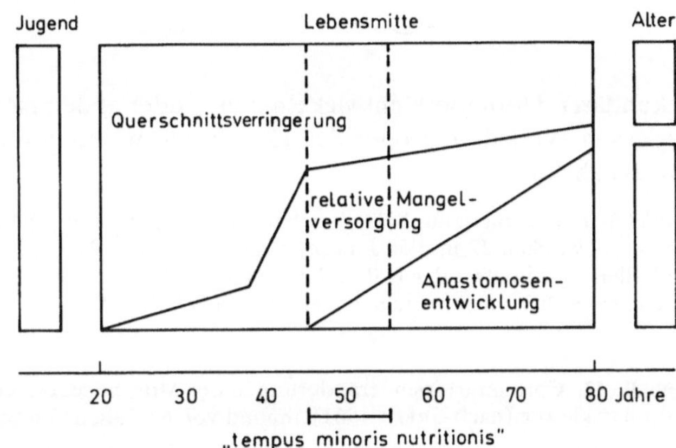

Abb. 6. Coronarreserve in den verschiedenen Lebensabschnitten

2. Stenosen und Verschlüsse

Stenosen und Verschlüsse entstehen überwiegend aus den pathologischen Veränderungen der Coronararterienwand und -lichtung selbst, zum kleineren Teil durch außerhalb des Coronararteriensystems ablaufende Prozesse, die von außen her auf die Coronararterien übergreifen.

Die Sklerose ist diffus, die Stenose hingegen durch alte Plaques meistens nur an zwei oder drei Stellen nachzuweisen und auf die subepicardialen Arterienabschnitte beschränkt. Die intramuralen dagegen bleiben ausgespart (ROBERTS 1977). Thromben sind beim SHT nur in 10% gegenüber 60% beim Myokardinfarkt in den korrespondierenden Arterienästen anzutreffen. Sie sind in 90% singulär und in 80% kurz oder occlusiv, d. h. nicht länger als 2 cm. Der typische Fundort ist subepicardial am rechtwinkeligen Abgang der intramuralen Äste (Abb. 7 und 8).

Der Schwerpunkt der eigentlichen Coronararterienwandprozesse liegt beim Ödem und der Ödemnekrose, gelegentlich mit kleinen Einblutungen, welche einerseits bei längerem Bestehen sich in Richtung Atherom und Ulcus, eventuell mit

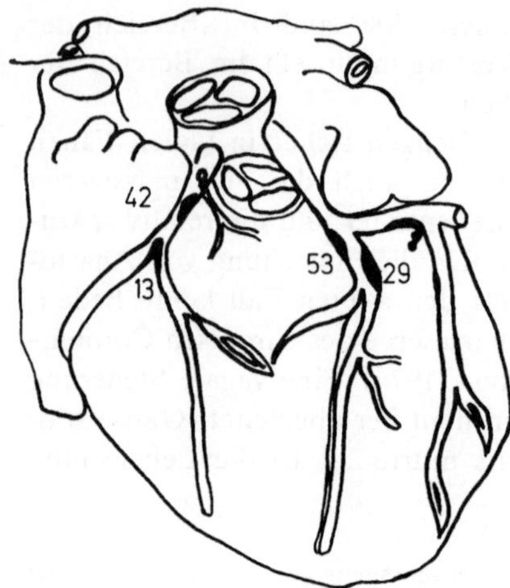

Abb. 7. Lokalisation solitärer oder sporadischer Plaques bei 67 Fällen von SHT unter 50 Jahren

sekundärer Thrombose entwickeln kann; oder andererseits mit Fibrose und Hyalinisierung, Verkalkung oder Sequestrierung mit anatomischem und funktionellem Defekt abheilt.

Kollektiv I: Bei einem am SHT gestorbenen, 59 Männer und 8 Frauen enthaltenden Kollektiv im Alter zwischen 22 und 50 Jahren, zeigte sich nur in 21 Fällen kein wesentlicher Befund, in 46 Fällen aber in etwa der Hälfte die akuten, in der anderen Hälfte die chronischen Läsionen, in einigen Fällen auch beide nebeneinander (Tabelle 12).

Tabelle 12. Coronararterienveränderung in der Morphogenese und nach der Verlaufsform der Coronarsklerose (nach BREDT 1961) anhand von 67 Fällen von SHT im Alter unter 50 Jahren

Läsionen	Fälle	%
Initiales Ödem	5	7,4
Hyalinisierung	14	2,9
Verquellung („Krapfen")	2	2,9
– Noppe		
Nekrose/Atherom	19	24,4
Ulcus	1	1,5
Thrombose	14	20,9
Organisation	2	2,9
Hyalinisierung und Fibrose	17	25,4
Sequestrierung	3	4,5
Verkalkung	13	19,4
Lipoide Plaques	6	9,0
Hämatom	5	7,4
Stenose Stenose	6	9,0
Keine wesentlichen Befunde	21	31,3

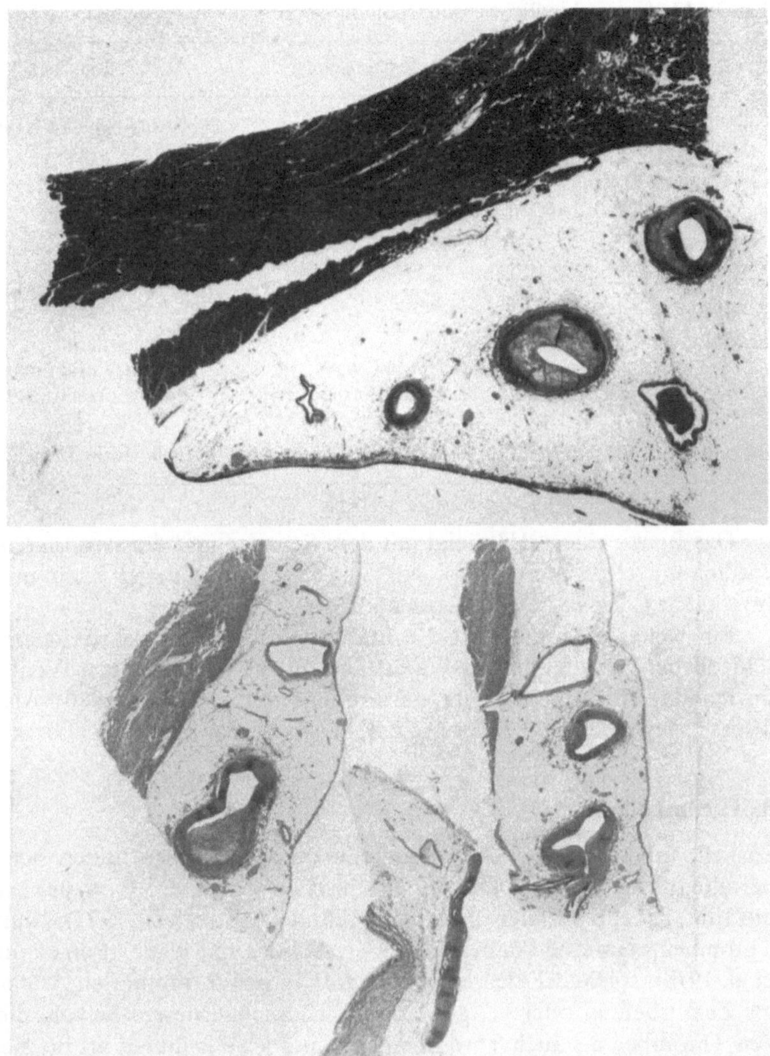

Abb. 8. Coronararterienstenosen im subepikardialen Abschnitt, an den Beugestellen und Abgangsstellen der muralen Äste

Die Coronarquerschnitte sind bei alten Patienten oft an mehreren Stellen beträchtlich bis zu 75% verringert (vgl. auch ROBERTS 1977, PERPER et al. 1976), bei jüngeren Menschen meistens nur an einer Stelle gering beeinträchtigt. Planimetrische Vergleiche ergeben einen signifikanten Unterschied. Weitere uns wesentlich erscheinende Unterschiede sind in Tabelle 13 gegenübergestellt.

JANUSHKEVICHIUS et al. (1977) finden in allen Fällen von SHT eine mehr als 75%ige Lichtungseinengung, wenn nur eine oder zwei Arterien betroffen sind; von 50 bis 75% wenn 3 oder 4 größere Arterien erfaßt sind.

Tabelle 13. Unterschiedliche coronarpathologische Situation jüngerer und älterer Menschen

Veränderungen	Jüngere Menschen	Ältere Menschen
Relation Muskelmasse/ Coronarquerschnitt	Meist schlecht	Nur gelegentlich schlecht
Lokalisation	1 Stelle Exzentrisch/segmental	Mehrere Stellen Circulär
Wand	Weich	Hart
Ausmaß	1/4–1/3	1/2–3/4
Anastomose	Keine	Wechselhaft
Thrombose	Selten Nicht okklusiv Nur *eine* Coronararterie (links oder rechts)	Gelegentlich Okklusiv und nicht okklusiv *Beide* Coronararterien gleich
Embolie (von Fragmenten)	Keine	Gelegentlich/als letzte Ursache

Das Risiko eines SHT steigt mit dem Schweregrad der stenosierenden Coronar-erkrankung (RISSANEN 1979); ein Verschluß muß dabei nicht unbedingt einen Infarkt zur Folge haben (JANSSEN und NAEVE 1975).

Ein weiteres Moment ist die intramyocardiale Mikroarteriopathie mit unter-schiedlicher Gewichtung der Wandläsionen im Compacta- bzw. Ventrikulartyp und im Papillarmuskeltyp des Coronararteriensystems (RAHLF 1980). Als „small vessel disease" gewinnen sie Bedeutung z. B. bei Reizleitungsstörung (JAMES 1967).

3. Thrombose

Partiell wandständige nicht verschließende Thrombosen finden sich meistens nur bei alten Patienten und nur bei chronischer coronarer Herzkrankheit, beschränkt auf die subepikardialen Arterienabschnitte (ROBERTS 1977); durch losgelöste Thrombenfragmente können akute Verschlüsse mit letaler Folge auftreten (FRINK et al. 1978); solche werden morphologisch in den intramuralen Ästen entweder nur als Zufallsbefund oder bei gezielter Suche nachgewiesen. Sowohl die wandständi-gen Thromben als auch Thrombemboli sind jeweils jünger als die sie begleitenden Infarkte (DOERR 1977 a).

Diese nicht total verschließenden muralen Thrombosen (Abb. 9) sind, wenn sie langsam wachsen, relativ günstig für die Entwicklung eines Collateralkreislaufs (SCHAPER 1974). Sie dokumentieren das Drama in mehreren Akten (DOERR 1974).

Für die Thrombose als Ursache spricht ein räumlicher Zusammenhang zum Infarkt oder rupturierte Plaques in seiner Nähe; ein frischer Thrombus ohne Infarkt bei SHT (ein sicher sehr seltenes Vorkommnis).

Hingegen für die Thrombose als Folge eines Infarktgeschehens sprechen fehlende Throm-ben bei den meisten Infarkten, die meist schwere Coronarstenose, das jüngere Alter der Thromben gegenüber dem Infarkt; die Zunahme der Thrombose mit Überlebenszeit bei In-farkt, beim kardiogenen Schock und bei Herzfehlern; die verminderte Coronardurchblutung und gesteigerte Coagulabilität nach dem Infarkt.

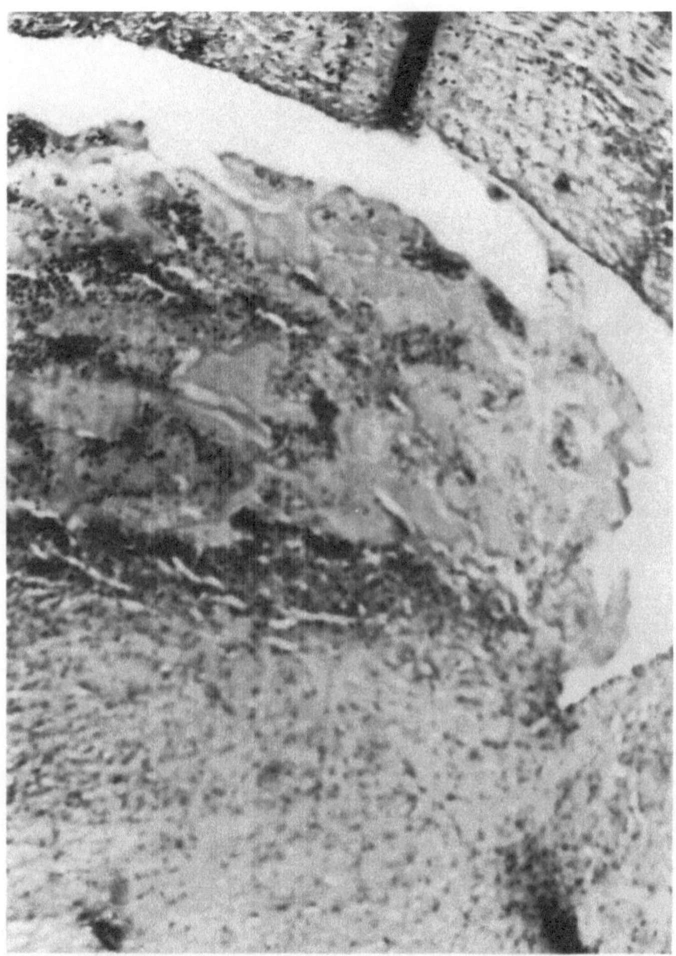

Abb. 9. Schichtenweise gewachsener Thrombus der Coronararterie („Drama in mehreren Akten"). HE 63fach; 0284/77, 37 Jahre, männlich

Die Zusammensetzung des Blutes, die verminderte fibrinolytische Aktivität der Arterienwand und der Einbau von radioaktivem Fibrinogen in die Coronarthromben beim Infarkt sind sowohl beim verursachenden als auch konsekutiven Thrombus zu beobachten.

„Um die Bedeutung der Coronarthrombose wird gerungen", lineare Beziehungen zwischen ihr und dem Myokardinfarkt bestehen nicht (LOVEGROVE und THOMPSON 1978, DOERR 1980).

4. Seltene Coronarläsionen

Massive Coronarhämatome, Coronaritis und Coronarembolie sind äußerst seltene Einzelfälle (DAVIES und ROBERTSON 1975).

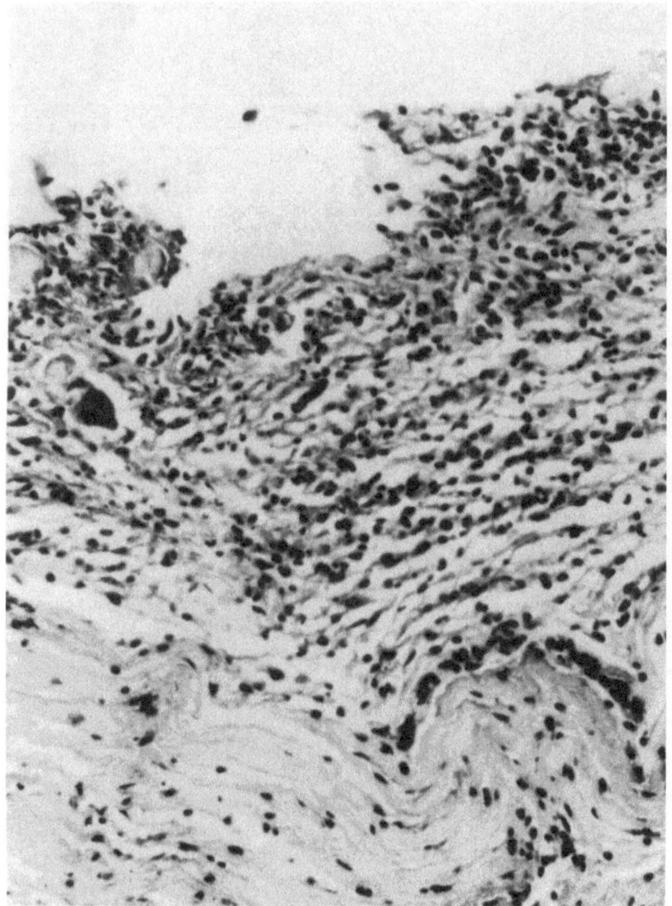

Abb. 10. Coronaritis; rundzellige und granulocytäre Infiltration der Wandschichten vor allem der Intima und Media, HE 63fach; 04/76, 80 Jahre, weiblich

Fall 1: Ein 49jähriger Mann (0141/76) war tot in seiner Wohnung aufgefunden worden; es gab keine Anamnese. Die Sektion ergab eine sehr starke biventrikuläre Myokarddilatation mit leukocytär demarkierten frischen Fasernekrosen als Zeichen einer terminalen Hypoxie. In der Wand der rechten Kranzschlagader neben einer polsterförmigen Verengung durch ein Intimaödem eine diffuse phlegmonöse, überwiegend granulocytäre Entzündung, die auch das perivaskuläre Binde- und Fettgewebe erfaßt (Abb. 10). Diese akute Coronaritis muß als unmittelbare Todesursache angesehen werden.

Daß es über die Coronarembolie nur wenig Informationen gibt, mag daran gelegen sein, daß ihre klinischen und fallweise auch morphologischen Befunde kaum von jenen einer peripheren Coronarthrombose zu unterscheiden sind. Prizel et al. (1978) berichten über 55 Fälle und meinen, daß 13% der autoptisch untersuchten Myokardinfarkte embolischer Genese seien. Wir sind bei Anwendung strengerer Maßstäbe und namentlich auch durch eine „per exclusionem" Diagnostik nur einem Fall von Coronarembolie „in flagranti" (Doerr 1974) begegnet.

Fall 2: Eine 74jährige Frau (0329/76) mit an sich langer Herzkreislaufanamnese starb im Krankenhaus unter den Zeichen einer Pulmonalarterienembolie. Autoptisch fand sich neben einer allgemeinen sklerotischen Arteriopathie mit Koronarsklerose und Myokardschwielen bei biventrikulärer Myokardhypertrophie und Dilatation des Herzens im Sinne eines Cor bovinum samt den Folgeveränderungen wie Lungenödem, Hydrothorax, Ascites etc. eine frischere Thrombose des linken Herzohres, sowie ein akuter Verschluß der Ostiums der Arteria coronaria sinistra durch einen 2 cm langen glatten Embolus („am Wege"). Weitere Emboliezeichen waren frischere und ältere Niereninfarkte etc. Als Folge des Koronarverschlusses fand sich im cranialen Abschnitt des Septum musculosum ein mehr als 2 cm im größten Durchmesser haltender frischer Blutungs- und Ischämiebezirk, der als Folge der unmittelbaren Todesursache verantwortlich gemacht wird.

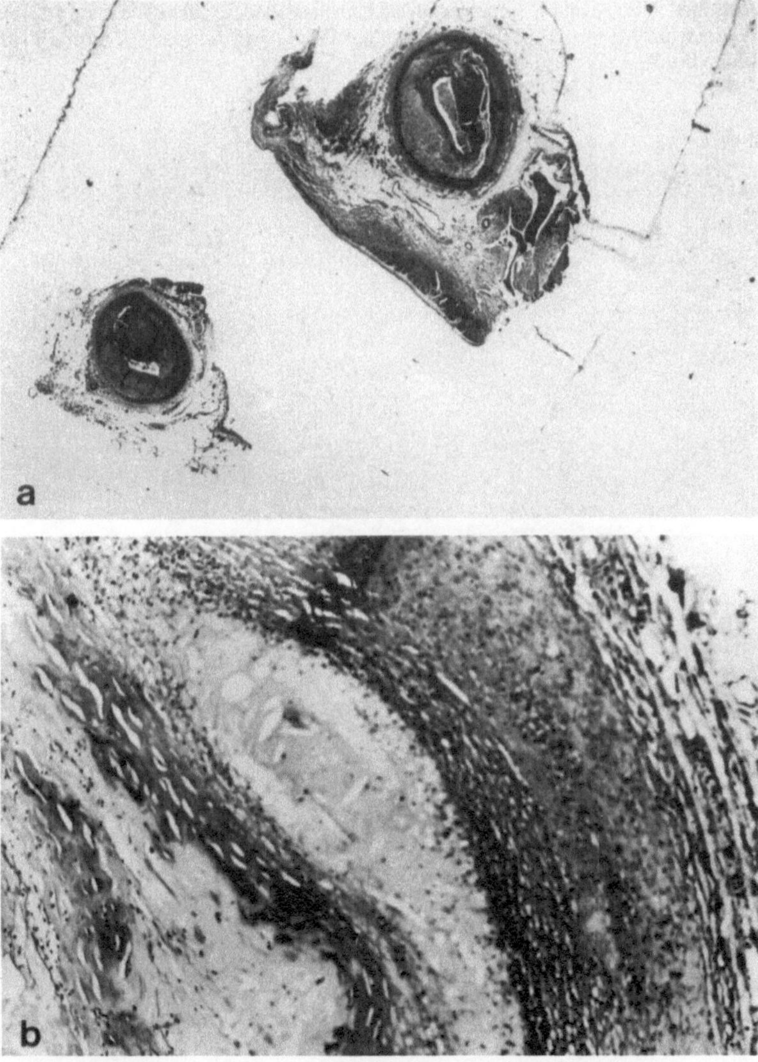

Abb. 11. a Coronarstenose durch massive Wandeinblutung, 2,2fach. **b** Einblutung in die Intima und Media der Coronararterie, HE 50fach mit Dissoziation, HE 126fach

Ein umfänglicheres *Coronararterienhämatom* (Abb. 11) haben wir in zwei Fällen als Ursache des akuten Herzversagens angenommen.

Fall 3: Im ersten Fall (039/77) handelt es sich um einen 45jährigen Mann, der mit einer Anamnese von nur 4 Stunden dauernder Stenokardie kurz nach der Aufnahme in ein Krankenhaus verstarb und neben einer stenosierenden Koronarsklerose, einer biventrikulären Myokardhypertrophie mit Überschreitung des kritischen Herzgewichtes (535 g), sowie einer Lipomatosis cordis destruens in der linken Coronararterie ein ganz frisches intramurales Hämatom mit starker Lichtungseinengung und als Folge in Septum und Vorderwand initiale Herzmuskelnekrosen mit Myofibrillenverlust aufwies.

Fall 4: Der andere Fall (0186/79) betraf eine 80jährige Frau mit massiver Einblutung in ein atheromatöses Geschwür, welches bei starker biventrikulärer Myokardhypertrophie nahe dem kritischen Herzgewicht, stenosierender Coronarsklerose. Schwielen und Granulationsgewebsbezirken im Myokard und biventrikulärer Dilatation die akute Coronarinsuffizienz ausgelöst haben muß.

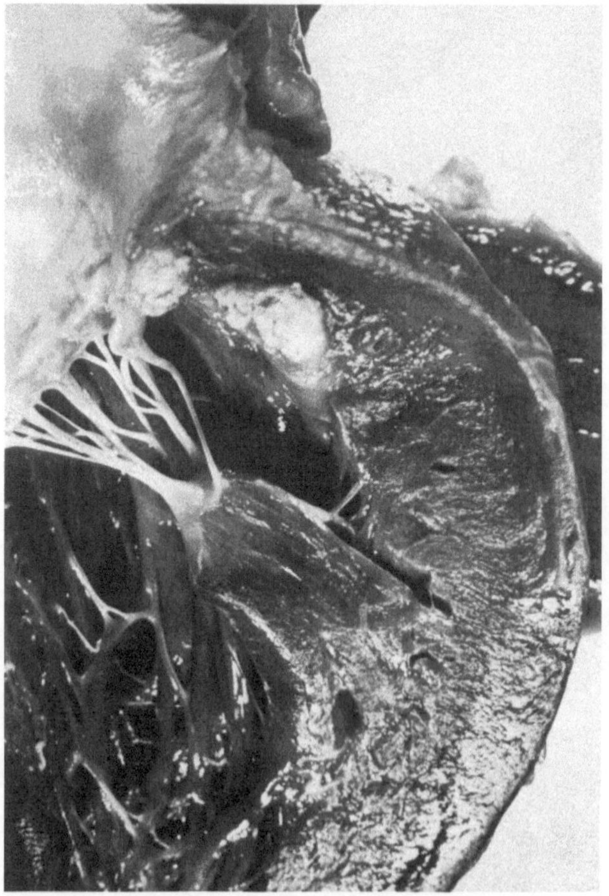

Abb. 12. Spangenförmige Myokardverkalkung mit Beeinträchtigung der Coronardurchblutung durch „Druck von außen". Fall 5

DOERR (1979, 1980) spricht von Tamponade bei disruptiver Erkrankung in Koinzidenz von konstitutioneller Mediaschwäche und rheumatischer Perivasculitis.

Nicht häufig dürfte auch eine Coronararterieneinengung durch *Druck von außen* sein, wie wir solche durch ein Ulcus cordis (s. d.) oder durch meist spangenförmige Myokardverkalkungen an der Basis beobachteten.

Zusammen mit einem Fall aus dem Wiener Institut, der von MOSCHINSKI und LUNGLMAYER (1966) publiziert wurde, kenne ich aus den letzten Jahren insgesamt vier solche Fälle mit Kalk- oder Knochenringen im Myokard aus eigener Beobachtung.

Fall 5: Besonders herauszuheben wäre der Fall einer 70jährigen Frau (089/77), wo eine massive Anulussklerose und spangenartige subvalvuläre Myokardverkalkung und Verknöcherung bestand (Abb. 12). Auffallend war auch das Cor contractum als Zeichen des Todes in Systole. In Übereinstimmung mit der Anamnese eines totalen AV-Blocks mit intermittierenden Kammerflimmern, frustraner Schrittmacherimplantation und 18maliger! Defibrillation, sowie einem Kammerersatzrhythmus von 30, muß zusätzlich die Unterbrechung der Reizüberleitung vom AV-Knoten bzw. dem Hisschen Bündel auf die beiden Schenkel im Septum angenommen werden.

5. Endokarditis parietalis und Ulcus cordis

Das Ulcus cordis, eine umschriebene ulceröse parietale Endokarditis kann ebenfalls von außen her zu einer Coronararterienverengung oder zum Verschluß führen. Zwei solche Fälle sind von mir 1963 bzw. 1968 aus dem Wiener Institut publiziert worden.

Fall 6: Im ersten Fall handelt es sich um eine 24jährige Frau, bei der die links Kranzschlagader von außen her durch ein Herzwandaneurysma bei ulceröser parietaler Endokarditis abgeklemmt war, wodurch es zur frischen Myomalazie gekommen ist (Abb. 13).

Fall 7: Eine ähnliche Situation betraf einen 38jährigen Mann, bei dem nach längerem protrahierten Verlauf einer septischen Endokarditis, ein tiefes Aortenklappengeschwür mit Durchwachsen bis in den Conus pulmonalis einerseits, wie auch in das Septum musculosum andererseits, sowohl eine Beeinträchtigung der Coronarversorgung wie auch der Reizleitung bedingt haben mußte (Abb. 14).

Fall 8: Einen weiteren gleichgelagerten Fall kenne ich aus meinem jetzigen Arbeitsbereich bei einem 66jährigen Mann (0137/75) mit ulcero-polypöser Endokarditis der Aortenklappen, einem Ulcus cordis mit Einbruch in das Septum musculosum samt Perforation. Neben oder trotz massiver anderer Befunde handelt es sich dabei um die akute Todesursache.

Solche Läsionen (Abb. 15) z. B. im Zusammenhang mit Schrittmacherimplantation (s. d.) können gleichzeitig Koronarversorgung und Reizleitung beeinträchtigen (vgl. POMERANCE 1975). Auf die verengenden Prozesse im Rahmen der Koronararterienäste, die für die Reizleitungszonen speziell zuständig sind, wird unter dem Abschnitt Reizleitungssystem eingegangen.

6. Coronarspasmus

Untersucht man Coronararterienquerschnitte bei plötzlich Verstorbenen ohne sonstige kausalverdächtige Befunde etwas genauer, so findet man in der Nähe sklero-

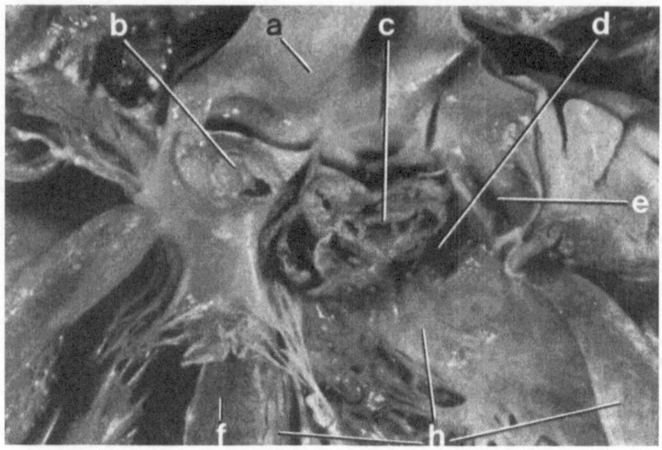

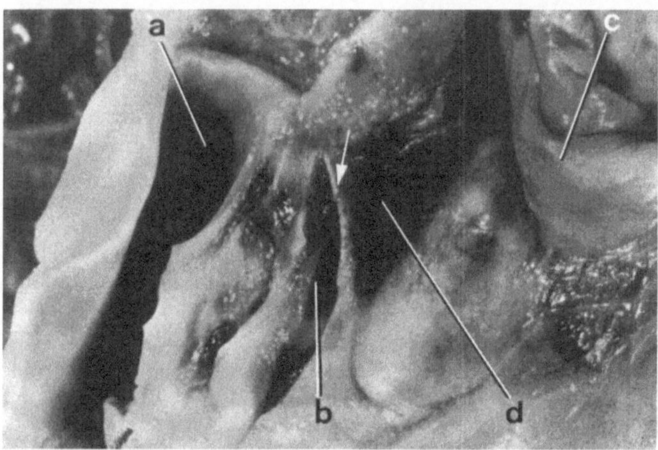

Abb. 13. Ulcus cordis mit „Druck" auf den linken Ramus circumflexus. Fall 6 (aus BREIT-FELLNER 1963); **Oben** Ausströmungsteil des linken Ventrikels (Innenansicht) *a* Aorta ascendens; *b* schwer veränderte, hintere Semilunarklappe der Aorta; *c* vollkommen zerstörte linke Semilunarklappe der Aorta, darüber das linke Coronarostium; *d* tiefgreifendes Ulcus cordis; *e* rechtes Coronarostium; *f* Septum musculosum ventriculorum; *h* ischämisch-nekrotische, subendokardiale Herzmuskelschichte; **Unten** Basis der Herzvorderwand (Außenansicht) *a* durchtrennte Pulmonalarterie; *b* Hauptstamm der linken Kranzschlagader mit unauffälliger Intima bzw. Wand; *c* linkes Herzohr; *d* „säckchenförmiges" Aneurysma, welches die linke Kranzschlagader komprimiert (*Pfeil*)

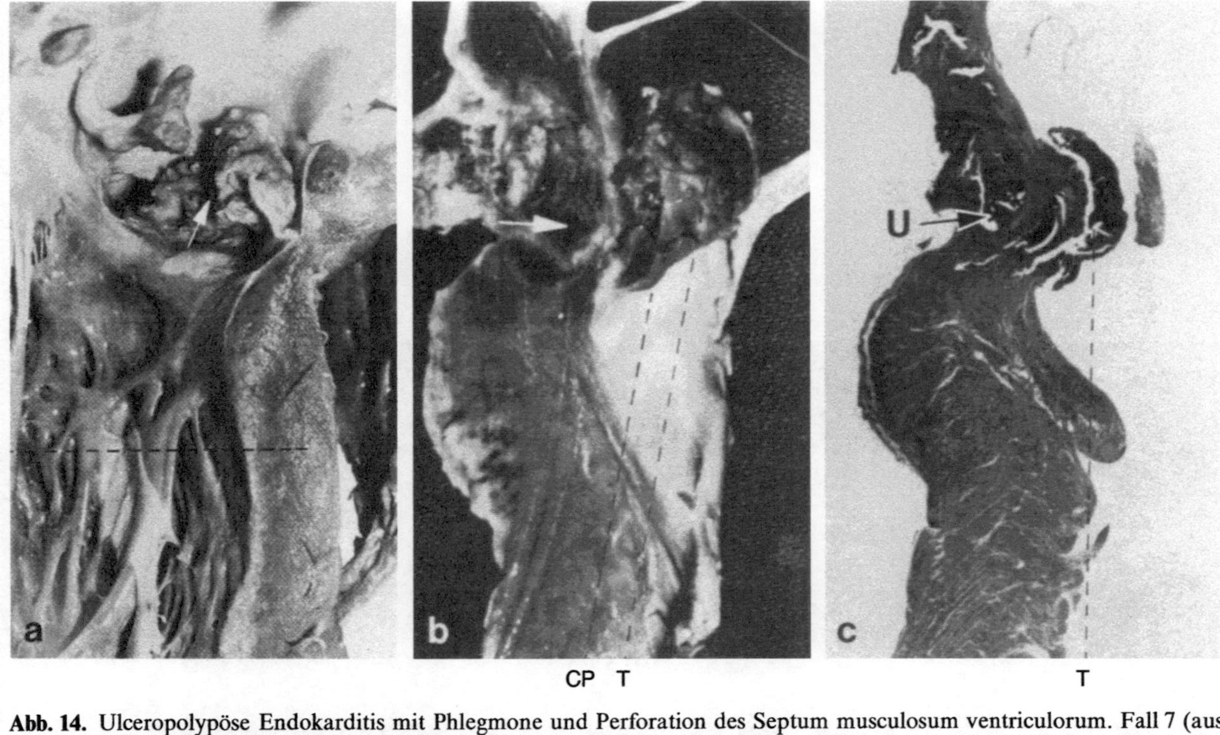

Abb. 14. Ulceropolypöse Endokarditis mit Phlegmone und Perforation des Septum musculosum ventriculorum. Fall 7 (aus BREITFELLNER et al. 1968); **a** Ausströmungsteil des linken Ventrikels. Schwerste endokarditische Zerstörung der Semilunarklappen der Aorta mit Perforation und zwei tiefen Ulcera. Der Grund des tieferen Ulcus (*Pfeil*) richtet sich gegen denAusströmungsteil des rechten Ventrikels. Septum ventriculorum (*S*) mit einem subendokardialen ischämischen Myokardstreifen; **b, c** in der Ebene der Herzvorderwand durch das Septum geführter Schnitt. Das tiefe Ulcus cordis reicht mit seinem Grund (*Pfeil*) bis in die subendokardialen Schichten des Conus pulmonalis (*CP*) und steht mit dem gestielt aufsitzenden Thrombus (*T*) in Verbindung

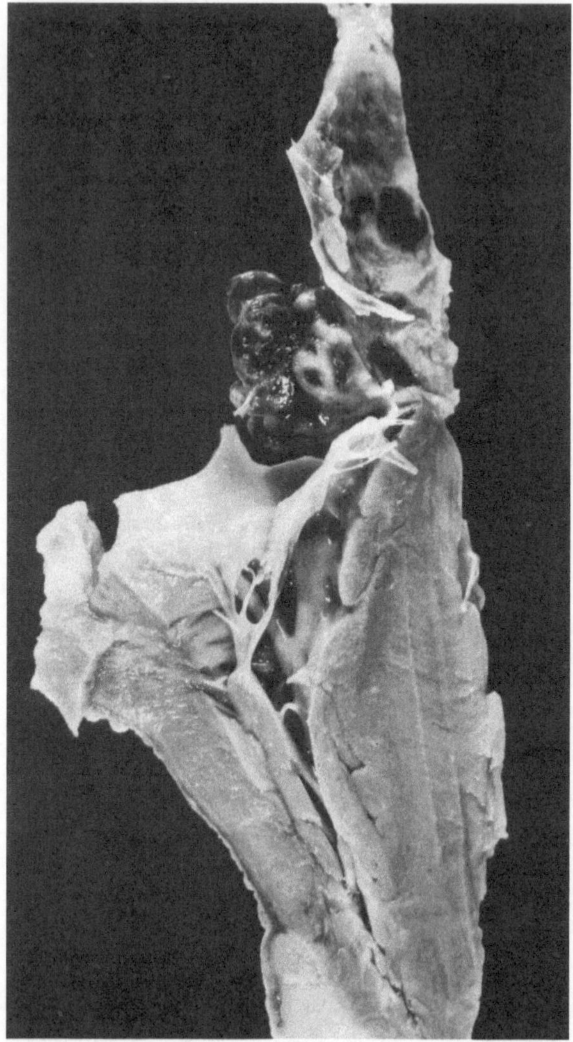

Abb. 15. Ulceropolypöse Endokarditis der Aortenklappen mit einem die Arteria coronaria sinistra verdrängenden Absceß, bzw. einem Herzscheidewandulcus. 083/80, 63 Jahre, männlich

tischer Wandläsionen und zwar sowohl stenosierender als auch nicht stenosierender Plaques Einblutungen, und zwar meist ring- oder mantelförmige Hämatome.

Solche Hämatome, die nicht Einblutungen in Atherome sind und auch nicht obturativ sein müssen, können mit gutem Gewissen als Folgen oder Residuen von Coronarspasmen angenommen werden.

Spasmen können sowohl nerval dysregulatorisch, im Rahmen anderer spastischer Zustände, z. B. bei vegetativ – stigmatisierten Personen, aber auch nach stumpfem Herztrauma oder als Folge von Reanimationsmaßnahmen auftreten. Beides haben wir mehrfach beobachtet.

Die Lokalisation der Coronarblutung und ihre Unterscheidung in jene *im* Bereiche arteriosklerotischer Veränderungen und jene *neben* den arteriosklerotischen Veränderungen ist unseres Erachtens also sehr wichtig wegen ihrer kausalgenetischen Deutung.

Coronarspasmen während der Coronarangiographie gelten als hoher Risikofaktor in Vergesellschaftung mit mäßiggradiger Coronarsklerose und haben somit prognostische Bedeutung (CIPRIANO 1980). Sie erhöhen bei gesteigerter Gerinnungsbereitschaft des Blutes auch die Wahrscheinlichkeit der Entstehung von Thromben (MYASNIKOV et al. 1961; zitiert nach VOLLMAR et al. 1977).

Coronarspasmen treten an gesunden wie sklerosierten Gefäßen auf, in enger Beziehung zum adrenergen Gefäßtonus und spielen sicher auch eine Rolle innerhalb der Trias des SHT (s. d.). Sie sind circadianen Schwankungen (s. d.) stark unterworfen. Psychische Faktoren (s. d.) sollen nur geringen Einfluß haben.

Coronarspasmen sind das ursächliche Prinzip „Prinzmetalangina". Sie können durch Ergotaminmedikation provoziert werden. SHT nach therapeutischer Dosis von Ergotamin ist bekannt (BENEDICT und ROBERTSON 1979); eine Koinzidenz mit Hyperthyreoidismus (s. d.) ist auffällig.

7. Coronararterienanomalien

Coronararterienanomalien sind selten; sie machen nach einer Aufstellung von SCHULTRICH (1977) nur zwischen 0,55 bis 0,97% der Herzmißbildungen von Kindersektionen und nur 0,24% der Herzfehler des Leipziger Sektionsmaterials aus. Nach ODGEN (1970) kann man drei Basiskategorien von Coronaranomalien unterscheiden.

a) geringe Anomalien der proximalen Abschnitte ohne physiologische (funktionelle) Auswirkung,
b) schwerere Anomalien mit ernsten funktionellen Folgen, aber ohne andere kongenitale Herzmißbildung,
c) Coronaranomalien in Kombination mit einem Vitium cordis congenitum.

a) Geringe Anomalien in der Muskelperipherie können unter Umständen bei Herzoperationen komplikative Bedeutung erlangen (SCHOENMACKERS 1969, POMERANCE 1970). Zusätzliche Coronarostien – sie werden ein Herztodrisiko eher verringern – oder beide Ostien aus nur einem Sinus Valsalvae sind eher als Abnormität bzw. als Variante zu werten denn als Anomalien. Eine besondere topographisch-anatomische Situation und dadurch mögliche pathophysiologische Mechanismen als Ursache eines SHT bei Kindern und Jugendlichen sind seltene Ausnahmen (PEDAL 1976). Nur ein Ostium dagegen muß als ein hohes Herztodrisiko angesehen werden. Auch der hohe Abgang („high take off") (Abb. 16a) kann unter Umständen die Koronardurchblutung gefährden (vgl. Fall 25 a). Leider haben wir wie die meisten Pathologen darüber kaum Beobachtungen und wenn, dann oft nur unzureichende Aufzeichnungen.

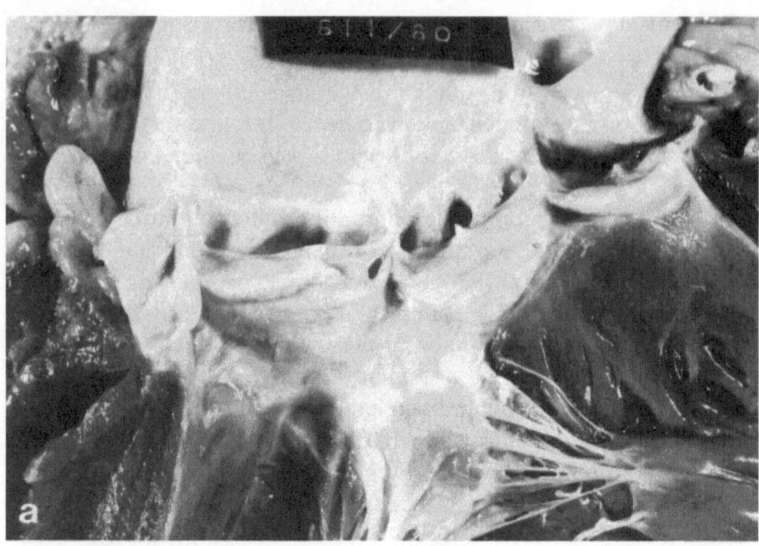

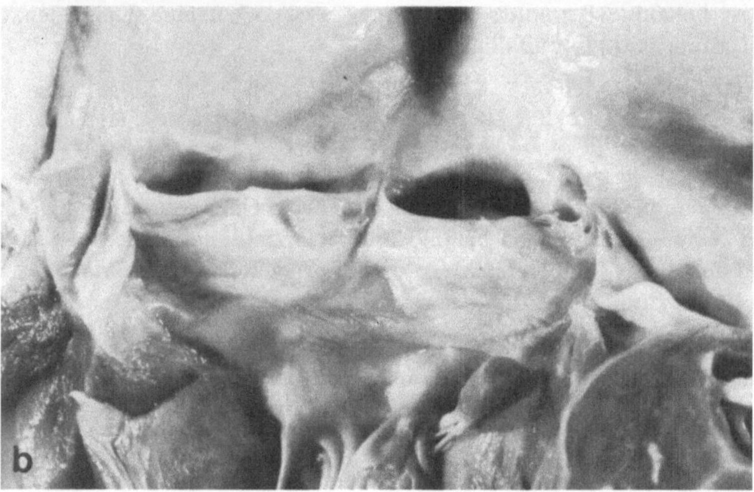

Abb. 16. Coronararterienanomalien. **a** „high take off" – hoher Abgang der rechten Kranzschlagader. Fall 25 a. **b** Abgang beider Kranzschlagadern aus dem linken Sinus Valsalvae.
Fall 9

Fall 9: Bei einer 77jährigen Frau bestanden nach dem EKG und den Laborbefunden hohe
Verdachtsmomente auf einen Myokardinfarkt; immer wieder kam es zur kardialen Dekompensation mit Ödemen und Ergüssen. Kurz vor dem Tod war es zu einem Hemisyndrom links
nach hypertoner Krise gekommen. Der Tod trat überraschend und plötzlich ein.

Die Autopsie (0230/80) ergab eine allgemeine sklerotische Arteriopathie und eine frisch
thrombosierte Nierenarteriensklerose mit Infarkt, einem subtotalen thrombotischen Verschluß
der Arteria carotis externa links und eine Stenose des Carotissinus rechts, daneben noch
andere für die Fragestellung unbedeutende Befunde. Auffallend war eine hochgradige linksventrikuläre Myokardhypertrophie mit bilateraler Dilatation bei bestehenden Perikarderguß,
Pleuraergüssen, Lungenödem, Stauungsorgane und Ascites.

Das Herz ist vergrößert, mit braunrotem Myokard, welches keine umschriebenen grob-
sichtigen Veränderungen aufweist; der Klappenapparat und das Endokard o. B. Die Coronararterien mit nur geringen atheromatösen Einlagerungen nicht stenosiert. Die rechte Coronararterie geht 8 mm links ventral von der linken Coronararterie, ebenfalls aus dem linken Sinus
Valsalvae ab (Abb. 16 b) und verläuft ventral von der Aorta nach rechts, um sich normal zu
verzweigen. Beide Herzventrikel stark erweitert. Die Aorta nur mäßiggradig sklerotisch leicht
ausgeweitet.

Histologisch zeigt das Myokard hypertrophe Herzmuskelzellen mit verschieden großen
bizarr geformten Kernen, um die dicht Lipofuszin abgelagert ist. Es findet sich eine Gefügedilatation durch ein beträchtliches interstitielles Ödem und netzförmig angeordnete kollagene
Fasern im Sinne einer Fibrosierung.

Dieser Fall ist komplex und bezüglich des überraschenden plötzlichen Todes
sowie der Verantwortlichkeit der Anomalie dafür nicht eindeutig abzuklären.

Die geringen Coronarwandveränderungen gegenüber dem klinischen Infarkt-
verdacht lassen als unmittelbare Todesursache am ehesten eine transitorische Coronarinsuffizienz bei Coronaranomalie annehmen. In solchen Fällen spielen Lagever-
änderungen des Herzens bzw. des Organismus Zwerchfellhochstand etc. sicher eine
verstärkte Rolle.

b) Schwere Coronararterienanomalien sind einerseits Abgänge aus dem Truncus
pulmonalis und andererseits abnorme Kommunikationen eines großen Coronar-
arterienastes direkt mit einer Herzkammer (arteriocamerale Fistel). Im ersteren
Fall besteht eine Herzmuskeldurchblutung mit venösen Blut, in beiden Fällen
kommt es zum aortopulmonalen Shunt. Unter 147 Fällen eines Abganges der
linken Coronararterie vom Truncus pulmonalis fanden WESSELHOEFT et al. (1968)
mehrfach SHT, sowohl von Kindern als auch Erwachsenen im ursächlichen Zusammenhang damit. Der manchmal synonym gebrauchte Begriff arteriovenöse
bzw. arteriocamerale Fistel sollte streng, einerseits für Coronararterienmündung in
den Sinus venosus oder eine große Coronarvene, andererseits für die Coronararterienmündung in eine Herzkammer Anwendung finden (MUIR 1960, SWAN 1967).
Das Ausmaß der Läsion, die Prognose und auch die Wahrscheinlichkeit eines SHT
hängt von der jeweiligen anatomischen und funktionellen Situation der Coronardurchblutung in den abnormen Arterien ab (SCHLECHTER 1968). Arterioarterielle
Shunts (SWAN 1967) sind nur im Falle eines abnormen Abgangs von einer Arterie
aus dem Truncus pulmonalis funktionell relevant.

Ein SHT tritt mit größter Häufigkeit unter solchen Patienten auf, wenn sie das
Erwachsenenalter erreichen: Nach FONTANA und EDWARDS (1962) und der
dort angeführten Literatur vor allem aus dem deutschsprachigen Raum (ORSOS
1941, RÜBBERT 1937, ROTTER 1952, KOCKEL 1934) sogar in zwei Drittel dieser
Fälle. Mehr als die Hälfte solcher Patienten stirbt aber bereits im Alter von 3 bis
6 Monaten, 80% innerhalb des ersten Lebensjahres. Wenige Patienten überleben,
sogar bis ins höhere Alter. So sind einzelne Fälle mit über 60 ja sogar 90 Jahren
(Literatur bei FONTANA und EDWARDS 1962) berichtet worden.

c) Coronararterienanomalien kommen gehäuft bei der Transposition der großen
Gefäße vor. Geringe Anomalien sind ungewöhnlich häufig bei Fallotscher Tetra-
logie (DAVIES und ROBERTSON 1975).

Coronararterienanomalien konnten wir unter 45 Herzmißbildungsfällen zweimal nachweisen.

Fall 10: Ein 2 Tage alter reif geborener Knabe (0322/73) mit kompletter Transposition bot neben zwei regulären Coronarostien im Sinus Valsalvae der linken vorderen und hinteren Semilunarklappe der Aorta auch noch in der rechten vorderen und der hinteren Semilunarklappensinus der Pulmonalarterie je ein Coronarostium auf.

Fall 11: Ein 3 Tage altes ebenfalls reifes Mädchen mit hypoplastischem Linksherzsyndrom bei Mitral- und Aortenostiumatresie, hochgradiger Aortenbogenhypoplasie, subtotalem Kammerseptumdefekt und vorgetäuschtem Ventriculus communis, sowohl Pulmonalarterienektasie und Lungenvenenfehldrainage weiters vorzeitigem Verschluß des Foramen ovale (080/1977). bot im hochgradig unterentwickelten proximalen präductalen Teil des Arcus mehrere atypisch verlaufende nur mit Haarsonde darstellbare Koronararterienabgänge. Dabei war der Ausströmungsteil des linken Ventrikels nicht darstellbar.

Über die Interpretation des plötzlichen Herztodes von Neugeborenen und Vitienträgern wird später noch diskutiert.

8. Coronarvenen

An den Coronarvenen kennen wir beim SHT keine krankhaften Veränderungen, auch sind traumatische Läsionen oder posttraumatische Komplikationen bei der Contusio thoracis an den großen Herzvenen nicht beobachtet worden. Eine Perforation einer großen Coronarvene bei frustraner Schrittmacherimplantation, die zur zweizeitigen Herzbeuteltamponade bei einer 76jährigen Frau mit AV-Block III geführt hat, ist als ausnehmende Rarität hier anzuführen (0118/81). Über Komplikationen bei Eingriffen am Herzen siehe auch Abschnitt E. III. 7.

FISCHER-HANSEN (1977) sah in 16 von 50 Fällen mit akutem Myokardinfarkt „sekundäre" epikardiale Venenthrombosen, wenn mehr als 30% der linksventrikulären Herzmuskelmassen nekrotisch war oder gleichzeitig eine Klappenaffektion bestand. Diskrete Stagnationsthromben bei mangelhafter Pumpleistung kann man bei gezieltem Suchen antreffen, dürften aber für den SHT keine direkte Bedeutung haben.

9. Coronarinsuffizienz

Neben der absoluten Versorgungsinsuffizienz durch die vorangestellten Coronargefäßveränderungen ist die relative Coronarinsuffizienz teilweise nur per exclusionem, teilweise duch die „gestörte Relation" zwischen Angebot und Verbrauch von Sauerstoff bei Vermehrung der Herzmuskelmasse (kritisches Herzgewicht!), gesteigerter Herztätigkeit etc. anzuführen.

Einen eigenartigen Fall von SHT bei chronischer Aorteninsuffizienz beobachtete mein Mitarbeiter DIRSCHMID (1980).

Fall 12: Ein 62 Jahre alter Mann (095/80) mit nur mittelgradiger Coronarsklerose und einer vorwiegend diffusen Myokardfibrose bei mächtig dilatiertem Cor bovinum sowie Lungeninfarkten und Infarktpleuritis nach peripherer Pulmonalembolie zeigte einen ungewöhnlichen Befund im Bulbus aortae. Am Beginn des Aortenbogens nur 45 mm oberhalb des Klappenringes findet sich eine zirkuläre Läsion, zwischen 3 und 15 mm breit, überwiegend linear. In

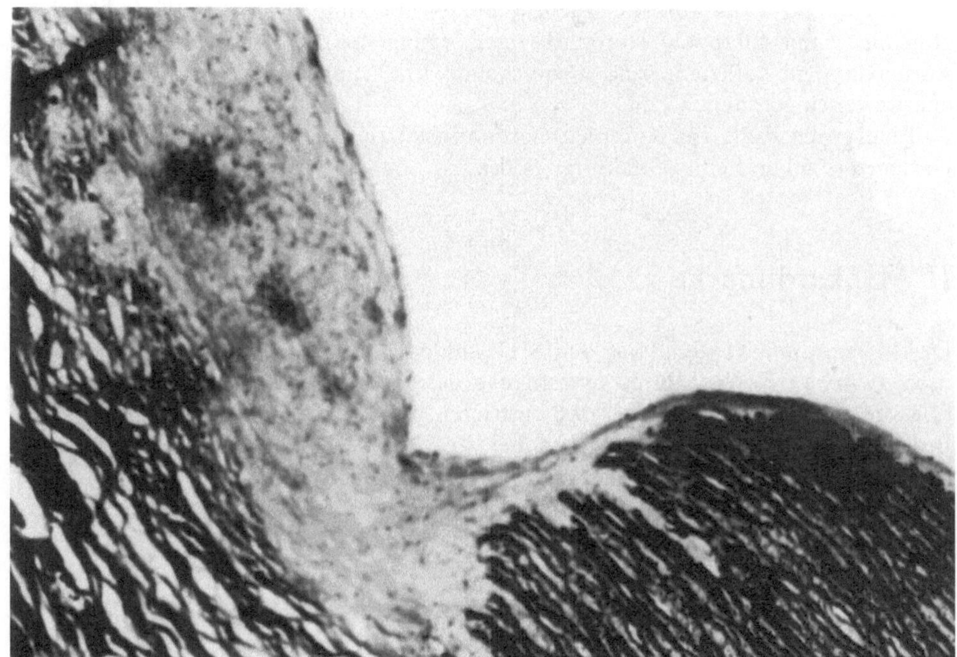

Abb. 17. Defekt der Elastica interna nach „geheiltem Aortenriß". Fall 12. Elastica van Gieson 63fach

den schmäleren Partien ist sie auch feinzackig begrenzt. Sie ist seicht gesunken und auch durch ihren grauweißlichen Farbton gegenüber der anschließenden Aortenintima deutlich abgesetzt. Die Aorta dadurch hier sehr stark ausgeweitet, 13 cm im Umfang haltend.

Histologisch ergibt sich, daß in diesem Areal die Intima und Media vollkommen fehlen, lediglich im unmittelbaren Randbereich noch einzelne wenige elastische Platten restierend (Abb. 17). Die Adventitia scheint gegenüber den angrenzenden Gewebsbezirken mäßiggradig fibrosiert. In Distanz von diesem Areal die Aorta mit intakter Media. Als Todesursache fand sich ein dekompensiertes Cor bovinum mit einem Herzgewicht von 885 g, bei einem 64 kg schweren und 175 cm großen Mann. Das Myokard feingeweblich mit überwiegend diffuser und jeweils blander Fibrose. Außer der schon erwähnten Pulmonalembolie mit Infarkten besteht eine chronische Eingeweidestauung mit Lungen- und Hirnödem.

Wir haben diese Veränderungen als inkomplette und geheilte Ruptur im Bulbus aortae aufgefaßt, wodurch die Aorta ascendens und der Arcus über das Maß einer Altersektasie hinaus gedehnt wurden. Da im Rißbereich jetzt praktisch keine Residuen einer Blutung oder Entzündung aber auch keine Texturaufsplitterung erkennbar waren, schließen wir auf einen Aorteninnenschichtenriß, welcher mit Adventitianarbe abgeheilt ist. Ursächlich kommt ohne weiteres an diese Lokalisation eine Spontanruptur (DOERR 1970) oder ein Trauma im jugendlichen Alter in Betracht. Wahrscheinlich entstand ein partieller Einriß oder Weiterriß bei stetem langsamen und zunehmenden Aortendruck (systolische Spreizung – ERNST 1904) und Alterselastizitätsverlust, ähnlich wie wenn gewebter Stoff weiter reißt, wenn seine Textur an einer kleinen Stelle durchtrennt wurde.

Mangelhafte stets abnehmende „Windkesselwirkung" (DOERR 1977) bei der ohnehin schon knappen Koronarblutversorgung und die bestehende relative Aortenklappeninsuffizienz sind ausreichende Erklärungen für den plötzlich und unerwartet eingetretenen Tod.

Eine große Rolle im Komplex Coronarinsuffizienz spielen also extrakardiale Ursachen (s. d.) und Umweltfaktoren (s. d.).

II. Myokardinfarkt

Der Myokardinfarkt steht, was den SHT anlangt formalgenetisch und pathokinetisch zwischen Coronarstatus und Myokardstatus. An ihm läßt sich der Funktionsverlust der Muskelmasse demonstrieren. Während bei 25% Muskelausfall Insuffizienz (KLEIN et al. 1967) und bei 40% Muskelausfall kardiogener Schock (PAGE et al. 1971) resultiert, tritt SHT ein wenn Herzmuskelmasse von mehr als 50% nekrotisch wird. Speziell ist dies der Fall, wenn das Septum musculosum ventriculorum betroffen ist oder eine ausgedehnte Innenschalenbeteiligung besteht; dies stellt wiederum die Querverbindung zu den Reizleitungsstörungen her.

Wesentlich kleinere Infarkte z. B. des Papillarmuskel (ANDERSON und FISCHER-HANSEN 1973) führen in Verbindung mit *Papillarmuskelabriß* durch Nekrose oder Einblutung zum akuten Pumpversagen des Herzens. Vor allem die Blutungen ins Interstitium zusammen mit Kontraktionsbandnekrosen können als disseziierende Blutmassen wirken und die Ruptur herbeiführen (WEI und HUTCHINS 1978). Dies bestätigen auch zwei eigene Beobachtungen: (0252/77 und 0263/79).

Fall 13: Ein 71jähriger Mann (0252/77) verstirbt im Kammerflimmern nach frustraner Defibrillation. Klinische Diagnose: Zustand nach Rhythmusstörungen, Verdacht auf Hinter- und Lateralwandinfarkt oder Lungenembolie.

Die Sektion ergibt eine schwerste allgemeine sklerotische Arteriopathie mit ulceröser Atheromatose, eine hochgradige stenosierende Coronarsklerose mit frischer Thrombose des Ramus circumflexus der linken Coronararterie.

Ein ausgedehnter frischerer Myokardinfarkt im Bereich der linken Kammerhinterwand und des Margo obtusus mit Abriß des Papillarmuskels für das aortale Segel der Mitralklappe bewirkte die akute Mitralinsuffizienz (Abb. 18).

Fall 14: Ein 57jähriger Mann (063/79) verstirbt plötzlich mit Verdacht auf Hinterwandinfarkt, Herzwandaneurysma, wahrscheinlich Papillarsehnenabriß.

Es findet sich bei der Autopsie eine teilweise stenosierende Koronarsklerose erstaunlicherweise geringer Ausprägung, teilweise ältere Myokardinfarktbildung mit zwei exzessiven Herzwandaneurysmen der linken Kammer; je eines im Spitzenbereich und im lateralen Vorderwandbereich, wobei nur mehr das Septum musculosum noch intakt scheint. Beide Papillarmuskeln sind frisch myomalazisch, wodurch eine relative Insuffizienz der Mitralklappe gegeben ist. Stauungszeichen und Ergüsse sind zu erwähnen. Weiter findet sich ein submuköses Carcinoid im Magencorpusbereich mit fokaler Schleimhautexulceration.

Zum raschen Pumpversagen führt die akute *Herzwandperforation* mit Herzbeuteltamponade beim oft kleinen transmuralen Infarkt.

Beim *alten Myokardinfarkt,* bzw. bei Infarktnarben tritt SHT schon unter den Bedingungen einer passageren Blutdruckkrise (Hypertonie) bzw. reflektorischer

Ischämie etc. ein, wenn makroskopisch oder mikroskopisch Schwielen im proximalen Septum oder eine stärkere Endokardfibrose von mindestens 2 bis 3 mm Breite
vorliegen. Stumme Mikroinfarkte namentlich des Septums und der Innenschale
verursachen also unter Umständen auch SHT als plötzlich und unerwartetes
Ereignis – SHT im engeren Sinn –, während in der Mehrzahl die Myocardiopathia
fibrosa localisata und überhaupt die Myocardiopathia fibrosa diffusa aufgrund klinischer Symptome und Befunde eher SHT als zwar plötzliches jedoch erwartetes
Ereignis-SHT im weiteren Sinn – bedingen.

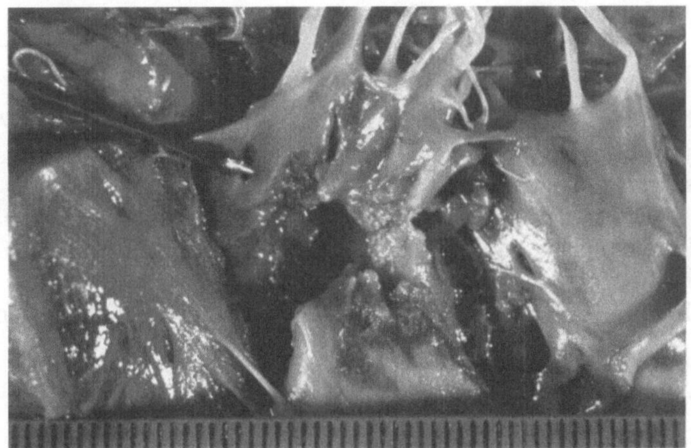

Abb. 18. Frischer Papillarmuskelabriß durch Nekrose bei latentem Myokardinfarkt. Fall 13

Auf die Möglichkeit sog. *terminaler Myokardinfarkte,* also das Auftreten im
Rahmen von anderen konsumierenden und zum Tode führenden Erkrankungen
mit und ohne Koronarstenose, soll ebenfalls verwiesen werden (ANDERSON et al.
1974). Sie erklären sich zwanglos aus der verminderten Koronardurchblutung ante
finem, betreffen vor allem die subendokardialen Partien (Innenschale). Sie können
vor allem als Frühveränderungen oft der autoptischen Beobachtung entgehen,
wenn nicht makroenzymatische Methoden (ANDERSON und FISCHER-HANSEN
1973, NACHLAS und SHNITKA 1963) angewandt werden.

III. Myokardstatus

Das Myokard ist ein Erfolgsorgan für vielfältige schädigende Noxen; am Ende solcher pathologischer Prozesse steht, wenn der Tod nicht vorher eingetreten ist, die
Myokardfibrose. Sie ist ein morphologisches Äquivalent des Altersherzens (PO-
MERANCE 1974) und eine ausreichende strukturelle Erklärung eines SHT auch bei
jüngeren Menschen. Ihre ätiologische Zuordnung gelingt aus den Residuen der
vorangegangenen Krankheit, aus dem Verteilungs- und Gewebsmuster, die ein Ab-

Tabelle 14. Makroskopische Befunde beim SHT

Rechtsventrikulär:	Dilatation	Myogen	Lipomatose
		Tonogen	Ischämie
			Schenkelblock
Linksventrikulär:	Hypertrophie		Obstruktive Kardiomyopathie
	Kontraktion		Alkohol
	Dilatation	Myogen	Myokarditis
			Myokardose – Toxine
			Congestive Kardiomyopathie
		Tonogen	Ischämie
Biventrikulär:	RLS	Tonogen	Ischämie

bild des floriden Geschehens repräsentieren. Die folgenden Ausführungen müssen unvollständig und auf eigene Beobachtungen im Zusammenhang mit SHT beschränkt bleiben.

Ohne grob faßbare Veränderungen am Myokard (Tabelle 14) wird der SHT als koronarieller (s. d.) oder elektrischer (s. d.) Versager angesehen werden; die differentialdiagnotischen Schritte wollen vorerst nachfolgende wichtige ursächliche Befunde, nach denen man oft länger suchen muß, ausschließen.

1. Idiopathische Kardiomyopathie,
2. Lipomatose,
3. Myokarditis,
4. Myokardie bzw. Myokardose.

42 Fälle eines solchen am ehesten primär myokardbedingten plötzlichen Herztod wurden nachuntersucht und es wurde versucht diese nach der jüngst von DOERR und MALL 1979 angegebenen Differentialdiagnose zwischen angeborenen und erworbenen Kardiomyopathien einzuordnen. Eine klinische Abklärung gelang nur in Einzelfällen. Anamnestische Daten bezüglich Noxen wie Alkohol, Drogen oder auch Medikation fehlen in unserem Obduktionsgut leider meistens.

In den folgenden Abschnitten wird zu berücksichtigen sein, daß die Capillar-Muskelflächenrelation im rechten Ventrikel um etwa ⅓ besser ist als im linken (DOERR 1950/51, 1951a, 1951b), was auch die rechtsventrikulär überhängende Wirksamkeit – Rechtsherz-pathoklise nach DOERR (1980) – von exogenen und endogenen Noxen erklärt.

1. Idiopathische Kardiomyopathie

ABELMANN (1974) definiert Kardiomyopathie als eine Herzmuskelstörung unbekannter Ursache und nicht in Verbindung mit systemischen Erkrankungen, wie z. B. des Coronarsystems oder der Klappen, mit Hochdruck etc. Diese „primären" – idiopathischen Kardiomyopathien unterscheiden sich sowohl funktionell-anatomisch wie auch klinisch (KNIERIEM et al. 1975). Vor allem die primären kongestiven nicht hypertrophischen dilativen Formen manifestieren den Grundtyp des myokardbedingten SHT, weil sie systolische Pumpfehler (DOERR und MALL 1979) darstellen, ebenso wie die meisten Formen der sekundären Kardiomyopathien. Demgegenüber handelt es sich bei den kongestiven hypertrophischen und obstruktiven Formen um einen diastolischen Compliance-fehler.

Kardiomyopathien (Cmp) sind häufig mit Reizleitungs- bzw. Ausbreitungsstörungen kombiniert (FERRIS 1974, DAVIES 1971, KNIERIEM 1974).

Lichtmikroskopisch (Abb. 20) findet sich das Bild der Hypertrophie mit mehrkernigen myogenen Riesenzellen (mit polypoiden Kernen), Narben in Form von ungeordneten kollagenen Bündeln (Textur oder Architekturstörung). Weiter wird auch die Fibrose des Atrioventrikularknotens und der Schenkel des Hisschen Bündels beschrieben (KNIERIEM et al. 1975). Bei der obstruktiven Kardiomyopathie finden sich kurze fragmentierte Fasern, dazwischen Kollagen, die Kerne groß und bizarr, daneben eine myofibrilläre Atrophie und fibröse Dissoziation; insgesamt wiederum Disorganisation und Wirbel oder Wirbelbildung (SIMONSEN et al. 1973). Typisch ist auch die disseminierte Fibrose und eine kleinfleckige dystrophische Verfettung (BREITFELLNER und WOLFRAM 1976).

Die Mitochondriose ist bei Kardiomyopathie idiopathisch, wie sie bei vielen anderen Krankheiten eben konsekutiv vorkommt (Abb. 32 b, 32 c, Tabelle 20).

Alle uns bekannten Fälle von Cmp. starben den SHT. Wie weit sekundäre Formen aus der Gruppe Myokardose bzw. Myokardie mangels Anamnese mit hinein spielen, ist offen. Die Einteilungsversuche sind meist deskriptiv oder prognostisch, jedoch wie DOERR (1978) meint, kaum logisch.

Durch einen sehr engagierten wissenschaftlich motivierbaren und erfahrenen Kardiologen in der Praxis habe ich Einblick in die Familie B. bekommen, aus welcher vor 7 Jahren der zweitälteste von vier Geschwistern an einer idiopathischen obstruktiven Kardiomyopathie verstorben war (Tabelle 15).

Fall 15: Ein von uns publizierter Fall (BREITFELLNER und WOLFRAM 1976) war 5 Jahre lang bekannt; unter Kontrolle und unter Therapie zeigte sich keine Progression. Der Patient war voll berufstätig und in seiner Lebensführung kaum beeinträchtigt. Lediglich akute Anstrengung oder Sport war ihm verboten. Ohne Prodromalerscheinungen erlag er einem SHT.

Die pathologisch-anatomischen Befunde waren so typisch, daß dem Obduzenten, dem keine Anamnese oder sonstige Daten bei einer außerhalb der Dienstzeit angesetzten behördlichen Autopsie bekannt waren, schon makroskopisch die Diagnose obstruktive Kardiomyopathie – subvalvuläre Aortenstenose außer Frage gestellt schien (Abb. 19).

Retrograde Recherchen führten zum erwähnten behandelnden Arzt, der auch die anderen drei Geschwister bereits unter Kontrolle hat. Ihm verdanken wir die in Tabelle 15 zusammengestellten klinischen Diagnosen.

Tabelle 15. Befunde der Familie B.

B M 1941	B M 1946	B W 1948	B W 1952
(Noch) nicht manifeste obstruktive Cmp	Manifeste obstruktive Cmp	Beginnende obstruktive Cmp	Nicht obstruktive Cmp
Keine Progredienz	Kompensiert	Langsame Progredienz	Langsame Progredienz
Berufstätig	Berufstätig bis zum SHT	Hausfrau + Nebenberuf	Hausfrau + Nebenberuf

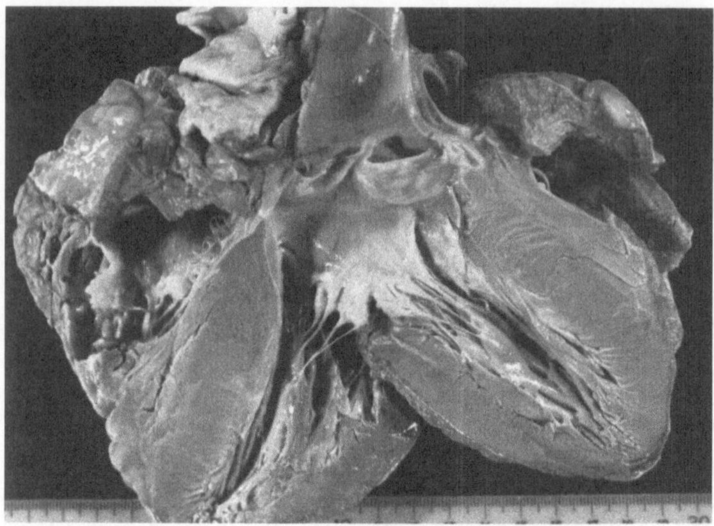

Abb. 19. Idiopathische obstruktive Kardiomyopathie. Fall 15

Folgende Schlüsse lassen sich aus dieser Beobachtung ziehen.

a) Es handelt sich um ein autosomal dominant vererbtes familiäres Leiden (vgl. KUHN 1977).
b) Es handelt sich um verschiedene Ausdrucksformen derselben Krankheit.
c) Es handelt sich wahrscheinlich um verschiedene Stadien einer Kardiomyopathie, welche im Falle des Verstorbenen schon obstruktiv progredient war. Im Fall der älteren Schwester obstruktiv nicht progredient, im Falle des älteren Bruders überhaupt noch nicht manifest obstruktiv und im Falle der jüngeren Schwester nicht obstruktiv ausgeprägt war.

Die Koppelung von Cmp. mit einem Nerven- und Skeletmuskelleiden wie sie von HEWER (1969), PERLOFF et al. (1970), und PERLOFF (1971) im jüngeren Schrifttum angegeben werden, haben wir an einem Fall von Friedreichscher Ataxie beobachten können; es kam zum SHT des 22jährigen jungen Mannes (03/81).

2. Lipomatosis cordis

Die weithin bekannte Lipomatosis cordis destruens ist eine Fettinfiltration des Myokards vorwiegend an der Basis des rechten Ventrikels, ausgehend bzw. basierend auf einer Fettvermehrung und Fettdurchwachsung von den Fettscheiden der Coronararterien her. Man findet aber auch an anderen Stellen, so z. B. an der Herzspitze und im spitzennahen Bereich des Ventrikelseptum „lipomatöse" Bezirke. Letztere gelten meistens als Fettumwandlung von Infarktnarben (SCHOEN-MACKERS und WILLEM 1963) und werden somit in erster Linie bei älteren Personen gefunden.

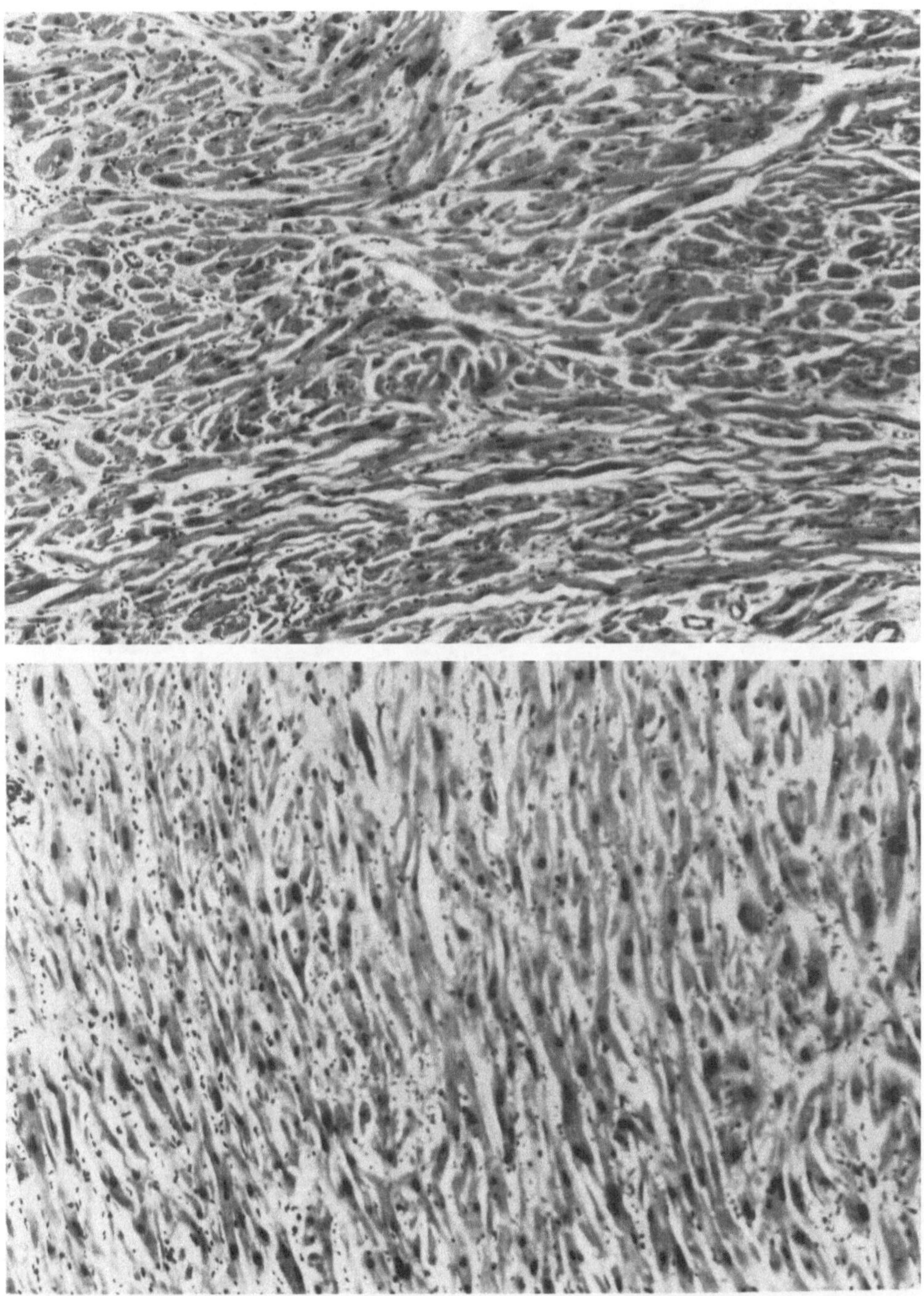

Abb. 20. Idiopathische obstruktive Kardiomyopathie. Fall 15. Ungeordnete Textur, Riesen-
kernbildung mit Polyploidie, Abwechslung von Hypertrophie und Atrophie, HE 63fach

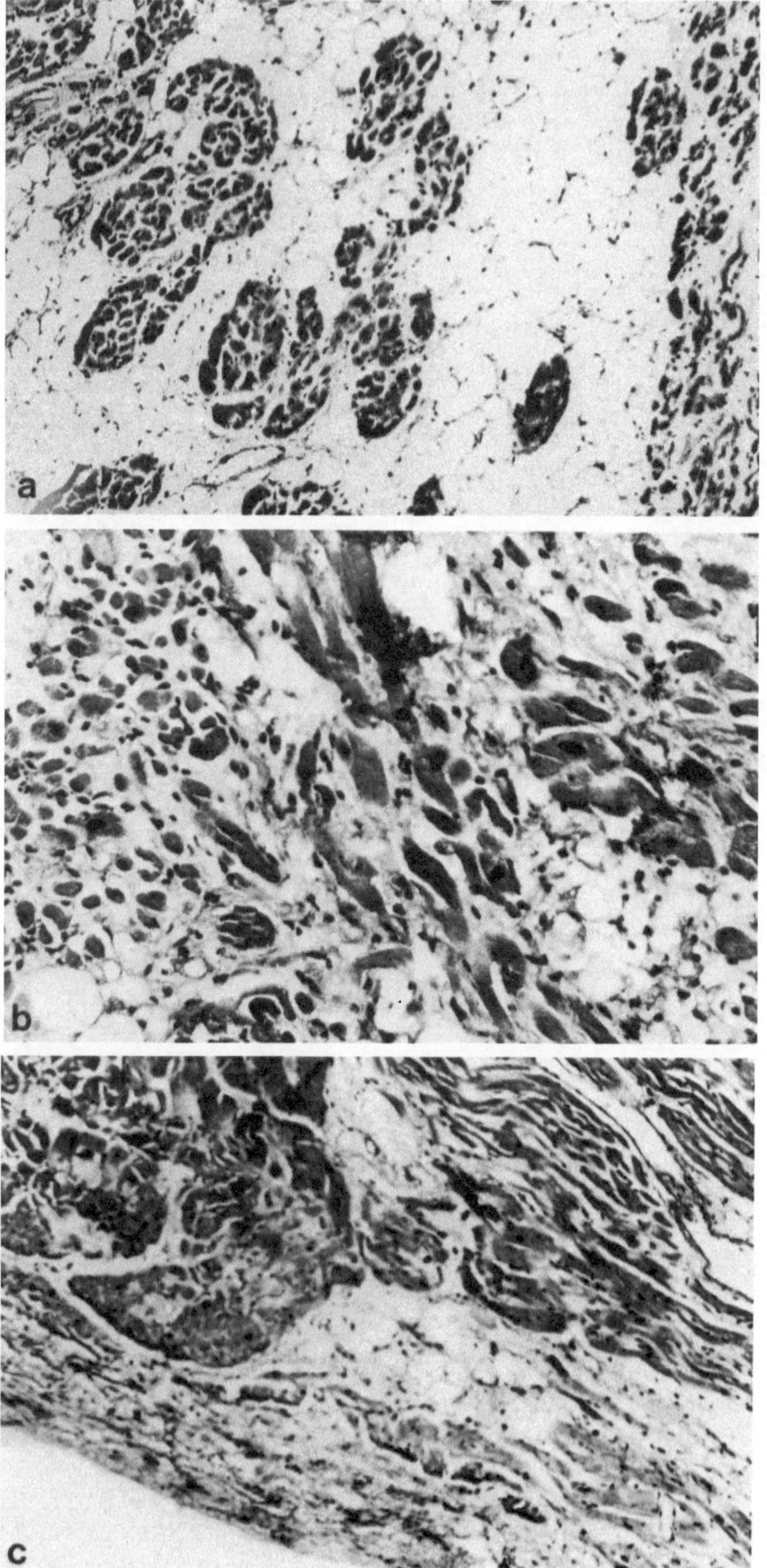

Bei der ersten Form handelt es sich nach der klassischen und auch unserer Meinung um eine Fettinfiltration, die bei genauem Suchen übrigens viel häufiger vorkommt, als in der Literatur angegeben; es ist also eine Vermehrung des subepicardialen Fettgewebes (Abb. 21a). Bei der zweiten Form handelt es sich dagegen um eine *Verfettung* von vorwiegend subendokardialem Muskel- und Narbengewebe (Abb. 21). Insofern können solche verfettete Bezirke auch Residuen einer Myokarditis oder kleinherdig ischämischer Schädigung sein. Dafür spricht z. B. das gemeinsame Vorkommen mit (perimysialer) Fibrose der linken Herzkammer (BÜSING 1976). In manchen Fällen, wo solche Narbenbildung, die später verfettet worden sind, nicht nachgewiesen werden können, muß man auch eine primäre *Texturschädigung* ähnlich der bei familiärer Kardiomegalie und ähnlichen Formen der Cardiomyopathia idiopathica diskutieren. Als pathogenetisches Prinzip des SHT werden sie sehr im Hintergrund stehen, als morphologisches Substrat bei SHT aber sicherlich häufig beobachtet.

Die lipomatöse Hypertrophie des Vorhofseptums, eine Hamartie, kann ebenfalls in seltenen Fällen zum SHT führen (MCALLISTER und FENOGLIO 1978).

Demgegenüber machen die viel selteneren Lipome kaum kardiale Symptomatik.

Im Zusammenhang mit SHT fanden wir 5mal eine „aufdringliche" – also makroskopisch bereits erfaßbare Lipomatosis cordis destruens im klassischen Sinn. Fokale Herzmuskelverfettung wurde hingegen viel öfter beobachtet, meistens natürlich in Verbindung mit oder in der Umgebung von Infarktnarben oder bei chronisch fibröser Myokardiopathie. Dabei handelt es sich vorwiegend um ältere Patienten mit Rezidivinfarkten. Nur in wenigen Fällen fanden sich solche Herzmuskelverfettungen auch bei jüngeren Personen; als wesentliche und einzige verifizierbare morphologische Ursache für den SHT nur in einem Fall.

Fall 16: Eine 34jährige Frau (0439/79) im 3. LM schwanger wird zu Hause im Bett tot aufgefunden; da sie vorher keinerlei Beschwerden ihrer Umgebung angegeben hatte, gilt der Tod als absolut unerwartet. Pathologisch-anatomisch bestehen Zeichen der akuten Rechtsdekompensation; das Herz weist eine exzessiv weite rechte Kammer auf und in den äußeren Myokardschichten ist dort bereits makroskopisch eine ausgedehnte Fettdurchwachsung feststellbar. Diese erweist sich histologisch als eine von subepicardialen Fettzonen ausgehende streifen- und zungenförmige Lipomatose, welche die Herzmuskelfasern dissoziiert und septiert. Dadurch erscheinen sie auch elongiert und im Sinne einer Gefügedilatation verändert. Es lassen sich keine entzündlichen oder ischämischen Veränderungen verifizieren, so daß der Befund als eine ausgeprägte überdurchschnittlich starke Form einer Lipomatosis cordis destruens und auch als Ursache der zum plötzlichen Tode führenden pulmonalen Rechtsinsuffizienz bei der sonst nur mittelkräftig gebauten und nicht übergewichtigen (Körperlänge 164 cm, Gewicht 51 kg) jungen Frau angesehen werden muß.

Einen SHT eines 15jährigen Jungen beschreibt SEELIGER (1966) bei ausgedehnter Fettgewebsentwicklung im Herzmuskel und verweist auf die nur spärlich vorliegenden Literaturangaben.

Abb. 21. Herzmuskelverfettung. **a** Lipomatosis cordis, HE 50fach; **b** Verfettung von Herzmuskelnarben, HE 126fach; **c** subendokardiales Fett, HE 50fach

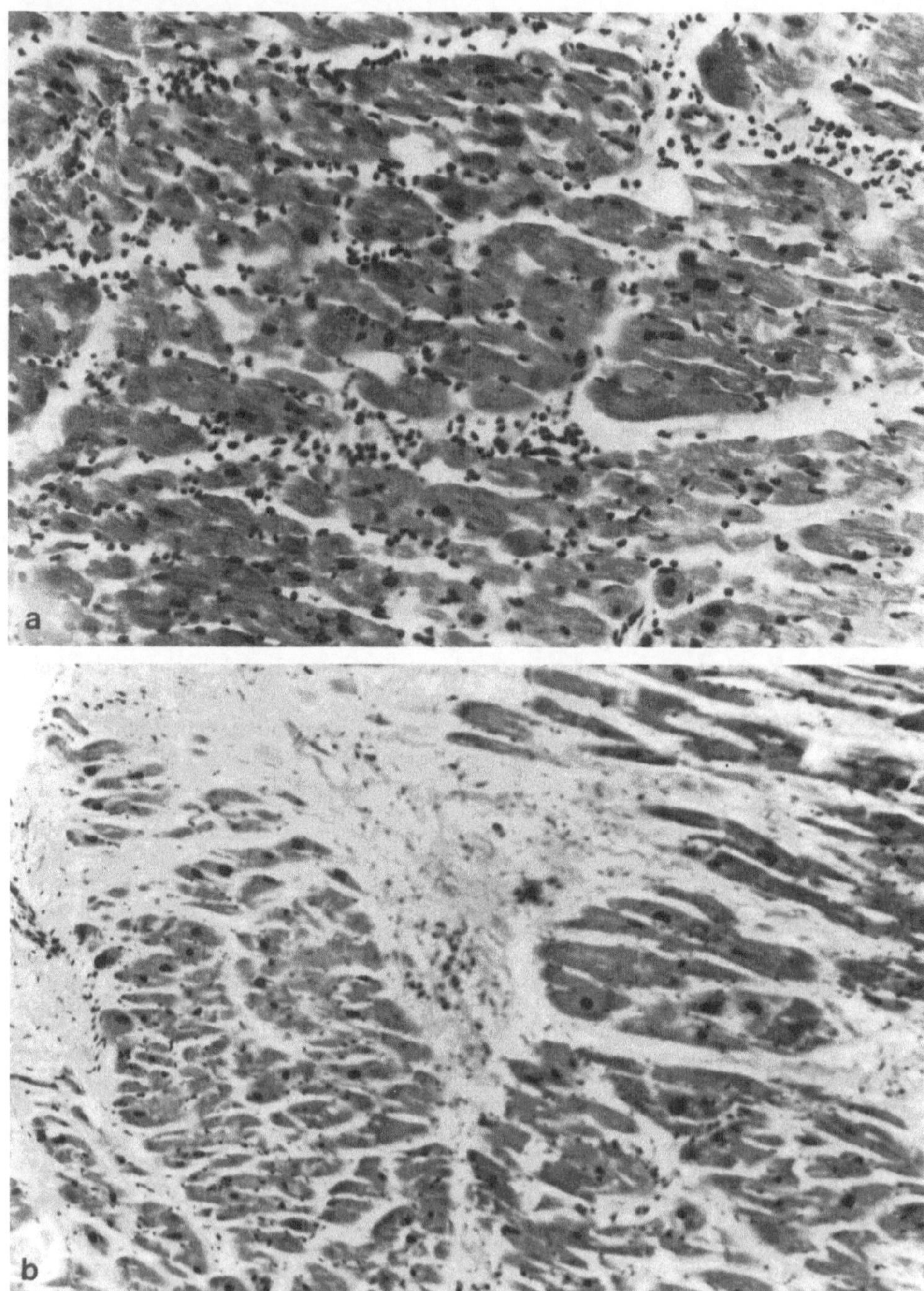

Abb. 22. Myokarditis. **a** Diffus rundzellig-rheumatoid; **b** lockere „acelluläre Narbe"

Gelegentlich sind Fälle von Lipomatosis auch im Zusammenhang mit anderen myokardschädigenden Noxen zwar nicht ausschließlich aber doch gemeinsam für den plötzlichen Tod verantwortlich.

Fall 17: Bei einer 49jährigen Frau (0369/79), die ebenfalls tot zu Hause aufgefunden worden war, bestand eine beträchtliche rechtsventrikuläre Myokardhypertrophie und eine hier allerdings makroskopisch nicht erkennbare aber histologisch deutlich nachweisbare Herzmuskelverfettung sowohl im Bereich der rechten als auch der linken Herzkammer. In letzterer auch eine diskrete Fibrose, aber keine entzündlichen Veränderungen nachzuweisen. Als weitere wesentliche Befunde wäre eine Fettleber bei Alkoholanamnese, akute Stauungsorgane und eine zuletzt akut ausgebildete bakteriologisch verifizierte Pseudomonas-enteritis zu erwähnen. Diese Patientin war hochgradig adipös (162 cm Körperlänge, 95 kg Gewicht).

Es wird also festgehalten, daß obesitas nur in einem Teil der Fälle bestand, häufiger bei Lipomatosis cordis destruens, seltener bei fokaler Herzmuskelverfettung. Die Zahlenangaben in der Literatur schwanken sehr stark, je nach Sektions- und Untersuchungstechnik. Der Prozentsatz solcher fokaler Lipomatosen im Myokard in unserem Material liegt zumindestens bei Fällen von kardialer Dekompensation und ganz speziell bei jenen mit SHT über jenen in der Literatur. Wir führen diese Befunde unter anderem darauf zurück, daß vor allem bei nicht adipösen Patienten solche Texturstörungen bei nur routinemäßiger Untersuchung des Herzmuskels gelegentlich übersehen werden können.

Büsing (1976) bestätigt die Auffassung, daß die Lipomatose durch ihre Einschränkung der Adaptationsbreite des Herzmuskels und der zusätzlichen belastenden Bedingungen, wie z.B. einer koronariellen Insuffizienz letal werden können. Wir möchten dies insofern ergänzen, als die beiden von uns beobachteten und als Beispiel hier angeführten Fälle von jüngeren Frauen zeigen, daß die Lipomatose sowohl als alleinige Ursache, vor allem aber im Zusammenhang mit weiteren myokardschädigenden Noxen als eine sehr wesentliche Mitursache für den SHT in Frage kommen.

3. Myokarditis

a) Allgemeines

Die Myokarditis ist ein schillernder Begriff; ihre morphologischen Kriterien sind sowohl im Falle des Beweises als auch des Ausschlusses entscheidende Schlüssel bei der ätiologischen Abklärung eines myogen bedingten SHT. Dem Nachweis entzündlicher Manifestationen im Herzmuskel gebührt der Anspruch, das wichtigste differentialdiagnostische Kriterium zwischen Entzündung und nicht entzündlich bedingten Myokardschäden zu sein.

Ein alter Merksatz aus meiner Wiener „Lehrzeit" gilt gerade auch für die pathologische Anatomie des Herzens: Keine Entzündung ohne Begleitdystrophie, also keine Myokarditis ohne Myokardose (Chiari, pers. Mittlg.). Darum sind die Grenzen verschwommen; Ursache und Wirkung nicht immer sicher festzulegen.

Nach Ausschluß sämtlicher Möglichkeiten eines O_2-Mangelprozesses (Hypoxie, Hypoxydose, Hypoxämie, Hypovolämie etc.) und der entzündlichen Komponenten wird nach primär degenerativ bzw. dystrophischen Myokardiopathien zu fahnden sein.

„Die Myokarditis findet man, wenn man sie sucht"; dann wird sie auch nicht mehr das Stiefkind der Pathologie (DOERR 1971) sein. Der plötzliche und unerwartete Tod ist nach THURNER (1974) „ein beinahe regelmäßiges Ereignis" bei einer Myokarditis.

Obwohl immer wieder darauf verwiesen wird, daß die Myokarditis verschiedene Verteilungsmuster haben kann (DOERR 1967, 1971) ist die gezielte Entnahme von mehreren Stellen des Herzmuskels für die histologische Untersuchung zu wenig herausgestellt worden.

Das schlaffe Herz von verminderter Konsistenz und Kohärenz, von blasser Farbe bietet schon makroskopisch den ersten diesbezüglichen Verdacht. Leider ist bei längerer zeitlicher Differenz zwischen Todes- und Autopsiezeitpunkt, wie sie entweder durch gesetzliche Regelung (Einverständnis, Rückfragen, Staatsanwaltliche Freigabe, Totenbeschau etc.) eintreten kann oder auch durch unsachgemäße Konservierung der Leiche außerhalb der Kühlräume von Prosekturen – ein pflegerisches oder organisatorisches Problem – verursacht sind, die mehr oder weniger stark einsetzende Autolyse ein diesbezüglicher Stör- und Verschleierungsfaktor.

Die „fetzigen" schlaffen Herzen werden meiner Meinung nach zu oft darauf zurückgeführt und dabei wahrscheinlich gelegentlich eine dahinter versteckte Myokarditis übersehen. Eine histologische Untersuchung trotz „offensichtliche autolytischer Veränderungen" sollte Routine sein. Der erfahrene Obduzent wird auch den Grad von autolytischen Veränderungen anderer Organe in seine Überlegung miteinbeziehen. Auch ist umgekehrt daran zu denken, daß durch Unterkühlung der Leiche 0 °C und darunter in schlecht eingestellten Kühlräumen eine Festigkeit des Myokards vorgetäuscht werden kann.

Der perakute klinische Verlauf und das Gewebsbild sind dann zeitlich oft nicht zu koordinieren. Die sog. acellulären Narben beherrschen oft das Bild.

Kollektiv II: Aus eigener Anschauung präsentieren sich als eigenständige Krankheitsbilder 42 Fälle von „Myokarditis", die als Ursache für einen SHT in Frage kommen (Abb. 22–28). Sie verteilen sich morphologisch-ätiologisch, wie folgt (Tabelle 16): serös-toxische und Miteinbezug der Elektrolytstörungen (Abb. 30) und der Alkoholschädigung des Herzens (Abb. 29), chronisch lymphocytär, meist viral selten hormonell bedingte, unspezifisch granulomatöse (rheumatoide), granulomatöse vom Virustyp, vom Rheumatyp oder vom tuberkuloiden Typ. Schließlich ist auch noch der narbige Endzustand, die feinnetzige Myokardfibrose zu erwähnen, soweit sie ätiologisch als postmyokarditisch abzuklären war. Wir kennen keinen Fall einer akuten eitrigen Myokarditis im Bezugszeitraum. Einen einzigen Fall haben wir als Fiedler-Myokarditis deklariert (Abb. 24), wobei uns die Problematik um diese nosologische Entität (THURNER 1974) bewußt ist.

Die Aufgliederung nach dem Ausbreitungsmuster (DOERR 1967, 1971) zeigt das Übergewicht des Typs der toxischen Myokarditis mit ihrem deutlichen Bezug zum RLS; sie ist die einzige Form übrigens, in der die über 50jährigen stark überrepräsentiert sind (Tabelle 16).

Über die Häufigkeit der Myokarditis im Sektionsgut sind die Angaben ungemein diskrepant; dies beruht auf den verschiedenen möglichen Einteilungsversuchen, vor allem wenn es sich um eine Begleiterkrankung bei metabolischen, physikalischen, mikrobiellen Prozessen etc. handelt. LISA und HART (1940) geben an,

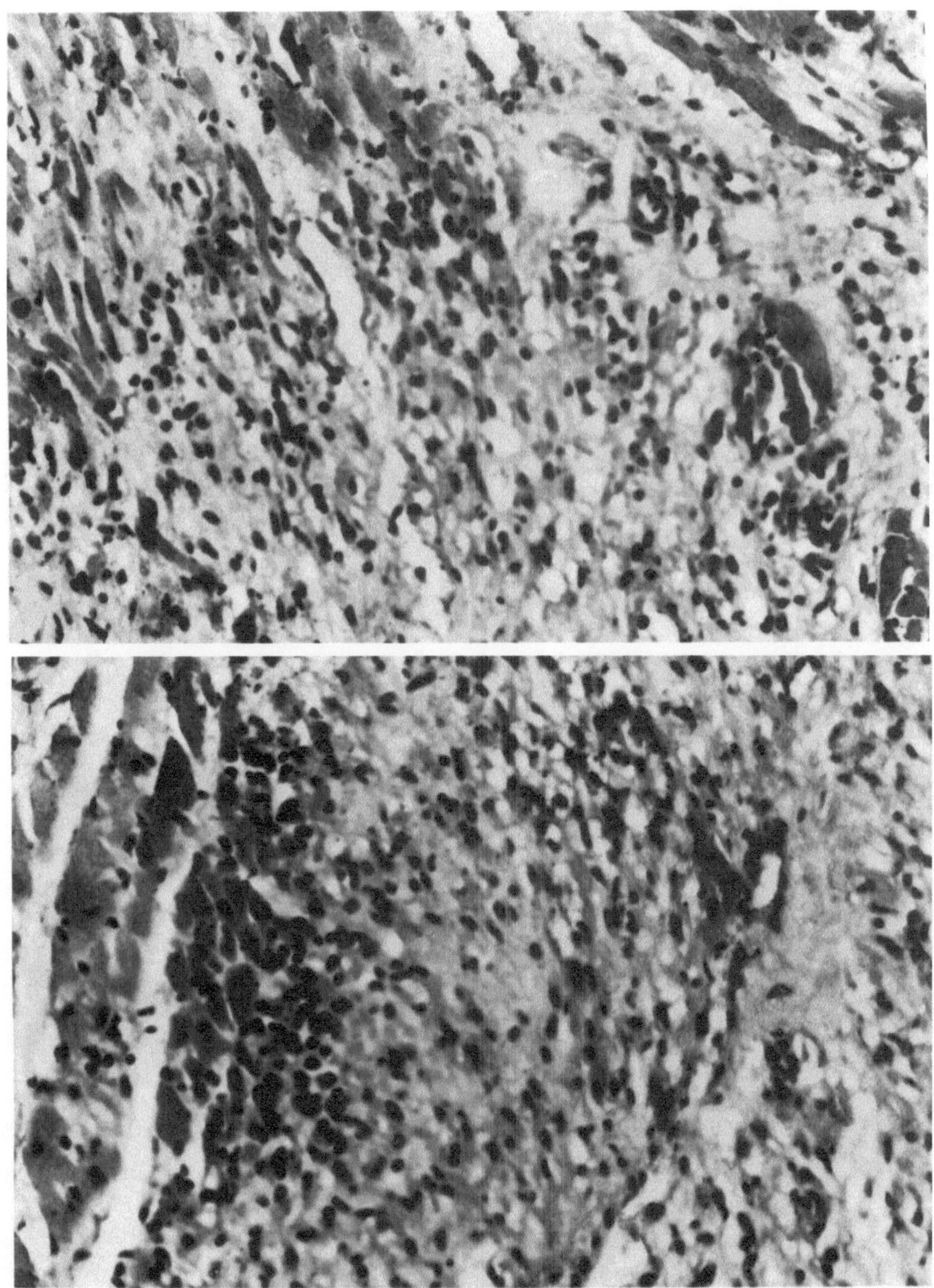

Abb. 23. Rheumatische Myokarditis: Nekrose und Granulombildung, HE 157,5fach

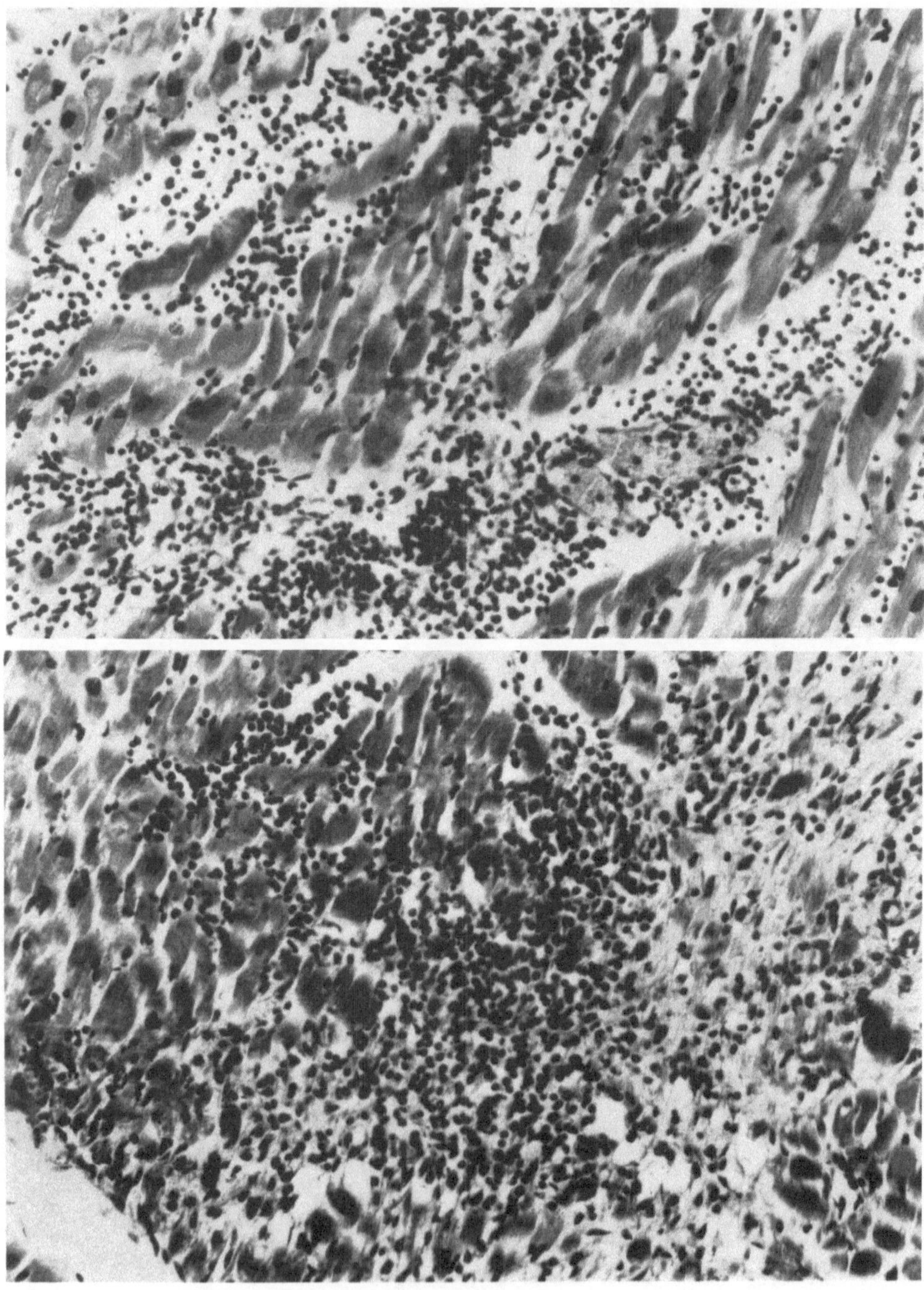

Abb. 24. Isolierte dicht-herdförmige überwiegend lymphocytäre Myokarditis „Fiedler",
HE 157,5fach

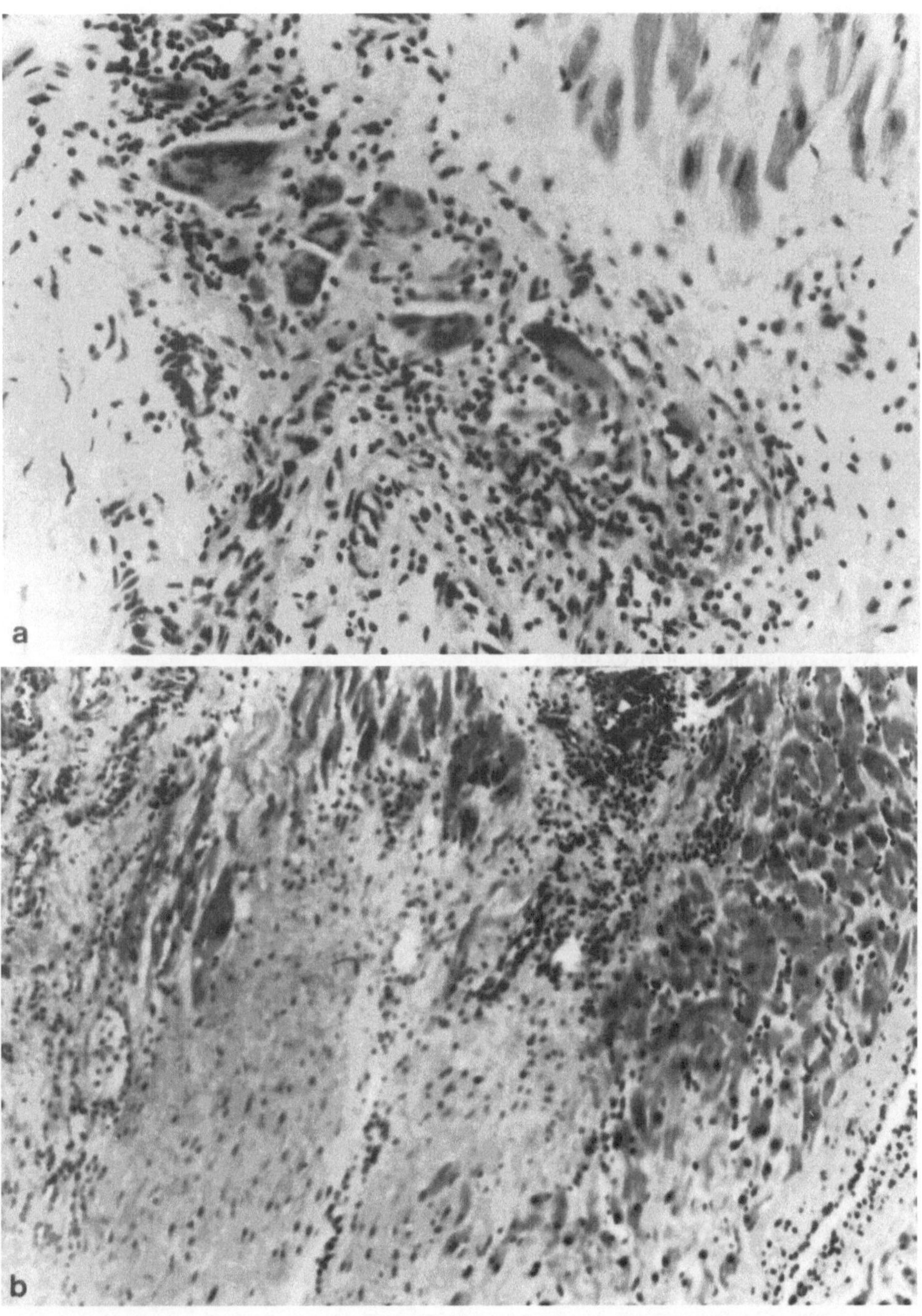

Abb. 25. Riesenzellmyokarditis. **a** Riesenzellgranulome, HE 157,5fach; **b** beginnende Vernarbung, HE 63fach

Tabelle 16. SHT bei Myokarditis

Morphologische Befunde/Ätiologie	Fälle	M	W	jünger	älter
				als 50 Jahre	
Serös/toxisch, Elektrolyte/Alkohol	9	6	3	5	4
Chron.lymphocyt./Viren/Schilddrüse	14	11	3	3	11
Unspezifisch-granulomatöse (rheumatoid)	3	2	1	1	2
Granulomatös/viral (Grippe!)	4	2	2	3	1
Granulomatös/rheumatisch	6	4	2	3	3
Granulomatös/tuberkuloid	1	1	–	1	–
Fiedler Myokarditis/unbekannte Ätiologie	1	1	–	1	–
Akut-eitrig/bakteriell	–	–	–	–	–
Fibrose/Z. n. Myokarditis	3	2	1	–	3
Ausbreitungsmuster (Nach DOERR 1971)					
I Rheumatyp Regio mitroaortalis linke Kammerwand Pulmonaliswurzel	6	4	2	3	3
II Typ d. tox. Myokarditis	23	17	6	8	15
III Typ d. infekt-allergischen Myokarditis	3	2	1	1	2
IV Virusmyokarditis	4	2	2	3	1
V Typ d. granulomatösen Myokarditis	2	2	–	2	–
VI Parasiten	–	–	–	–	–

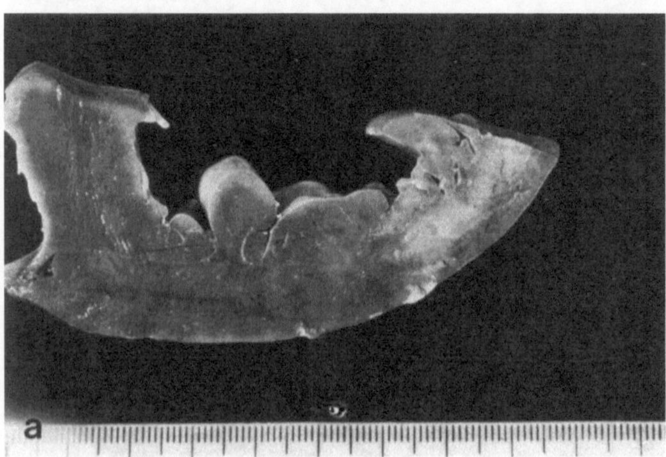

Abb. 26. Sarkoid-granulomatöse Myokarditis. Fall 18. **a** Teils narbige, teils infiltrative weiß-lich-gelbe Myokardläsion. **b** Rundzelliges Infiltrat ohne deutliche epitheloidzellige Reaktion, HE 157,5fach. **c** Riesenzelliges Granulom bei generalisierter sarkoider Granulomatose, HE 157,5fach

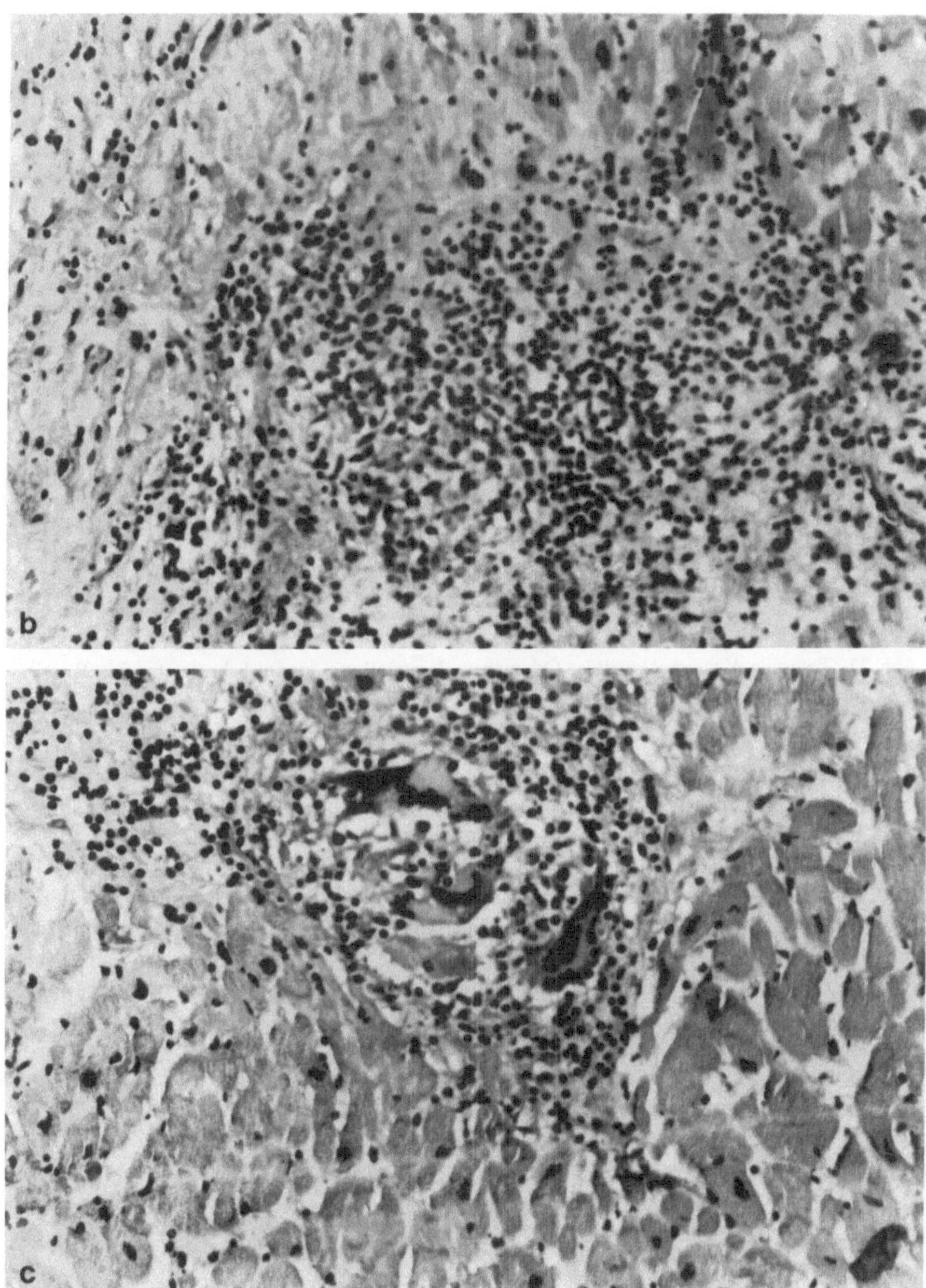

Abb. 26. b, c

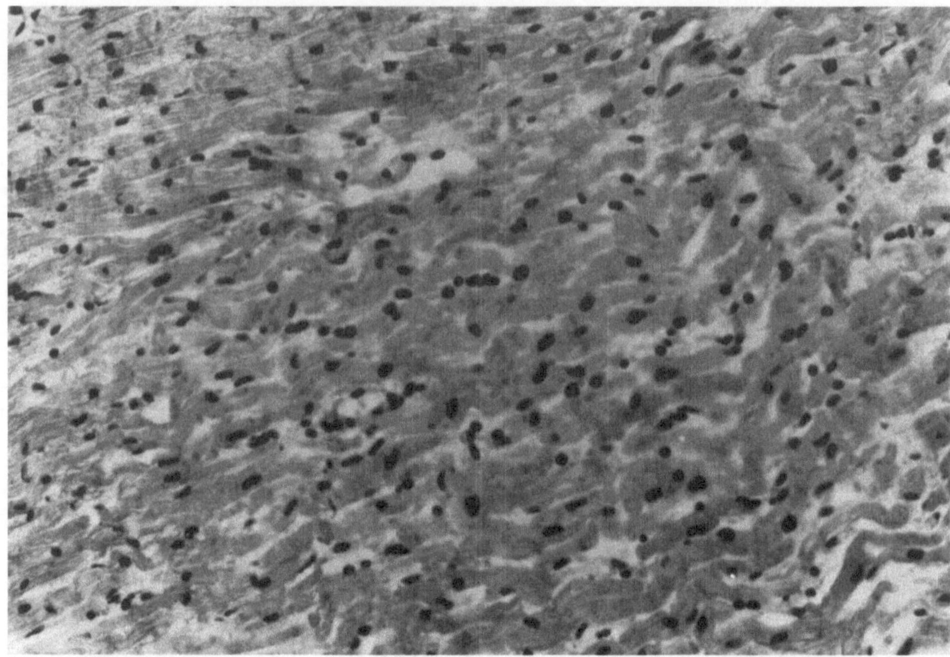

Abb. 27. Toxische Virusmyokarditis. Ödem und Verquellung sowie diskrete streifige Rundzellinfiltration, HE 157,5fach

bei 59 von 170 plötzlich Verstorbenen die histologischen Kriterien einer Herzmuskelentzündung gefunden zu haben, sehen diese aber nicht als einen Mechanismus für den SHT an. Facettenreich durch mehrfache Ansatzpunkte, ist vor allem die granulomatöse Riesenzell-Myokarditis (Abb. 25) als ein eigenständiges Phänomen (DOERR 1967). Auf Basis von Sensibilisierungseffekten durch endogene und exogene Toxine (THURNER 1974) bietet sie zum Unterschied von den übrigen Erscheinungsformen der Myokarditis ein definierbares morphologisches Substrat. Aufgrund ihres Ausbreitungsmusters können Reizleitungsstörungen vor Coronarversorgungsmängeln und Pumpfehlern erwartet werden.

PRUGBERGER (1979) beschreibt einen Fall von komplettem AV-Block im Rahmen einer Sarkoidose. Die wenigen in der Literatur bekannten Fälle kehren in weiteren Publikationen (BASHOUR et al. 1968, FORBES und USHER 1962, GOZO et al. 1971, KIRCHHEINER 1960, PORTER 1960) immer wieder.

Fall 18: Ein 30jähriger Patient (059/79) hatte seit 2 Jahren an Reizleitungsstörungen (AV-Block II–III) gelitten. Kurz nach einer Schrittmacherimplantation kam es zum SHT. Eine Myokarditis war vermutet worden.

Die Sektion erbrachte eine floride sarkoide Granulomatose mit Befall vieler Organe vor allem aber auch des Herzmuskels (Abb. 26) neben der Milz, der Leber, der Lunge, der Lymphknoten etc. Im Myokard überdies auch noch eine Verschwielung und Hyalinisierung auffällig. Als Differentialdiagnose blieb eine Sarkoidose mit vorwiegend extrapulmonaler Granulombildung oder wegen der ausgeprägten Milzbeteiligung – granulomatöse Splenitis –, die granulomatöse Form einer Brucellose. Diesbezüglich eingeleitete human- und veterinär-

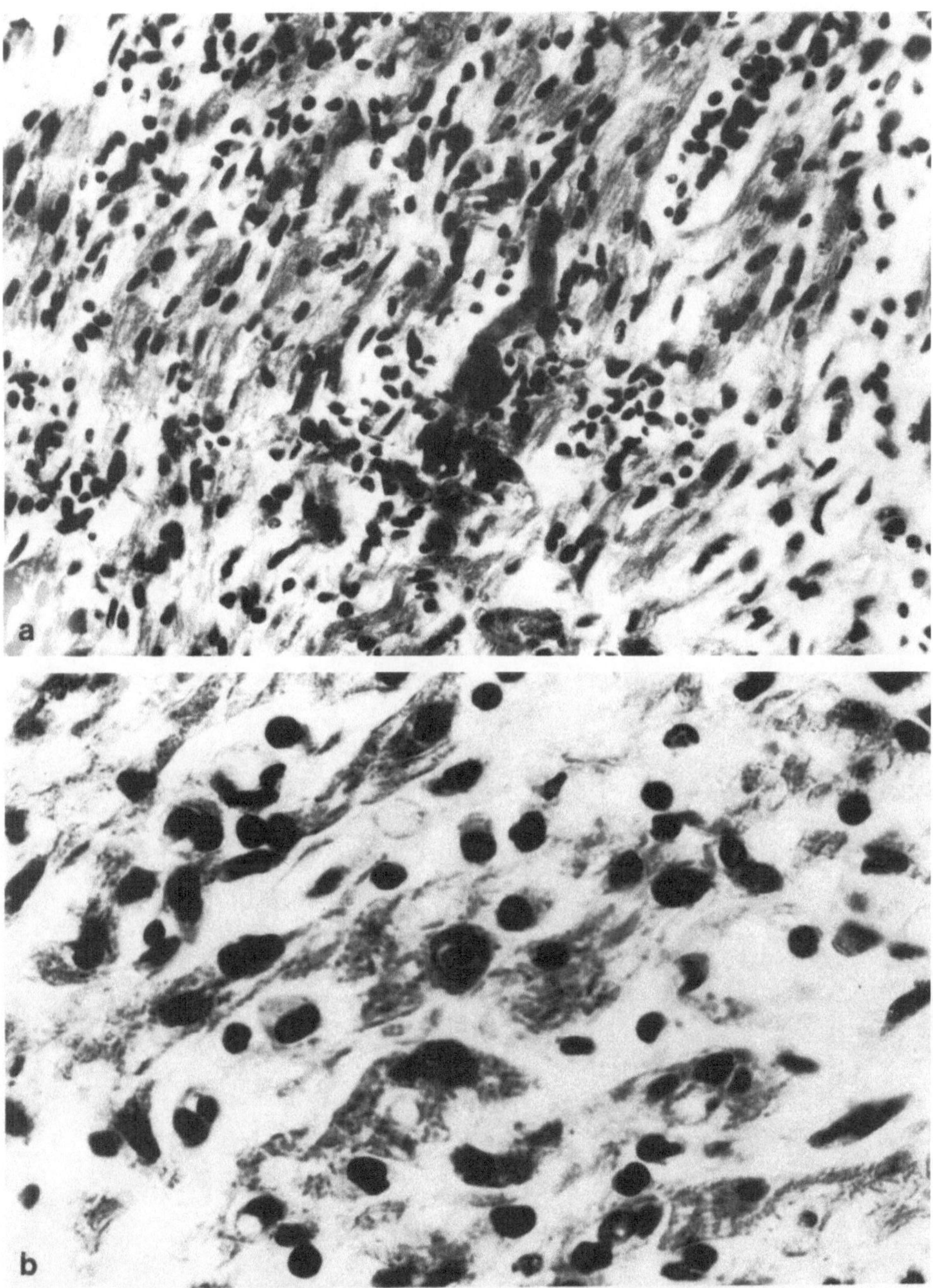

Abb. 28. Myokarditis bei Cytomegalie. **a** Dichtes rundzellig betontes entzündliches Infiltrat, HE 252fach. **b** Einschlußkörper in Herzmuskelzellen, HE 630fach (Ölimmersion)

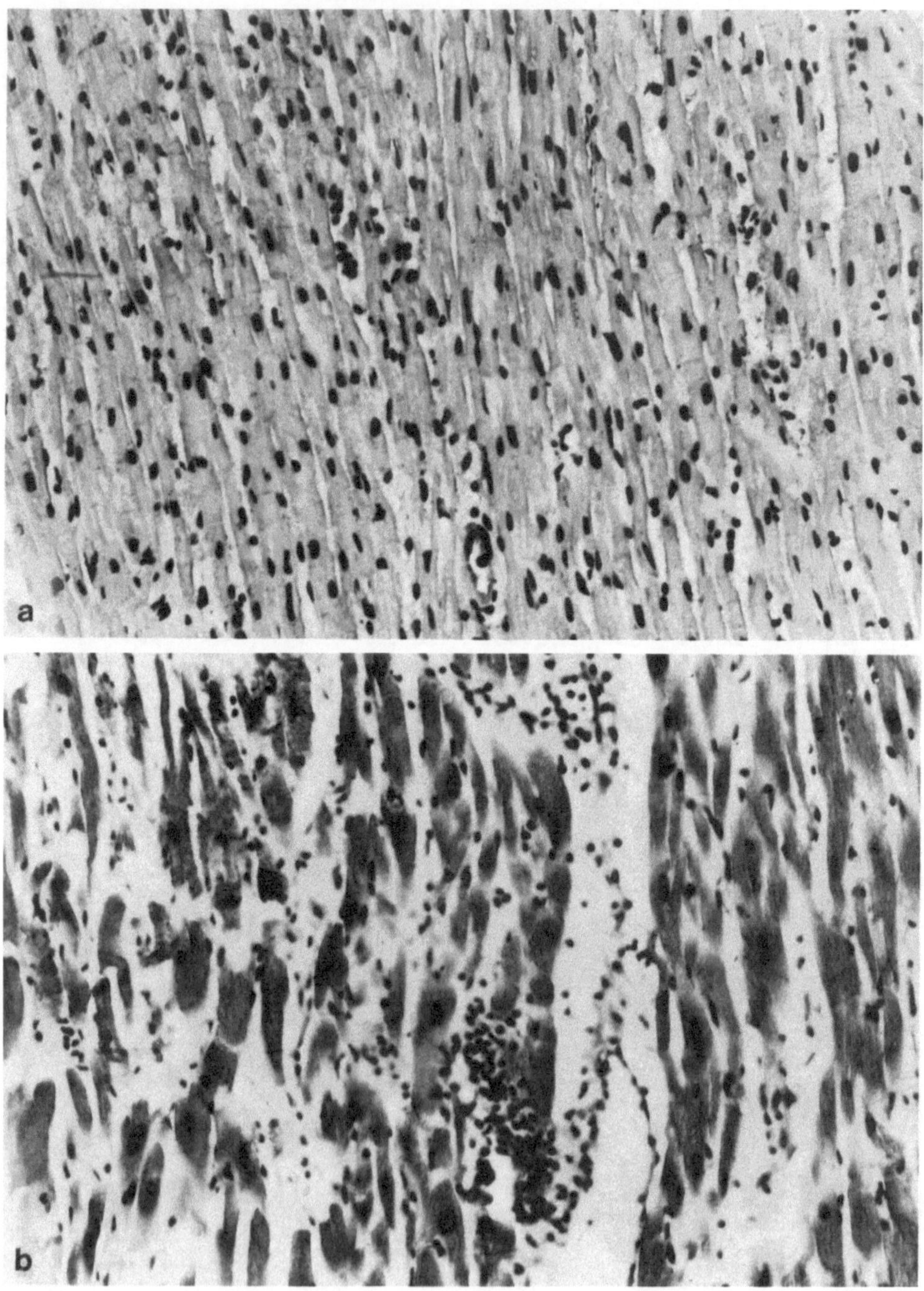

Abb. 29. Alkoholmyokardiopathie. **a** Leicht: Abblassung und Faserhypertrophie – kleine Kerne, HE 157,5fach; **b** schwer: Ödem, Faserdissoziation diffuse und herdförmig lymphocytäre Infiltration, in hypertrophen Muskelzellen große Kerne, HE 157,5fach

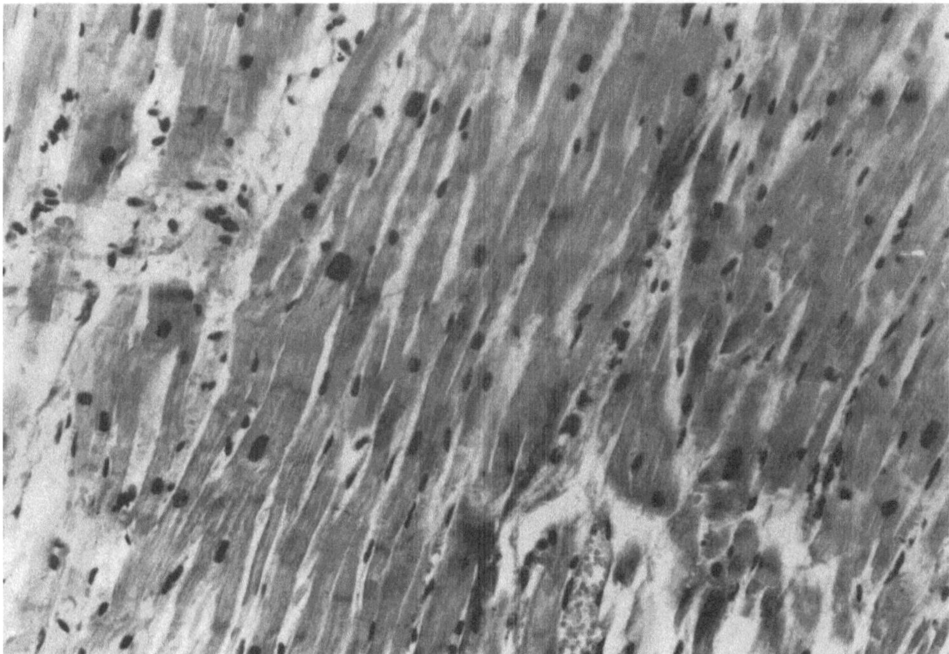

Abb. 30. Elektrolytmangelsituation (Mallory-Weiss-Syndrom). Fall 28. Abblassung, wachsartige Degeneration, interfibrilläres Ödem, HE 157,5fach

medizinische Recherchen fielen negativ aus, eine serologische Abklärung war nicht möglich gewesen.

b) Virusmyokarditis

In den Wintermonaten häufen sich neben fieberhaften „grippalen" Respirationstraktinfektionen (respiratory tract-infect) auch solche mit einer stark oder stärkeren kardio- und/oder gefäßtoxischen, also kreislaufbeeinträchtigenden fatalen Komponente (RUSSEV et al. 1960, JUST 1969, POLLACK and SCHULZ 1974). Dabei besteht auch heute noch eine weit über dem Durchschnitt liegende Mortalität. Diese Fälle sind durch eine hämorrhagische Entzündung oder zumindestens ein hämorrhagisches Ödem in den Schleimhäuten des Larynx, Pharynx und der Luftwege unter Mitbeteiligung der regionären Lymphknoten charakterisiert. Schwere Formen zeigen auch ein hämorrhagisches Lungenödem, enteritische Veränderungen, einen spodogenen Milztumor oder eine generalisierte hämorrhagische Diathese. Sehr foudroyante Verlaufsformen mit Therapieresistenz werden in die Gruppe von Influenza-Infektionen einzuordnen sein.

Der kulturelle Virusnachweis ist uns in den wenigen Fällen, wo wir ihn durch Materialeinsendung an das außerhalb des Landes gelegene Virusinstitut versuchsweise angestrebt haben, nicht gelungen. Auch serologische Tests (Virus- oder Antikörpernachweis) verliefen negativ. Die Problematik der ätiologischen Zuordnung aufgrund von Klinik und Morphologie allein (CHIARI 1952) ist uns bewußt. In diesen Fällen war es sehr bald zum erwarteten Herztod gekommen. Unter unseren Beobachtungen sind nicht nur alte Menschen sondern vielfach auch jüngere Personen, ja sogar Jugendliche und Kinder vertreten (MONTO 1978).

Fall 18a: Ein 20jähriges Mädchen stürzt nach einem Ball plötzlich tot zusammen. Anamnestische Daten bezüglich eines Herzfehlers, sonstige Beschwerden und vor allem eine jetzt bestehende Krankheit liegen nicht vor. Die santitätspolizeiliche Obduktion (0110/81) ergibt eine perakute Pneumonie mit Tracheobronchitis, Laryngitis und Lymphadenitis. Im Myokard finden sich disseminierte Schwielen und im proximalen Septum musculosum streifige und flächenhafte Einblutungen. Makroskopische und mikroskopische Befunde erhärten die Annahme eines herzkreislauf-toxischen Grippevirusinfektes, wie sie zu dieser Jahreszeit (Anfang März) gehäuft hierzulande auftreten.

Fall 18b: Ein 36jähriger türkischer Gastarbeiter wird in der Mittagspause auf der Baustelle tot aufgefunden. Die sanitätspolizeiliche Leichenöffnung (0156/81) ergibt auch hier ein akutes hämorrhagisches Lungenödem mit hämorrhagischer Lymphadenitis und einer toxisch serösen Myokarditis mit Gefügedilatation (Abb. 27).

Bei der Konstellation Herztod und hämorrhagische Alteration stehen sich zwei Deutungsversuche gegenüber. Die hämorrhagische Pathie einmal als *Folge* der schwindenden Herzkraft und zum anderen als *Ursache* für die anzunehmende

Tabelle 17a. Kollektiv III – Virusinfektionen: Organbeteiligung

	Insge- samt	Lunge	Larynx, Trachea, Bronchien	RES	Gastroin- testinal trakt	Herz- kreislauf- system	SHT
Säuglinge- und Kleinkinder –6 Jahre	17	17	11	7	7	3	3
Jugendliche –25 Jahre	3	3	2	3	1	1	1
Erwachsene	17	16	9	6	7	9	9
Ältere Menschen ab 55 Jahren	13	12	10	4	9	7	5
Insgesamt	50	48	32	20	24	20	18

Tabelle 17b. In unseren Breiten zu erwartende mit Myokarditis einhergehende Virusinfektionen, bei denen lt. Literatur auch SHT beschrieben wurde (Nach WOODRUFF 1980)

Klassifikation	Virus
RNA-Core Picorna	Coxsackie A + B Echo (Polio)
Orthomyxovirus	Influenza A + B
DNA-Core Herpesvirus	Varicella Cytomegalie Epstein-Barr
Adenovirus	Adeno

toxische Myokardschädigung. Als grobes morphologisches Differentialkriterium scheint die alte „Virchow-Regel" anwendbar, daß chronisches Herzversagen im ersteren Fall mit Rechtsdilatation, akutes Herzversagen im letztern Fall mit Linksdilatation einhergeht.

Kollektiv III: Unter 50 solchen „Grippefällen" aus den Jahren 1972 bis 1977, also bevor die im Lande von den öffentlichen Stellen und der Ärztekammer propagierte Impfaktion wirksam wurde, kamen 20 eindeutig cardial ad exitum.

Wir durften eine perakute letale Virusinfektion mit SHT 18mal annehmen, nachdem wir die hämorrhagische „Pathie" als Folge schwindender Herzkraft nach allgemein pathologischen Gesichtspunkten ausgeschlossen haben. Diese Fälle sind in Tabelle 17 zusammengefaßt.

Der SHT trat zum Teil durch (bei) Myokarditis auf (s. d.), zum Teil aber auch toxischmetabolisch, also sowohl myokardbedingt oder neurohumeral-dysregulatorisch, auch in Verbindung mit Elektrolytverlust und akuter Alkoholschädigung; schließlich auch noch koronarbedingt ischämisch durch toxische Wandschädigung (Ödem, Nekrose und akute Einblutung in ein Atherom) (Tabelle 18).

Gerade bei jungen Leuten darf öfter als gemeinhin Myokarditis angenommen werden; das Ergebnis der histologischen Untersuchung ist dann manchmal enttäu-

Tabelle 18. Beobachtungen von an Virusinfektionen plötzlich Verstorbenen

		Alter	Sterbedauer (Std)	Path.anat. Hauptbefund	Sonstige Befunde
Endomyokarditis					
068/72	M	6 Wochen	6	Endokarditis	Milztumor
094/73	M	34 Jahre	6	Lymphocytäre Myokarditis	Tonsillitis
0353/73	M	46 Jahre	24	Lymphocytäre Myokarditis	Lymphknotenschwellung
015/75	M	16 Jahre	24	Interstitielle Myokarditis	Tonsillitis und Milztumor
0400/75	M	53 Jahre	24	Seröse Myokarditis	Tonsillitis
Myokardose					
05/72	M	48 Jahre	6		Gastroenteritis
028/72	W	52 Jahre	6		Gastroenteritis
0304/74	W	53 Jahre	24	Toxisches Faserödem	Enterocolitis
0405/74	M	5 Jahre	6		Viruspneumonie
0446/75	M	61 Jahre	6		Gastroenteritis – Alkohol
Myokardischämie					
0331/73	W	70 Jahre	–	Perakute Myokardischämie	Interstitielle peribronchiale Pneumonie
068/74	W	86 Jahre	24	Kardiogener Schock	Streßulcera des Magens und Blutung
0333/74	M	55 Jahre	6		Respiratorischer Infekt
0387/74	M	42 Jahre	6		Hämorrhagische Pneumonie
0446/75	M	61 Jahre	6	Coronarstenose	Gastroenterocolitis (Klebsiella)
0408/77	M	47 Jahre	6		Kollaps, Enterocolitis
0432/77	M	48 Jahre	24		Encephalitis
0510/77	M	14 Tage	24	Kardiogener Schock	Z. n. Operation

Tabelle 19. Experimentelle Untersuchungen am Meerschweinchenmyokard. Versuchsanordnung siehe BREITFELLNER et al. (1966a und b) und BREITFELLNER (1969)

Antiar-rhythmikum	Dos./kg KG	EKG	Dauer	Dosis/Effekt	Neben-wirkung
Ajmalin	0,6 mg 0,9 mg	PQ-Zeitverlängerung RS-Verbreiterung	1–2 Min	Therapeut.	Keine
	5 mg	A.V. Block	10–15 Min	Toxisch	Direkt
Procainamid	0,04 g	PQ-Verlängerung QRS-Verbreiterung	5 Min	Therapeut.	Hypoxisch
	0,12 g	A.V. Block	10–15 Min	Toxisch	Hypoxisch
Chinidin	2 g/200 ml	PQ-Verlängerung QRS-Verbreiterung	10–15 Min	Therapeut.	Keine
		A.V. Block	15–30 Min	Toxisch	Direkt cytotoxisch

schend. Gerade bei Grippe ist nicht immer sicherzustellen, ob Herz- oder Lungenveränderungen die letztliche tödliche Komponente sind.

Auf die Bedeutung zusätzlicher Faktoren in einer kombinierten und eventuell potenzierten Wirkung wird später eingegangen.

Eine ausgeprägte Einschlußkörper-Myokarditis bei generalisierter Cytomegalie (Abb. 28) führte zu plötzlichem Herztod eines 14 Wochen alten Säuglings (KIESLER und DIRSCHMID 1982).

4. Myokardie/Myokardose

a) Medikations- bzw. therapeutische Schäden

Chemische Wirkstoffe, die in falscher Konzentration, am falschen Ort oder zur falschen Zeit (heterometrisch, heterotop, heterochron – heterolog) keine Toxine darstellen, sind kaum wirksam.

Auch bei adäquater Dosierung sind in 10% sowohl erwünschte als auch unerwünschte Nebenwirkungen zu erwarten (DOERR und ROSSNER 1977). Im unmittelbaren Zusammenhang mit SHT begegnen uns Veränderungen durch solche Noxen sehr selten. In den letzten Jahren häuften sich darüber Fallberichte und experimentelle Untersuchungen (vgl. Tabelle 20).

Studiert man alle morphologischen Kriterien der verschiedenen Noxen, so schält sich ein harter Kern immer wiederkehrender Zell- bzw. Organellen-Veränderungen heraus. Dies bedeutet, daß das „Myokardion" (DOERR 1971), die Herzmuskelfasern und vor allem ihre energetischen wie auch kontraktilen Elemente schließlich und endlich immer sehr monoton reagieren. So ist es auch nicht überraschend, daß z. B. bei idiopathischer Cardiomyopathie bioptische und autoptisch angegebene ultrastrukturelle Befunde sehr ähnlich ausfallen.

Tabelle 20. Auswahl einiger für SHT relevante experimentelle und autoptische bzw. bioptische ultrastrukturelle Befunde aus der Literatur

Noxe	Methode	Autoren	Mechanismen funktionelle Deutung	ultrastrukturelle Befunde		
				Myofilamente	Mitochondrien	Cytoplasma ER
O₂-Mangel						
Unterdruck	E	WEDELL et al. 1965	ATP-Synthese	Interfibrilläres Ödem	Schwellung Crista-Zerfall	Schwellung
Unterdruck	E	HAUSAMEN und POCHE 1965	Simulation der Coronarinsuffizienz	Zerstörung, Kontraktion, hyaline Querbänder	Schwellung	Erweiterung
Kreislaufunterbrechung	E	COPELAND et al. 1968	Simulation des SHT	Fragmentation	Cristaverlust	Ödem
Reanimation	E	COPELAND et al. 1968	Reanimation	Weitgehende Rückbildung		
Lungenembolie	E	COUENOUD et al. 1978	„Mechanisch" bei temporärer Ischämie	Lokale Zerreißung; Desintegration Lyse der Z-Streifen	„Freischwimmend"	–
Hypertrophie						
Valvuläre Aortenstenose	B	DOERR und MALL 1979	„Keine typischen Befunde"	Z-Band-Desintegration	Zahlreich! unterschiedl. groß	Lysosome
Mitralstenose	B	WALDMANN 1968	Erhöhte Anforderung an den EW-Stoffwechsel	Neubildung	–	Proliferation Ribosomenvermehrung
Morbus Fallot Ventrikelseptum	A/B	DAVID et al. 1978	Hypertrophie (s. d.)	–	Myelinfiguren	Vesiculation

Tabelle 20. Fortsetzung

Noxe	Methode	Autoren	Mechanismen funktionelle Deutung	ultrastrukturelle Befunde		
				Myofilamente	Mitochondrien	Cytoplasma ER
Idiopathische Cardiomyopathie						
Congestive Cmp	B	DOERR 1978, DOERR und MALL 1979	ER-EW-Synthese-störung	Zerstörung; Desintegration Besenreisergeflecht	Mitochondriose und Hydrops	Erweiterung „Zöpfe" Geflechte
Obstruktive Cmp	A	KNIERIEM et al. 1975	Architekturstörung	Hypertrophie irreguläre Z-Bänder	klein	viele Ribosomen
		FERRANS et al. 1972	angeborene Fehlbildung	Z-Bänder verbreitert Desorientierung	vermehrt	Glykogen vermindert
	A/B	PORTE et al. 1980	EW-Stoffwechselstörung Ce-Regulationsdefekt	Desintegration	–	Proliferation Glykogenvermrg.
Elektrolytstörung / polyensäurearme Diät						
	E	VITALI-MOZZA et al. 1967	Oxydative Phosphory-lierung gestört gesteigerte frustrane	Oxydation	Zunahme an Zahl und Größe, Myelinfiguren	–
Pharmaka						
Steroide	E	NIENHAUS et al. 1963	Simulation der Steroid-cardiopathie, Phosphat-Natrium-Synergismus keine spezifisch-cardio-toxische Wirkung	–	Vakuolisierung Osmoregulatori-sche Aktivität	Schwellung
Adrenalin	E	WENZEL et al. 1969	Katecholaminwirkung ATP-ase aktiv. Steigerung	Superkontraktion Fibrillenunterbre-chung	–	Erweiterung Vesiculation T-Tubuli
Noradrenalin (Aludrin)	E	DAVID et al. 1968	Angriffspunkt ist Myofibrille keine Ischämie	Superkontraktion Nekrose; Zerfall	wenig verändert Hyperplasie! einige weniger	–

Aludrin	E	Korb 1965	Kurzfristige O_2-Mangel; Elektrolytstörung	–	wenig Verändrg.	Erweiterung nekrotisches Zellödem
Thyroxin	E	Susin et al. 1967	Störung d. oxydativen Phosphorylierung	Kontraktionsbänder, Nekrosen; Trennung d. intercalaren Disci	Myelinfiguren	Schwellung
Alupent	E	Hausamen und Poche 1965	RR-Senkung; Coronarinsuffizienz	Kontrakturen, sonst intakt	Schwellung	Aufhellung Erweiterung
Persantin	E	Poche und Hausamen 1965	RR-Senkung; ATP-Anreicherung	–	verdichtet Granula vermehrt	Erweiterung der TT
Digitalis	E	Konradt, Nemetschek-Gansler 1970	Wirkung auf interzell. Membranen. Wirkung bei Stress aufgehoben durch Corticosteroid-glykosid-Antagonismus	Erschlaffung u. Kontraktion mikrofokale Nekrosen	Vermehrung Vakuolisierung	–
Thioazetatamid	E	Waldmann und Bader 1968	Fermentblockade; direkt an Mitochondrien	Zerstörung	Destruktion der Cristae	Vakuoläre Transformation der L-Tubuli
Adriblastin	A	Appelbaum et al. 1976	DNS-Synthesehemmung	Atrophie Z-streifenläsion	Zerstörung Myelinfiguren	T-Tubuli Dilatation
	A	Kaduk und Seiler 1977	DNS-RNS-Synthesehemmung	Desintegration	„Mega"-Mitochondrien, Cristae Verlust	Vakuolisierung
Fluothane	E	Breitfellner 1973	Myokarddepression RL-Störung	–	–	T-Tubuli Dilatation
Fluothane + Hypoxie	E	Breitfellner 1973	Hypoxie-Toleranz vermindert	Strukturauflösung	Riesenmitochondrien	T-Tubuli Dilatation

E Experimentell
B Bioptisch
A Autoptisch

Exogene oder „metabolische" Vitamin-D-Intoxikation mit Calcinose des Myokard (THURNER 1970) neben anderen Organverkalkungen kann ich durch eine eigene Beobachtung (KREPLER et al. 1964) bestätigen; trotz oder wegen Diabetes-Ambulanz und Vorsorgeprogramm kennen wir aber keinen Fall von Insulinmyokardose (AKERT 1950). Gewebliche Veränderungen auf Digitalis waren nur in einem Fall als Frühveränderung eines chronischen Medikamentenschadens (0324/74) klinisch vermutet worden. Das morphologische Bild glich dem der „Katecholaminmyokarditis" COWAN 1979, VAN VLIET et al. 1966).

Der einzige Fall einer vermuteten *Medikamentenallergie* (Ampicillinallergie – 065/75) starb an Urämie und interstitieller Nephritis. Das Myokard zeigt zwar eine feinnetzige Fibrose und akute terminale Dilatation; eine entzündliche Reaktion, wie sie von WAUGH (1952) und SCHWARTZ (1964, 1968) beschrieben wird, fanden wir nicht. Da nach THURNER (1970, 1974) das Bild serös-granulomatös-nekrotisierend sein kann und auch viele Noxen – Sulfonamide, Tuberkulostatika, Analgetika – ätiologisch in Frage kommen, ist eine sichere Zuordnung meist sehr schwierig. Vielfach kommen gleichzeitig mehrere Faktoren in Betracht.

Sicher als *Strahlenschäden* des Myokards (WERTHEMANN 1930) zu verifizierende morphologische Parameter konnten wir auch nicht dokumentieren. Spätschäden sind durch den progredienten Verlauf vieler Tumorprozesse selten zu erwarten; die Therapie hat sich sehr verbessert und Nebenwirkungen (Abfallstrahlung etc.) wurden weitgehend eingeschränkt.

So haben wir den SHT in unmittelbarem Zusammenhang mit *Medikamentenschädigung* des Herzmuskels demnach von 3 Fällen, wo entsprechende klinische Angaben oder ein gezielter Verdacht bestanden, nur in dem einen nachstehend angeführten Beispiel morphologisch belegen können.

Fall 19: Ein 61 Jahre alter Mann (0324/74) litt an schwerem *Asthma bronchiale*. Seit Jahren stand er unter Dauer-Alupentmedikation. Daneben bestand auch eine Antikoagulantien- und Cortisontherapie; laut Klinik Tod im Status asthmaticus.

Die Autopsie ergab hingegen Tod durch Asystolie. Neben einem chronischen und akuten Lungenemphysem mit asthmoider Bronchitis und Bronchiolitis Rechtsherzhypertrophie und -dilatation bestand ein chronischer Myokardschaden. Die Herzmuskelfasern waren abgeblaßt, ohne Streifung mit Dissoziation der Myofibrillen. Es finden sich kleinere Herde eines scholligen Zellzerfalls. Im Interstitium eine spärliche lympho- und histiocytäre Durchsetzung, vereinzelt Erythrocytenextravasate. Keine Nekrosen oder umfänglichere Blutungen nachzuweisen.

Diese Veränderungen wurden von uns als ein Frühstadium einer chronischen Medikamentenschädigung des Herzmuskels ev. im Sinne einer sog. *Katecholaminmyokarditis* (COWAN 1979, RONA et al. 1959) interpretiert. Die Problematik des SHT beim Asthma bronchiale (s. d.) wird an anderer Stelle debattiert.

Die Katecholaminmyokarditis (vgl. auch Abb. 42) ist eine ischämisch durch präkapillare Gefäßspasmen bedingte disseminierte kleinstherdige Myokardnekrose (BERSCH et al. 1973), die neuerdings durch den Parameter des Serum-Myoglobinanstiegs (LECHNER et al. 1980) erfaßt werden kann. Sie ist u. a. das Substrat des Tokolyse-Herzens (s. d.).

Ein ähnliches Problem wie beim Medikamentenschaden besteht bei der *alkoholischen Kardiomyopathie* (Abb. 29) mit typischen, aber nicht eindeutig alkoholspezifischen Veränderungen (JANSSEN und RIESNER 1976, GERLACH und VON

OHLEN 1978), die in einer Faserhypertrophie mit eingeschränkter linksventrikulärer Dehnbarkeit bestehen soll (ASKANAS et al. 1980). Sie ist aus dem Myokardbefund (Verfettung, seröse Myokarditis etc.) allein noch schwieriger verifizierbar, wenn nach Ausschluß anderer und entsprechender anamnestischer Daten eine solche zur Debatte gestellt wird. Als einzige und hauptverantwortliche Ursache für den SHT ohne andere begleitende alkoholbedingte Veränderungen wie Koronarsklerose, Diabetes, Hypertonie, Übergewicht etc. haben wir sie zwar 5mal vermutet, aber in keinem Fall sicherstellen können.

b) Anaphylaxie

Die erwähnte, allerdings pathologisch-morphologisch nicht bestätigte klinische Diagnose einer Ampicillin-Anaphylaxie mit akuter kardialer Dekompensation gibt Anlaß für eine kurze Überlegung bezüglich der Querverbindungen zwischen SHT und Anaphylaxie.

Der anaphylaktische Schock ist infolge der disseminierten intravasalen Gerinnung (DIG), die in vielen parenchymatösen Organen in Szene geht, auch beim Herzmuskel, bzw. seiner Kapillar- und Endstromsituation ein Mechanismus gestörter Mikrozirkulation (s. d.). Neben der „Sofortreaktion" kommt auch die „Spätreaktion" als granulomatöse Myokarditis (s. d.) in Betracht. Noxen können u. a. auch Hitze, Kälte, Toxine, hormonelle und immunologische Grenz- und Umstellungsreaktionen, meistens wahrscheinlich in Kombination sein.

c) Elektrolytmangel

SHT im Rahmen eines Mallory-Weiss-Syndroms beobachteten wir bei einem 16jährigen Burschen. Dieser Fall wird später im Abschnitt E/3 behandelt (vgl. Fall 28 und Abb. 30). Die Elektrolytmangelmyokardose ist gelegentlich durch eine Verlängerung des QT-Intervalls (s. d.) gekennzeichnet.

d) Cytostaticamyokardiopathie

Ein vergleichbarer noch nicht völlig geklärter Mechanismus dürfte der Adriamycinkardiotoxität zugrunde liegen. Die zwei Spielarten Sofort- und Spättyp wie sie klinisch unterschieden werden (HERRMANN 1977) und das Auftreten von Mikrothromben, Fibrinabscheidungen im Interstitium wie auch in den Herzmuskelzellen lassen eine immunologische Reaktion annehmen. Sie läuft bekanntlich auch nach Absetzen der Therapie unaufhaltsam weiter. APPELBAUM et al. (1976) beschrieben 4 Fälle einer akuten letalen Myoperikarditis, die innerhalb von wenigen Tagen nach Therapiebeginn einer Kombination von Cyclophosphamid mit anderen Cytostatica aufgetreten waren. Die Kombination von Mikrothromben und interstitiellen wie auch intracellulären Fibrinabscheidungen dürfte nach den Untersuchungen dieser Autoren für diese Noxe charakteristisch sein (siehe Mikrozirkulationsstörung).

Kollektiv IV: 42 Patienten die längere Zeit mit Cytostatica behandelt worden waren, wurden im Untersuchungszeitraum obduziert; sie boten alle keine klinische Symptomatik, wie auch keinen auffälligen makroskopischen Befund am Herzen. Das Myokard war durchwegs fest braunrot-feuchtrot. Es fanden sich annähernd normale Herzmaße und Gewichte, so daß keine gezielte histologische Untersuchung vom Myokard gemacht worden war. Unter diesen Fällen fanden sich auch 9 nach Adriblastintherapie.

In 10 Fällen von diesen 42 fand sich nur insofern ein erwähnenswerter pathologischer Befund als zweimal Tumorinfiltration bzw. Metastasen, viermal Blutungen in das Myokard, einmal ein Infarkt, einmal eine akute Gefügedilatation mit kardiogenem Schock und in zwei Fällen Amyloidablagerungen gefunden wurden. Letztere sind auf die Grundkrankheit Plasmocytom zurückzuführen.

Die für Adriablastin-Kardiomyopathien beschriebene makroskopischen Sektionsbefunde (schuhsohlenlederartige Steifigkeit des Myokards, biventrikuläre Herzhypertrophie, Dilatation aller Herzhöhlen, Endokardfibrose in beiden Ventrikeln und im linken Vorhof) sowie „murale Thrombosen" konnten wir in unseren 9 Fällen nicht feststellen. Ausführliche lichtmikroskopische Untersuchungen liegen dazu nur in einem Fall vor (Abb. 31). BRISTOW et al. (1978) finden dagegen bei 27 von 29 Patienten unter hohen Dosen von Adriamycin neben klinischen und elektrophysiologischen Befunden auch einen deutlichen Anstieg der Herzmuskelfaserschädigung in einer bioptischen Kontrolluntersuchung.

Elektronenmikroskopische Untersuchungen (KADUK und SEILER 1977) sowohl von Sektionspräparaten aber auch von Herzmuskelbiopsien (DOERR und MALL 1980) zeigen Vakuolisierung der Herzmuskelzellen in Form der Dilatation des sarkoplasmatischen Retikulums und der T-Tubuli. Auch die Mitochondrien sind hypertroph oder hyperplastisch, bis ein Myocyt nur noch aus Mitochondrien besteht (Mitochondriose).

Neue Untersuchungen bringen eine mäßige vorwiegend perivasculär interstitielle Myokardfibrose und grobtropfig vakuolisiertes Cytoplasma mit Homogenisierung zutage. Solche Zellen werden Adriazellen genannt (JANKE und FAJARDO 1977 – zitiert nach KADUK und SEILER 1977).

Sowohl das lichtmikroskopische (Abb. 31) als auch ultrastrukturelles Substrat ist eigentlich sehr uncharakteristisch. Die elektronenmikroskopischen Bilder (APPELBAUM et al. 1976, KADUK und SEILER 1977) erinnern u.a. an solche nach experimenteller Vergiftung des Myokards mit Antiarrhythmika (BREITFELLNER 1969) oder auch anderen Substanzen wie Aludrin (KORB 1965) oder Kortison (NIENHAUS et al. 1963) sowie Fluothane und Lachgas (BREITFELLNER 1973).

Ich habe dafür seinerzeit drei prinzipielle Wirkungsmechanismen diskutiert (1969, 1973), die auch für andere Noxen anwendbar sind:

a) Eine primär dysenzymatische (cytotoxische) Wirkung auf den intermediären Zellstoffwechsel.
b) Eine direkte hypoxämische Wirkung auf das Myokard durch die elektrophysiologisch bedingte Bradykardie und Ventrikeldilatation (BÜCHNER und ONISHI 1970).
c) Eine indirekt hypoxämische Wirkung auf Basis der durch die Zytotoxie auftretenden Kapillarschädigung.

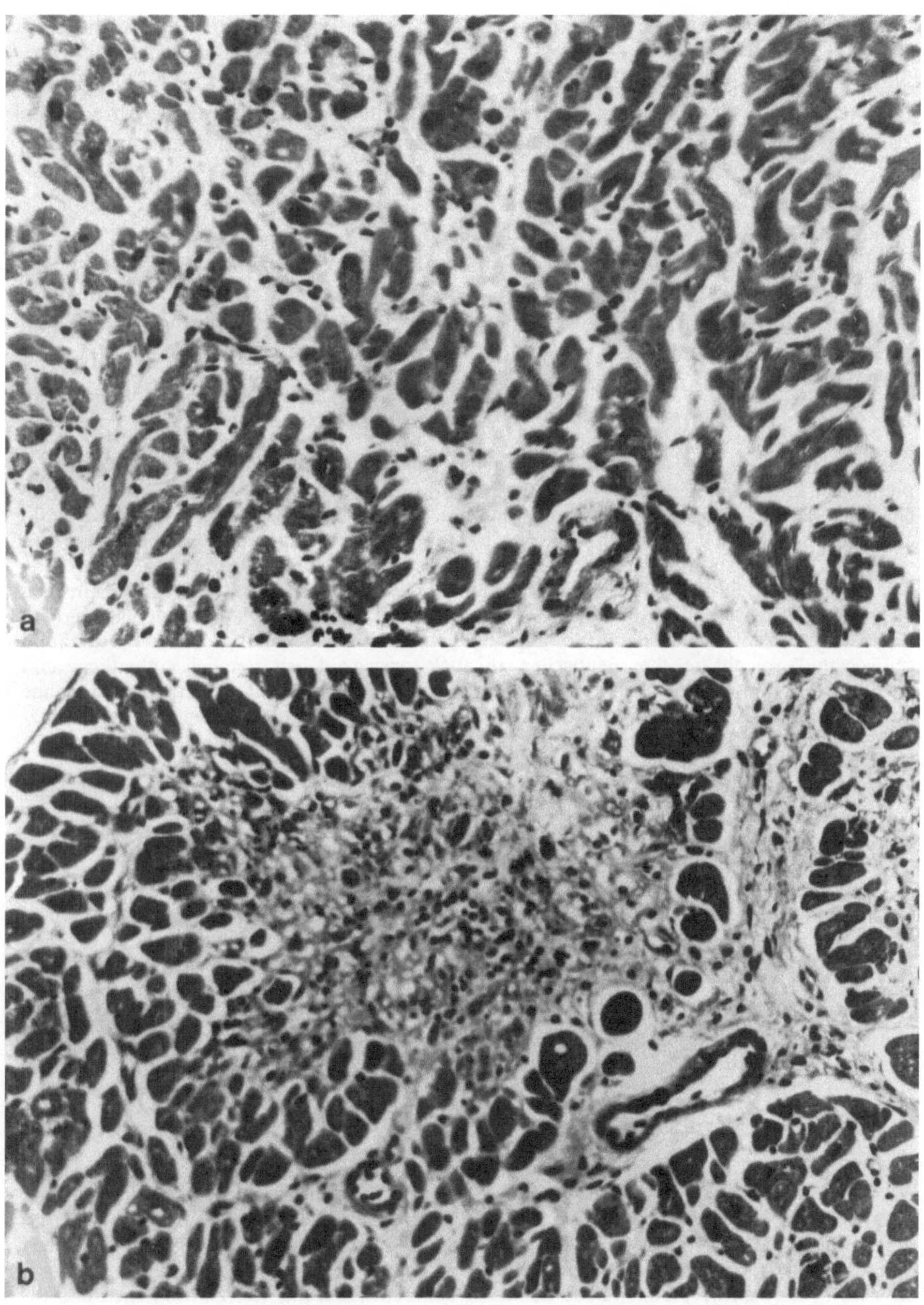

Abb. 31. Cytostaticamyokardiopathie. **a** Zarte, lockere, netzförmige beginnende Fibrosierung, HE 157,5fach; **b** grobtropfig vakuolisiertes Cytoplasma der Muskelzellen (sog. Adriazellen). Fokale Nekrose, HE 157,5fach

5. Überlegungen zum Myokardstatus auf Basis ultrastruktureller Befunde

Nachstehende Überlegungen zum Myokardstatus, speziell auf Organellen-Ebene basieren auf unseren früheren Versuchen (Tabelle 19) und daraus resultierenden zum Teil noch nicht veröffentlichten Ergebnissen, in denen es um Nebenwirkungen und deren Angriffspunkte ging; teilweise, was Ajmalin und Chinidin anlangt, können sie als *Modell des QT-Syndrom* (s.d.) herangezogen werden und damit die Brücke zu den Reizleitungsstörungen bilden.

Tödliche Komplikationen bei antiarrhythmischer Therapie durch vorzeitige ventrikuläre Depolarisation (COBB und WERNER 1979, MONTGOMERY 1979) stehen der Prävention des plötzlichen Koronartodes durch antiarrhythmische Therapie z. B. durch Procainamid gegenüber (JULIAN 1976, KOCH-WESER 1978).

a) Zusammenfassung der (früheren) eigenen Befunde

BREITFELLNER et al. (1966 a) konnten feststellen, daß sich durch die Wirkung einer therapeutischen Dosis (0,6 mg/kg) Ajmalin im Herzmuskel des Meerschweinchens lediglich Zeichen der Zellaktivierung nachweisen lassen. Eine toxische Dosis (5 mg/kg) Ajmalin bewirkt allerdings bereits nach 5–10 Min abnorme Veränderungen im ultrastrukturellen Bild. Diese wurden in Übereinstimmung mit den biochemischen Befunden als Ausdruck einer Änderung der energetischen Stoffwechsellage im Sinne einer schweren Störung gedeutet, sie entsprechen weitgehend jenen, wie sie als Ausdruck eines relativen O_2-Mangels beschrieben wurden. Eigenartigerweise brachten daraufhin angestellte analoge Untersuchungen über Procainamid (Novocamid) sowohl bei therapeutischer, als auch toxischer Dosis ziemlich einheitliche und als bereits abnorm zu bezeichnende Befunde. Soweit es die toxische Dosis betraf, bestand eine Übereinstimmung mit den biochemischen Befunden, bei der therapeutischen Dosis aber ergaben sich auffällige Diskrepanzen, so daß nur durch Bradykardie erklärliche Hypoxämie als Ursache für die morphologischen Befunde angesehen werden konnte (BREITFELLNER et al. 1966 b). Ähnliche Veränderungen konnten nach toxischer Chinidindosierung beschrieben werden (BREITFELLNER 1969), die in Analogie zu den Befunden nach Ajmalin als primär in den Zellstoffwechsel eingreifend angesehen werden. Nach therapeutischer Dosierung waren keine dementsprechenden Veränderungen zu finden.

Bei allen diesen Untersuchungen war keine Abnahme der Fermentaktivität von SDH, DPNH und ATPase zu verzeichnen gewesen und auch der Kaliumgehalt der Herzmuskelzellen war nicht eindeutig vermindert.

Die negativen Ergebnisse der allerdings nur orientierenden fermenthistochemischen Untersuchungsmethoden sind nicht sehr überraschend, da durch den qualitativen Nachweis kleine Aktivitätsschwankungen nicht erfaßt werden und stärkere Abweichung wiederum im allgemeinen erst ab 15–20 Min nach Einsetzen der Noxe auftreten (WENZEL et al. 1969), während unsere Untersuchungsergebnisse nach 10–15 Min erreicht waren.

b) funktionelle Aspekte

Antifibrillatorische Substanzen wirken membranstabilisierend (PILLAT und HEISTRACHER 1964, BENDA et al. 1967), ihr Angriffspunkt ist also das Membransystem der Herzmuskelzelle. Nach MOSER und LUJF (1966) wird durch Ajmalin z. B. Natriumkonduktivität der Zellmembran gesenkt, was einen Einstrom von Natrium in die Zelle vermindert. Die Natriumpermeabilität der Zellmembran ist weiter in Relation zur Anstiegszeit des Aktionspotentials zu setzen (WEIDMANN 1956), welche demnach bei Verminderung von Natriumeinstrom abnimmt, und zu einer Verringerung der Leitungsgeschwindigkeit führt. Die Geschwindigkeit der Reizübertragung steht ihrerseits wiederum in indirekt proportionalem Verhältnis zur Weite der transversalen Tubuli des sarkoplasmatischen Retikulum (FORSSMANN und GIRARDIER 1966).

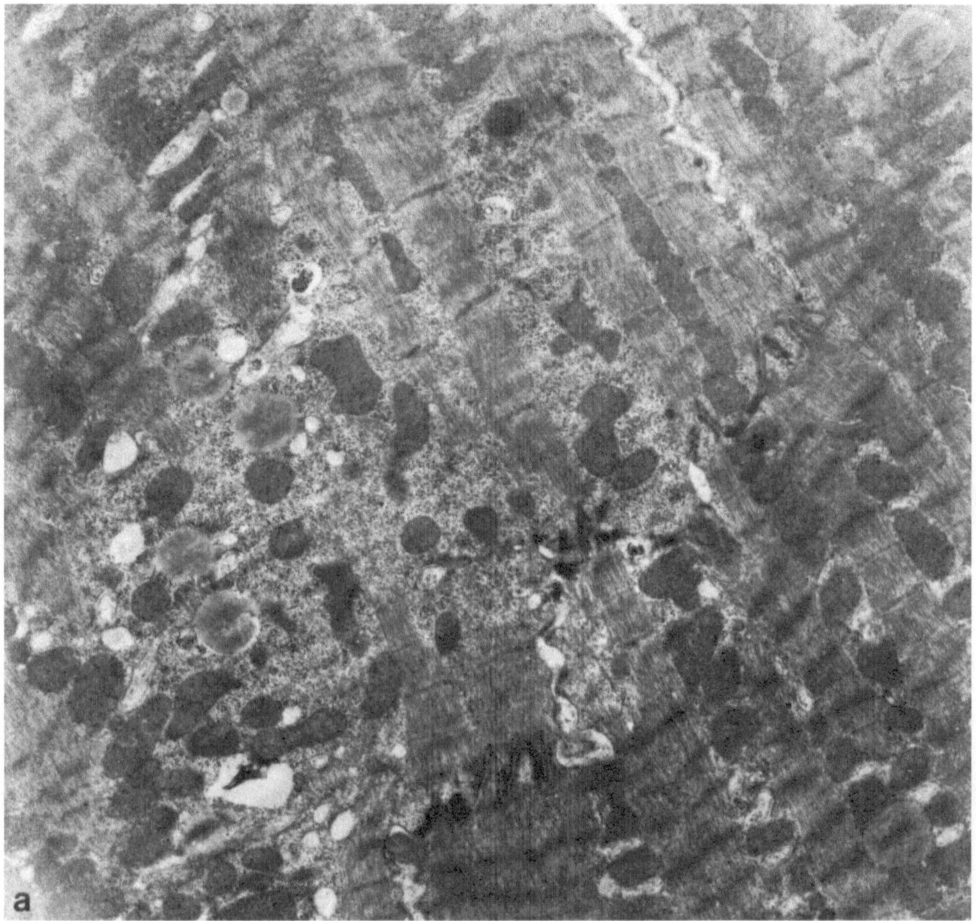

Abb. 32. a Meerschweinchenmyokard, 10 min nach toxischer Ajmalindosierung. 1610fach. Mikrofokale Nekrose, Mitochondrienanhäufung – Kontraktionsbänder. **b** Meerschweinchenmyokard, 10 min nach toxischer Ajmalindosierung. 1720fach. *Rechts* im Bild *oben* Chromatinverlust des Kernes mit Margination (*Pfeile*). Abdrängung der Myofibrillen vom Kern und Dissoziation derselben voneinander durch ein stark aufgelockertes ribosomen- und glykogenarmes Grundplasma. Ausweitung der Schläuche des Ergastoplasma (*ER*). Vermehrung und unregelmäßige Lagerung der Mitochondrien – Mitochondriose (*Mi*), oft dicht an membranbegrenzte Vacuolen (*V*). Dazwischen auch dichte Körper (dense bodies) (*DK*). Reguläre Querstreifung der Myofibrillen. Intercalare Disci (*ID*) unauffällig. **c** Meerschweinchenmyokard nach toxischer Ajmalindosierung, 1840fach. Starke Dissoziation der Myofibrillen mit regulärer Querstreifung durch ein beträchtlich aufgelockertes ribosomenarmes Grundplasma. Die Myofibrillen hängen nur im Bereich der Z-Streifen durch sogenannte Z-Bänder (*ZB*) untereinander zusammen. Die regellos liegenden Mitochondrien (*Mi*) zeigen dicht gelagerte Cristae und verschiedene Stadien der blasigen Transformation, besonders deutlich im Bild rechts und unten. Daneben zeigen sie in der dunklen Matrix verschieden große Aufhellungen (*Pfeile*). 1840fach. (b und c: aus BREITFELLNER et al. 1966 a)

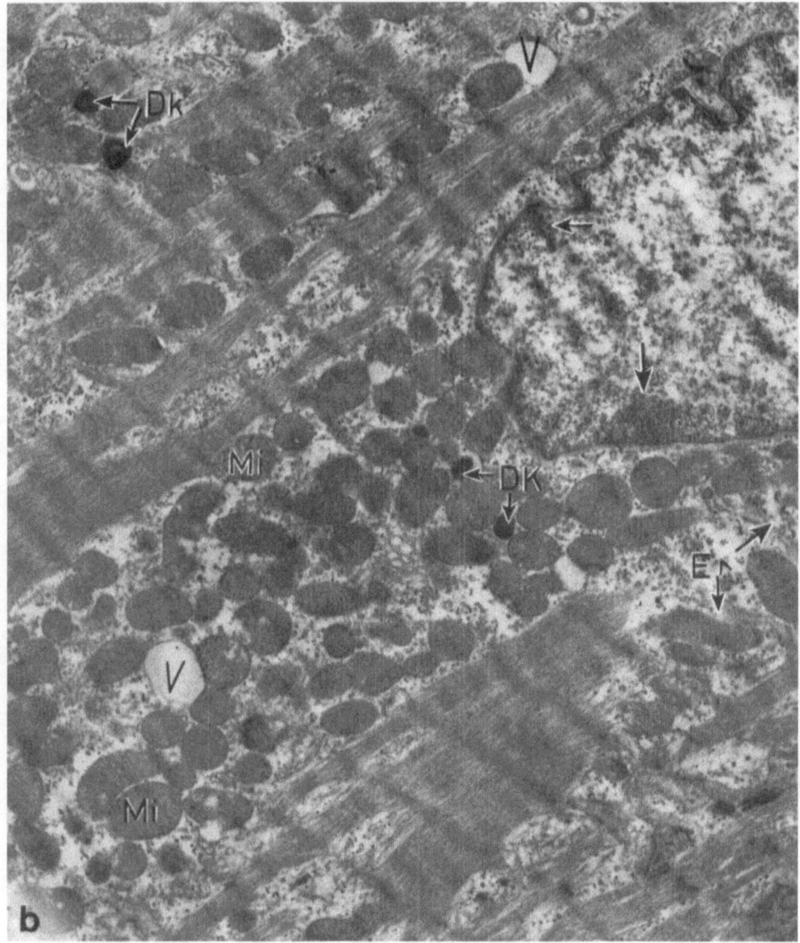

Abb. 32. b

Ajmalin und Chinidin haben neben ihrer Wirkung auf die Zellmembran auch noch eine solche auf den Zellstoffwechsel, Procainamid jedoch nicht (BENTHE 1956, BREITFELLNER et al. 1966 b).

Die Deutung der ultramorphologischen Befunde nach Antifibrillantiengabe stützt sich daher vorwiegend auf die *Veränderungen an den Membransystemen* (Zellmembran, endoplasmatisches Retikulum). Die Membranen des endoplasmatischen Retikulum wirken als Überträger der elektrischen Membranpotentiale, haben aber auch Anteile an der Glykogen-Bildung bzw. Glykolyse (DAVID 1967).

In diesem Zusammenhang interessante Nebenerscheinungen sind die negativ inotope Wirkung von Ajmalin (Blutdrucksenkung-, verminderte Kontraktionsfähigkeit der Myofibrillen (BREITFELLNER et al. 1966) und Chinidin (ZETLER et al. 1968).

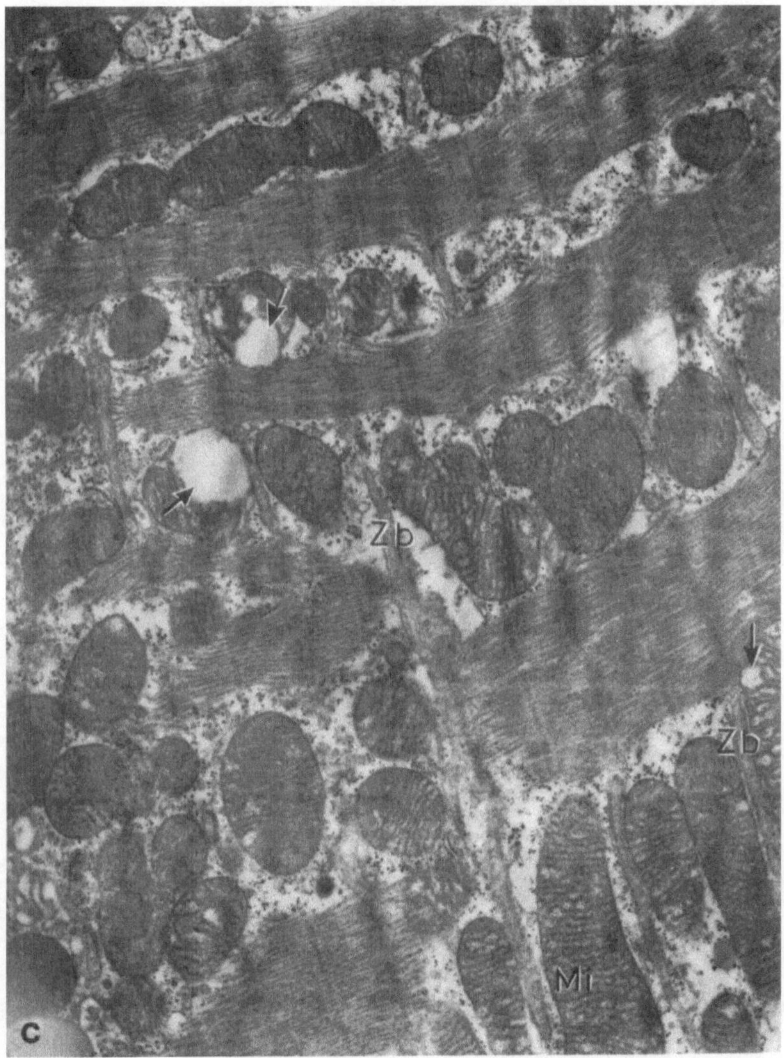

Abb. 32. c

c) Beurteilung der ultrastrukturellen Veränderungen (Tabelle 19)

Aufgrund der eigenen elektronenmikroskopischen Aufnahmen (Abb. 32–34) konnten wir eine direkte erwünschte Einwirkung von Ajmalin auf die Organellen der Herzmuskelzelle konstatieren. Es ist dies die Weitstellung der transversalen Tubuli, bei therapeutischer Dosis in geringem Ausmaße, bei toxischer Dosis in starkem Ausmaße, dies entspricht exakt sowohl den parallel dazu angestellten biochemischen Befunden, wie auch dem jeweiligen EKG.

Indirekte unerwünschte Nebenwirkung von Ajmalin im Sinne einer Zellschädigung fehlen bei therapeutischer Dosis. Solche wurden hingegen bei toxischer Dosis im Elektronenmikroskop nachgewiesen. Sie gehen mit schwerer Störung des Zellstoffwechsels einher und können daher als direkt cytotoxischer Effekt betrachtet werden.

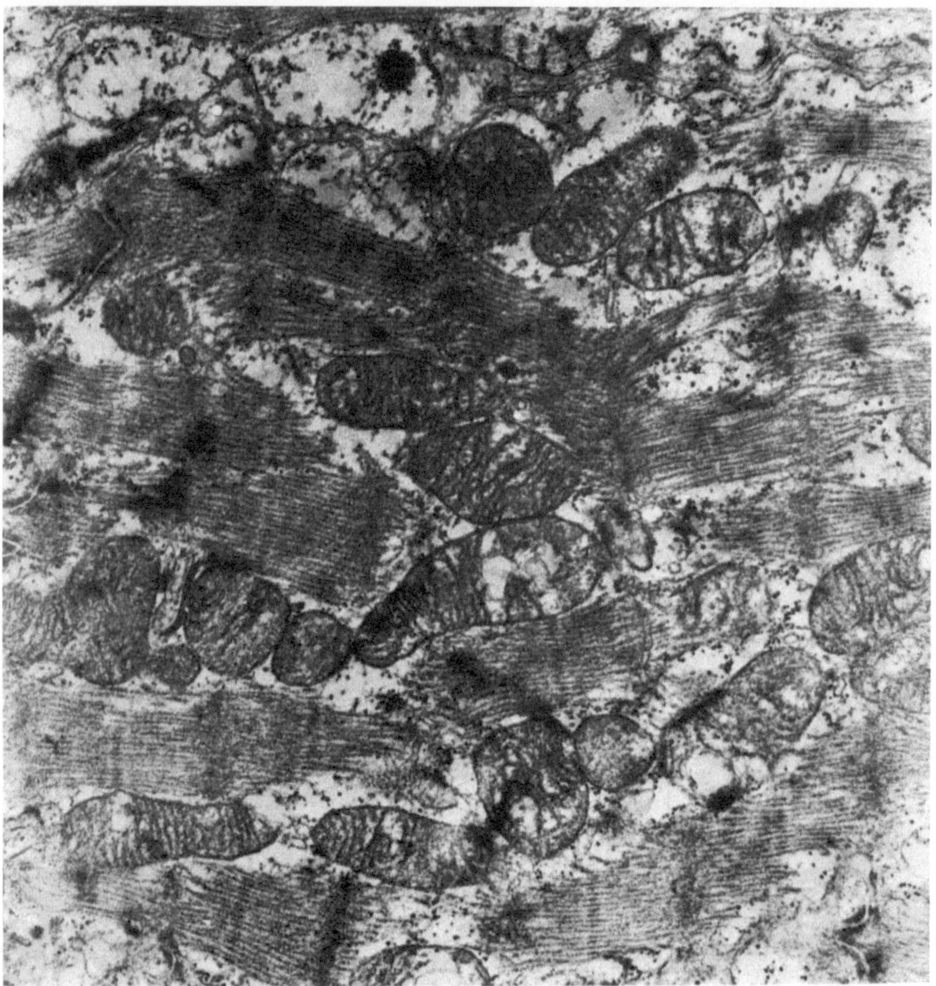

Abb. 33. Meerschweinchenmyokard nach hoher Novokamiddosierung. 11 840fach. Vacuolisierung der Tubuli, arkadenförmige Sarkolemmabhebung; Texturverwerfung

Auch bei Procainamid waren morphologisch direkte Auswirkungen auf die Organellen nachzuweisen, die bei therapeutischer und toxischer Dosis sich wiederum nur in einer quantitativ nicht unterscheidbaren, jedoch unterschiedlichen Ausweitung der transversalen Tubuli ausdrückte.

Dafür bestanden sowohl bei therapeutischer, als auch bei toxischer Medikation deutliche Nebenwirkungen, die morphologisch jenen des toxischen Ajmalinschadens gleich kamen, darüber hinaus durch Partialnekrosen, starken Glykogenschwund und Cytoplasmaentmischung gekennzeichnet waren, vor allem aber bedeutende Mitochondrientransformation bis zur Monsterbildung aufwiesen.

Wenn dabei keine Störung des Zellstoffwechsels vorliegt (BENTHE 1956), muß eine indirekte Zellschädigung angenommen werden. Wir haben sie seinerzeit als hypoxiebedingt

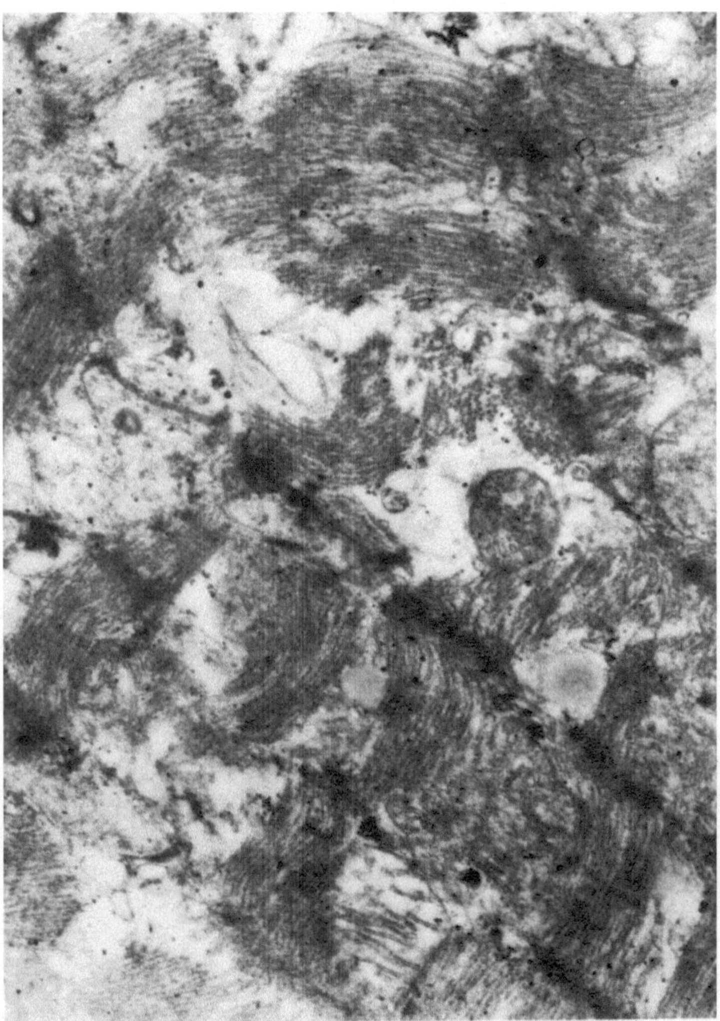

Abb. 34. Meerschweinchenmyokard nach 60 min Asphyxie. 23 000fach. Hochgradige Strukturverwerfung

gedeutet und bis heute keine bessere Erklärung gefunden. Grund dafür ist unter anderem auch die ultramorphologische Situation mit ihren großen Parallelen zur hypoxydotischen Veränderungen.

Durch Chinidin in therapeutischen Dosen kam es zu keinen pathologischen Strukturveränderungen, auch das transversale Tubulussystem als direkter Angriffspunkt war kaum erweitert. Die toxische Dosierung ergab an den transversalen Tubuli nur herdförmige Ausweitungen als direkte Einwirkung.

Viel auffälliger sind die Nebenwirkungen an Cytoplasma, an den Mitochondrien; es handelt sich um eine schwere Zerstörung des Zellgefüges – mit Entmischung des Plasmas und verschiedenen Einschlüssen bzw. der Bildung von Riesenmitochondrien.

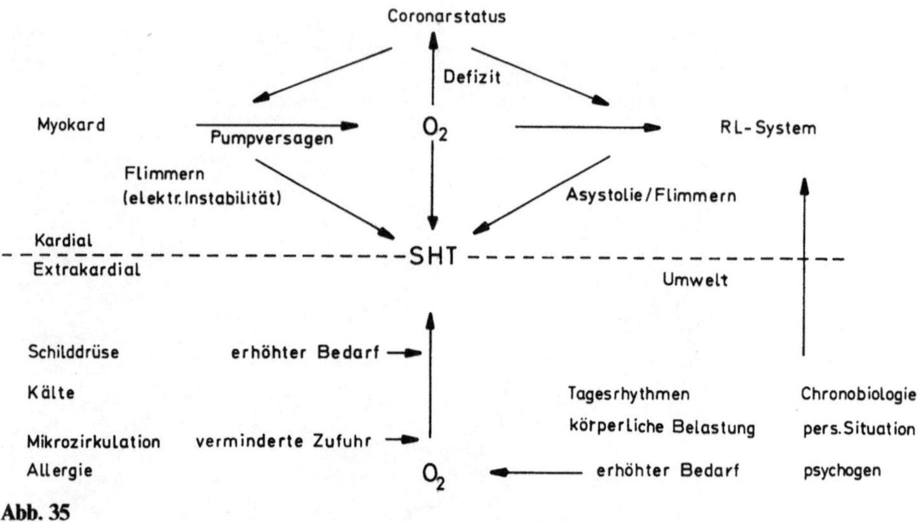

Abb. 35

Läßt man die elektronenmikroskopischen Untersuchungen über die verschiedensten Noxen und ihre Auswirkungen am Myokard im Experiment und anhand klinisch-bioptischer Befunde Revue passieren, erlauben die Anwendung ihrer Ergebnisse eine vorsichtige Deutung der einander sehr ähnlichen Mechanismen bei sehr inhomogener Ätiologie eines pathologischen Myokardstatus. Das Mosaik vieler Einzelbefunde (Tabelle 20) dokumentiert die zentrale Schaltfunktion der Tubuli und Mitochondrien und die unbestrittene Bedeutung der Sauerstoffversorgung. Dort erfolgt die Verzahnung der cardialen Faktoren Coronarstatus – Myokardstatus – Reizleitungssystem mit den extrakardialen Komponenten (Abb. 35).

IV. Reizbildung und Ausbreitung

Störungen der Reizbildung und Ausbreitung sind wahrscheinlich Ursachen des SHT im allerengsten und eigentlichsten Sinn. Kammerflimmern und Aystolie markieren die Grenzpositionen, die für den Pathologen nur mittelbar über die Angaben des Klinikers (vgl. auch DOERR 1975) faßbar sind.

Sicherlich wird dem Reizleitungssystem bei der Routineautopsie landläufig noch immer zu wenig Beachtung geschenkt. Es gibt wenig diesbezügliche Hinweise in alten Obduktionsanleitungen (ROESSLE 1927, MARESCH und CHIARI 1933). Demgegenüber ermöglichen detaillierte Angaben über die Sinoatrialregion bzw. Atrioventrikularregion in der jüngeren Literatur (HUDSON 1965, DOERR 1969, DAVIES et al. 1975, DAVID und ANDERSON 1975, FISCHER-HANSEN 1978) eine wenn auch für die Routine vereinfachte und auf Notwendiges beschränkte Untersuchungstechnik. Unserer Erfahrung nach bringt sie kaum weniger als ausgedehntere gezielte Untersuchungen; wie das folgende Beispiel zeigt, sind unsere Befunde sehr mager und auch monoton, sowohl was Veränderung am spezifischen Muskelgewebe als auch an dessen Coronarversorgung anlangt.

Fall 20: Sanitätspolizeiliche Obduktion einer 35jährigen Frau (0325/80), welche nach einer längeren Reise am ersten Abend ihres Ferienaufenthaltes tot im Bett aufgefunden wird. Keine Anamnese bezüglich Prodromalsymptomen. Sie habe sich lediglich in den letzten Stunden nicht wohl gefühlt und ist deshalb am Ferienziel frühzeitig zu Bett gegangen. Sie war jedoch als starke Raucherin bekannt.

Die Autopsie ergibt nur eine leichte Bronchiolitis, Stauungsorgane und diskrete subendocardiale Blutungen im Septum musculosum. Auffallend ist eine Lipomatose vor allem mit Dissozation der Reizleitungsfasern. Trotz der angegebenen Raucheranamnese sind die Kranzschlagadern namentlich auch die kleinen Äste altersgemäß, ohne auffälligen Befund. Untersuchungen auf endo- oder exogene Toxine verlaufen negativ. Es finden sich auch keine morphologischen Kriterien einer Virusinfektion; ein Alkoholspiegel von 0,9 Promille berechnet auf die ungefähre Todeszeit wird festgehalten. Per exclusionem wird im Zusammenhang mit den histologischen Veränderungen der Reizleitungsregionen eine Reizleitungsstörung mit Sekundenherztod unter Annahme einer Sterbedauer von weniger als 6 Std angenommen.

1. Spezifisches Muskelgewebe („Organ"-Reizleitungssystem)

Von den heute gesicherten umfänglichen strukturellen topographischen und elektrophysiologischen Kenntnissen (DOERR und SCHIEBLER 1963, DOERR 1969, DOERR 1975, HAGER und SEBING 1978) wurden für die Analyse unserer Beobachtungen von SHT folgende Details als besonders bedeutsam herausgegriffen:

Die Impulsbildung beginnt im Sinusknoten, er ist 2–4 mm dick und ca. 2 cm lang und liegt am Ende des Sulcus terminalis an der Einmündung der Vena cava superior im rechten Vorhof (vgl. Schema in Abb. 3a). Von dort breitet sich die Erregung über die Vorhofmuskulatur zum AV-Knoten aus. Es bestehen drei wesentliche Verbindungswege, sie enthalten neben Myokardfasern auch Purkinje-Fasern (JAMES 1963, VASALLE und HOFMANN 1965). Zum linken Vorhof führt vom Sinusknoten außerdem noch das interaurikuläre Bachmannsche Bündel. Der 5:3:1 mm große AV-Knoten (DOERR 1969) liegt an der rechten Seite des Vorhofseptums vor dem Sinus coronarius und oberhalb des septalen Segels der Tricuspidalklappe. Die Erregung geht weiter über das Hissche Bündel mit seinem penetrierenden und „aufteilenden" Anteil (JAMES 1961, HUDSON 1964, LEV 1964). Eine echte Bifurcation des Hisschen Bündels gibt es nach neueren anatomischen Untersuchungen im menschlichen Herzen nicht. Es variieren sowohl Art als Lokalisation der Aufteilung in einen rechten und linken „Schenkel". Auch eine Aufteilung des linken Schenkels in zwei Fascikel ist beim Menschen ungewöhnlich (MASSING und JAMES 1976); in vielen Fällen werden Faserverbindungen oder Platten zwischen den beiden Schenkeln nachgewiesen. Der Sinusknoten wird durch die Sinusknotenarterie aus der rechten Kranzschlagader versorgt. Der AV-Knoten und das Hissche Bündel werden in 90% durch die AV-Knoten-Arterie und dem R. superior septi ventriculorum und der A. septi fibrosi (HAAS 1911, Abb. 36) versorgt, die ebenfalls von der Arteria coronaria dextra und zwar unmittelbar nach Abgang noch vor den „klassischen" Stenose- bzw. Thrombosestellen entspringt. Der links-posteriore Schenkel erhält sein Blut vom Ramus descendens posterior der Arteria coronaria dextra, der gemeinsame Teil des rechten und des linksanterioren Schenkels wird vom Ramus descendens anterior der Arteria coronaria sinistra, die peripheren Verzweigungen des linksanterioren Schenkels ebenfalls von dieser und die Verzweigungen des rechten Schenkels wiederum von der Arteria coronaria dextra versorgt (JAMES 1961, HARPER et al. 1969).

Nach DOERR (1969, 1975), DAVIES et al. (1975), FISCHER-HANSEN (1978) ermöglichen einige orientierende Schnitte (Abb. 3a), zumindestens einen Eindruck vom Zustand des spezifischen Herzgewebes zu erhalten. Die histologischen Veränderungen sind sehr allgemein und uncharakteristisch. Sie betreffen einmal die spezifischen Muskelzellen für die Erregungsleitung, zum anderen die ernährenden Arterien der oben erwähnten Erregungszentren und Leitungen.

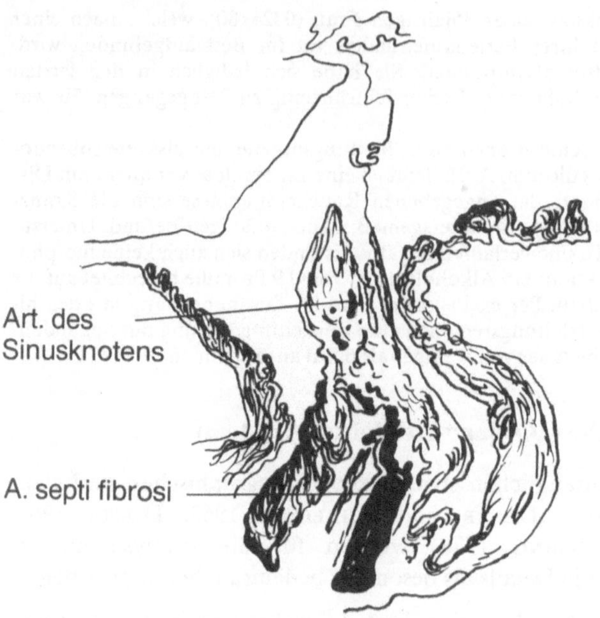

Abb. 36. Horizontalschnitt durch das Septum fibrosum aus der Originalarbeit von GEORG HAAS 1911: Über die Gefäßversorgung des Reizleitungssystems des Herzens

Pathologische Ergebnisse der histologischen Untersuchungen bei SHT erklären eine Reizleitungsstörung, ein Fehlen solcher Befunde schließt aber Reizleitungsstörungen nicht aus (vgl. auch LIE und TITUS 1975). Serienschnitte oder wenn möglich elektronenmikroskopische Untersuchungen könnten unter Umständen weitere Klärung bringen (KNIERIEM 1977). Angeborene Reizleitungsfehlbildungen spielen vielleicht beim SIDS (s.d.) eine Rolle; das Spektrum der erworbenen Reizleitungsstörungen wiederum ist sehr groß.

2. Veränderungen direkt am spezifischen Gewebe

Im spezifischen Gewebe finden sich die nichtspezifisch degenerativen Veränderungen wie Fibrose, Fettinfiltration oder beides; ganz selten akute Läsionen (Abb. 37), wie Blutungen oder Nekrosen (LIE 1975). KENDEEL und FERRIS (1975), ebenso BHARATI et al. (1979) beschreiben eine Fibrose beim plötzlichen Kindstod (s.d.). Eine stark fibröse Dissoziation (sandwichartige Schichtung) zum Teil auch mit lipomatöser Unterbrechung des Reizleitungssystems werden in Fällen von sog. Pokkuri-disease, einem in Japan beschriebenen SHT unbekannter Ursache, gefunden (GOTOH 1976). Entzündliche Infiltrate als Ursache plötzlichen Herztods im Rahmen des SIDS erwähnt JANKUS (1975). Eine fokale Neuritis oder neurale Degeneration beschreiben JAMES et al. (1978).
Ungewöhnliche AV-Verbindungen zwischen dem Vorhofseptum und der Zone des Hisschen Bündels werden bei einem SHT eines jüngeren Mannes nach par-

oxysmalen Tachykardien von BRECHENMACHER et al. (1977) angegeben. Sog.
Re-entrant-Arrhythmie aufgrund solcher als Mahaimfasern bezeichneten Verbin-
dungen führte zum SHT eines 17jährigen Mädchens (JAMES et al. 1975). MC-
ANULTY et al. (1978) verweisen auf ein hohes Schenkelblockrisiko bei Patienten
mit bifaszikulärem und trifaszikulärem Reizleitungssystem.

SCHNEIDER und KAPPENBERGER (1980) haben jüngst bei drei Fällen von
Wolff-Parkinson-White-Syndrom an den erwarteten Stellen die atrioventrikuläre
Muskelbrücke als morphologisches Substrat der unbeherrschbaren paroxysmalen
Tachykardien bzw. Arrhythmien dokumentiert; zwei dieser Patienten waren da-
durch einem SHT erlegen.

Die häufigst angeführte Veränderung, nämlich die Fibrose, ist am schwierigsten
zu beurteilen. Sie kann überhaupt altersphysiologisch sein (KNODT 1970, DAVIES
und ANDERSON 1975, HECHT 1980). Vor allem HECHT (1980) hat in seinen
Untersuchungen nachweisen können, daß sich der Bindegewebsanteil des spezifischen Herzmuskelgewebes im Hisschen Bündel zwischen Jugend und Alter von
11% auf 16% vermehrt und der Anteil an Reizleitungsparenchym in etwa von 57%
auf 43,9% absinkt. Eine „kritische Reizleitungsparenchymgrenze" wird mit 40%
diskutiert, bei deren Unterschreitung eine Funktion nicht mehr garantiert ist.

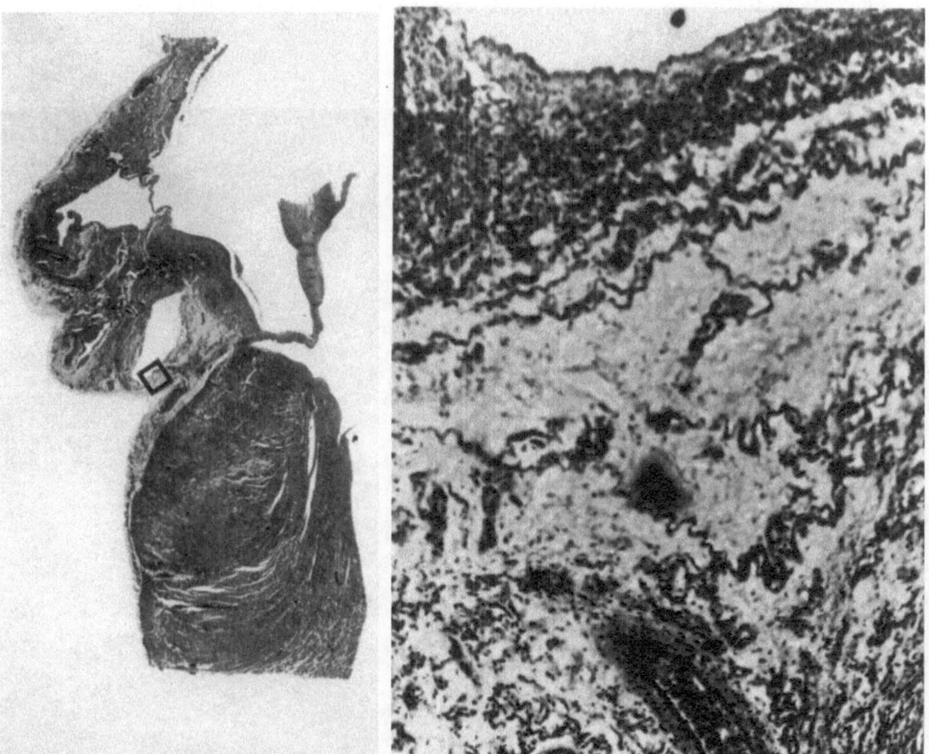

Abb. 37. Ödem und Nekrose im Bereiche des Hisschen Bündels. **a** HBFP 4,8fach; **b** HE
504fach

Eine immunokritische Alteration (DOERR 1980) bei Status thymolymphaticus oder Thymom sollte bedacht werden.

Spätfolgen nach Herzoperationen (s. d.) durch Vernarbung in der sinoatrialen Ebene sind als Ursache von SHT denkbar (MARIN, GARCIA und MOLLER 1977, GILETTE et al. 1977, JAMES und JACKSON 1977).

3. Befunde an den Coronararterienästen für das Reizleitungsorgan

Gerade jüngere und jüngste Untersuchungen betonen wieder den speziellen Coronarstatus des Reizleitungssystems. Er ist der Angelpunkt bei den Reizleitungsstörungen auf seine Gefäßversorgung, auf die vor allem HAAS (1911) erstmals ausführlich eingegangen ist (Abb. 36).

In mehr als 50% lassen sich nach LIE (1975) in der AV-Knotenarterie stenosierende Veränderungen und in 25% solche in der Sinusknotenarterie bei am SHT Verstorbenen finden. Dabei fehlen oft in dieser akuten Phase sonstige Veränderungen, wenn die lokale Ischämie passager und reversibel lediglich zu der schon erwähnten elektrischen Instabilität und damit zum Kammerflimmern geführt hat, ohne daß eine Nekroseblutung oder sonstige morphologische Manifestation zurückbleiben. Bei kleineren Arterien im wichtigen Versorgungsgebiet genügen oft „mäßige" Wandläsionen – small-vessel disease (JAMES et al. 1964, JAMES 1967, Abb. 38).

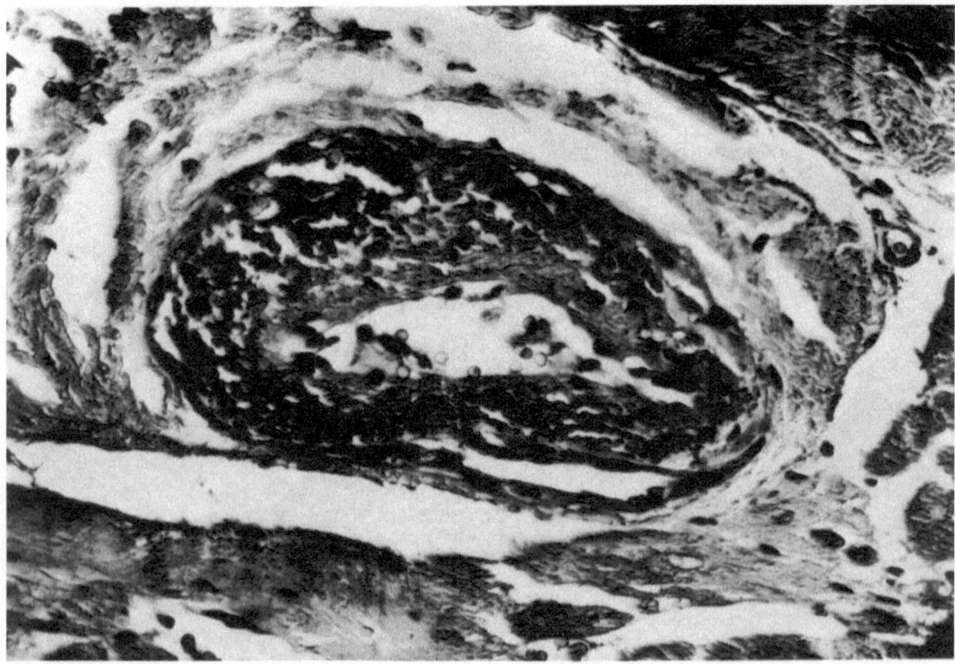

Abb. 38. Kleine Arterie des Reizleitungssystems mit Intimaverquellung und Einblutung. HE 252fach

Im allgemeinen ist das Reizleitungssystem gegenüber ischämischer Schädigung wesentlich resistenter, was das seltene Auftreten solcher Fälle erklärt. Diese sind viel eher dann durch die elektrische Instabilität (LOWN 1976, SCHAFFER und LOBB 1975) des akut ischämisch geschädigten Kontraktilmyokardiums, als durch eine direkte Schädigung des Reizleitungssystems hervorgerufen. Diese Situation mindert möglicherweise den Wert der histologischen Untersuchung des Reizleitungssystem in Fällen von SHT (VOIGT 1976). Herzrhythmusstörungen z.B. in Halothannarkose (BRENNAN et al. 1957) dürfen als Folge kombinierter, darunter auch myokarddepressiver und vasodilatativer, insgesamt vordergründig hypoxydotischer Mechanismen angenommen werden (BREITFELLNER 1973).

4. Reizleitungs-„organ" und allgemeiner Coronarstatus

Der Coronarversorgungstyp spielt bei Reizleitungsstörungen eine große Rolle. Besonders risikobelastet ist der Linksversorgertyp, welcher nach SCHOENMACKERS (1969) in 23% der Bevölkerung vorkommen soll, wobei aber geographische Unterschiede zu erwarten sind (MAY 1960). Die wichtigste Noxe ist also die lokal stenotisch bedingte Hypoxämie oder allgemeiner Sauerstoffmangel. Auch der Verschluß der rechten Coronararterie ist somit eine weitere wichtige Ursache für SHT durch Reizleitungsstörung. Chronische Hypoxie mit Myokardschädigung in dosi refracta werden durch Ausbildung von Coronaranastomosen seltener zu einem akuten Ereignis führen als schlagartige Unterbrechung oder Einschränkung der Coronarversorgung. Die zu erwartenden geweblichen Veränderungen sind ausgesprochen uncharakteristisch bzw. unspezifisch. In der Literatur werden immer wieder Ödem, Einzelnekrosen (vgl. Abb. 37), Fibrosen und diskrete rundzellige Infiltration beschrieben. Auf Reizleitungsverzögerungen dadurch haben DENES et al. (1977), WIT und BIGGER (1975), SCHULZE jr. et al. (1977) und viele andere verwiesen.

Zusammenhänge von früher oder ektopischer Ventrikelerregung zeigen Untersuchungen von SCHAFFER und COBB (1975), HINKLE et al. (1977), SCHULZE jr. et al. (1977), GREENE et al. (1978). Sie alle streichen, wie vor allem auch COOPER (1979) die Rolle der akuten Ischämie heraus, die auch für die elektrische Instabilität des Myokards (s.d.) verantwortlich ist (SCHAFFER und COBB 1975).

5. Beobachtungen am eigenen Sektionsgut

Diese lassen sich unter dem Gesichtspunkt SHT folgendermaßen zusammenfassen.

Eine Beeinträchtigung der Reizbildung und Ausbreitung ist durch Myokardläsionen im AV-Bereich und im Septum ventriculorum zu erwarten. Isolierte Septuminfarkte sind aufgrund der Gefäßversorgung des Reizleitungssystems sehr selten, hingegen ist eine Septumbeteiligung mit konsekutiver Reizleitungsstörung beim Vorder- und Hinterwandinfarkt ungemein häufig.

Reizleitungsstörungen sind auch im Rahmen der Kardiomyopathien anzunehmen.

Starke Endokardfibrose vor allem des rechten Vorhofs und über dem Septum musculosum ventriculorum führt z.B. bei Ebstein-anomalie (0238/74) oder Rachitis (0359/73) zur Reizleitungsstörung (Abb. 39).

Lokalisierte z.B. granulomatöse Entzündungen werden eher Reizleitungssymptomatik verursachen als diffuse Prozesse.

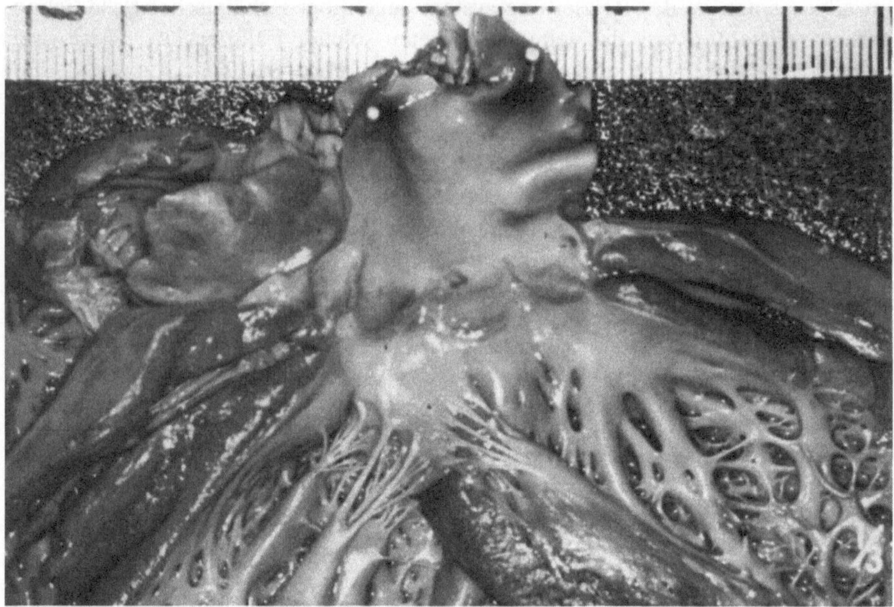

Abb. 39. Endokardfibrose bei Rachitis. 0359/73, 5 Monate, weiblich

Altersveränderungen am Hisschen Bündel sind bei jeder Beurteilung mit in Betracht zu ziehen. Solche Fibrosen können „physiologisch", d.h. in Relation stehen, oder aber durch coronarsklerotische Läsionen bedingt pathologisch, d.h. nicht mehr in Relation zum Alter verstärkt auftreten.

Vulnerable Stellen des Reizleitungssystems sind der Durchtritt der spezifischen Muskelfasern durch das bindegewebige Herzgerüst, die hohe Septumregion und die subendokardiale Auffächerung. Am Anulus fibrosus findet man vor allem Verkalkung etc., im Septum Blutungen, Infarkte, Tumoren Fehlbildungen (Vitien), Residuen nach Operationen etc. (Abb. 48). Die „Innenschichte" dagegen wird durch Endokardfibrose, small-vessel disease, funktionelle Durchblutungsstörungen bei Pumpfehlern, Coronarinsuffizienz, Kardiomyopathie betroffen sein.

Von der Umgebung übergreifende Prozesse wie Hämatome, Geschwülste, Abscesse, Ulcera, Nekrosen und Narben bzw. Verkalkungen beeinträchtigen bei entsprechender Lokalisation die Reizleitung analog wie sie auch die Coronardurchblutung (s.d.) behindern können. Dabei werden kleine Läsionen eine unverhältnismäßig große Wirkung auslösen.

6. Verlängertes Q-T-Intervall

Immer wieder kehrt in der neueren Literatur (MOOTHART et al. 1976, VISMARA et al. 1977, JAMES et al. 1978, BOURDILLON 1979, KENTALA und REPO 1979) der Begriff der verlängerten Q-T-Strecke bzw. ST-Abnormität als Risikofaktor, zum Teil als ein elektrophysiologisches Syndrom, das für den SHT verantwortlich gemacht wird (siehe auch Kap. SIDS). Diese Angaben decken sich mit unseren Beobachtungen einer verlangsamten Erregungsausbreitung, die aufgrund des subendokardialen Ödems, subendokardialer Fibrose oder ischämischer Nekrobiose in der Innenschale verständlich ist. Es waren solche wie eben geschilderte Veränderungen mit und ohne Endokardfibrosen in vielen Fällen bei angeborenen Vitien, u.a. auch beim plötzlichen Kindstod, seltener freilich auch beim SHT Erwachsener anzutreffen.

Ein verlängertes Q-T-Intervall kommt auch autosomal rezessiv-hereditär bei angeborener Taubheit vor (Lit. bei DAVIES und ANDERSON 1975). Neben einem erblichen sog. Q-T-Syndrom können Hypocalciämie, Ajmalin- oder Chinidin-Medikation (s.d.), Elektrolytverlust, Myokarditis etc. denselben Effekt bedingen. Eine Stimulation der Chemorezeptoren des Glomus caroticum kann Bradykardie und Hyperventilation, manchmal sogar reflektorischen Herzstillstand auslösen (DE BURGH-DALY et al. 1979).

D. Sekundenherztod aus extrakardialer Ursache

1. Geschwülste

Tumoren des Herzens und Perikards sind häufige Voraussetzungen für SHT
(DAVIES 1975). Fälle aus eigener Anschauung sind unter Bezug auf den wahr-
scheinlichen SHT-Mechanismus in Tabelle 21 aufgeführt.

Primäre Tumoren des Herzens sind mit einer Häufigkeit von 0,001% bis 0,005%
(DAVIES 1975) äußerst selten. Lokalisation und Größe (MCALLISTER und
FENOGLIO 1978) können gelegentlich Ursache des SHT werden. Über die Hälfte
dieser Fälle sind Endokardmyxome welche wiederum in über 50% im linken
Vorhof lokalisiert sind, weshalb in der Literatur die Bezeichnung Vorhofmyxom
(RIBBERT 1924) sich gehalten hat. Differentialdiagnostisch muß dieser Tumor von
einem myxomatös umgewandelten Kugelthrombus unterschieden werden (SCHLÖ-
RER 1978). Als tischtennisähnliche, teilweise organisierte flottierende Thrombose
mit Verschluß des Sinus Valsalvae (DOERR, persönliche Mitteilung 1980) oder
z. B. als Ballthrombose des linken Vorhofs mit Verschluß des Mitralostiums führen
sie zum SHT. Diagnostische Probleme um ein solches Endokardmyxom haben wir
anhand einer eigenen Beobachtung (Abb. 40) ausführlicher diskutiert (WIDDER
et al. 1979). Nach MCALLISTER und FENOGLIO (1978) führten unter 130 Beobachtungen 5 zum SHT und weitere 3 zum Herzinfarkt.

Andere Tumore im Bereich des Herzens wie subepikardiale Hämangiome
(BANKL 1966) oder Rhabdomyosarkome (BRÜCKE 1962) führen trotz oft umfänglicher Größe nur gelegentlich zu Herzbeschwerden und bleiben Zufallsbefunde
(MCALLISTER und FENOGLIO 1978). ROSS (1977) sowie BHARATI et al. (1976)
geben jeweils ein Mesotheliom, JAMES und GALAKHOV (1977) einen gutartigen
kongenitalen polyzystischen Tumor des Atrioventrikularknotens, BUTTERWORTH
und POINDEXTER (1973) ein Papillom der Aortenklappe und STAAK und
ASANTE (1974) ein Fibrom der Herzmuskulatur bei einem 3jährigen Mädchen als
Ursache eines SHT an. Elektrische Instabilität wird bei den Atrioventrikulartumoren
als pathophysiologischer Mechanismus angenommen. Kammerflimmern und SHT
werden in 8 von 10 Fällen von Septumfibromen (MCALLISTER und FENOGLIO
1978) angegeben.

Auf Lipome und lipomatöse Hypertrophie wurde bereits eingegangen.

Wesentlich häufiger sind die *metastatischen Tumoren* des Herzens oder des
Perikards (Abb. 41 a), allerdings schwanken die Angaben in der Literatur darüber
erheblich. Nach SMITH und VILLIUS (1932), SCOTT und GARVIN (1939), DE
LOACH und HAYNES (1953) wird eine Häufigkeit von 1% bis 2% aller Obduk-
tionen und eine solche zwischen 9,8% und 13,9% nach AFIP sogar in 17% der
Todesfälle an malignen Tumoren anzunehmen sein. Als Ursache eines SHT kommen sie wesentlich seltener in Frage.

Tabelle 21. Beispiele für SHT im Zusammenhang mit Geschwülsten

Pathologisch-anatomisches Substrat		Fall			Ansatz	Mechanismus
Primärtumor	Myxom des Vorhofs	41a	M	(0231/78)	Lokal	Hämodynamisch
Metastasen	Nach Melanom	67a	M	(0211/74)		RL-Störung
	Bei Inselzellcarcinom	46a	M	(0229/75)		Hämodynamisch
	Nach Nierencarcinom	60a	W	(070/76)		Glomus-cardiacum-Irritation
	Bei Bronchuscarcinom	70a	M	(04/77)		Hämodynamisch
	Nach Mammacarcinom	42a	W	(051/78)		RL-Störung
	Nach Mesotheliom am Perikard	48a	M	(0301/74)		Mechanische Irritation
Systemisiertes Lymphom (m.l.c.b.)		55a	M	(0232/76)		RL-Störung, mechanische Irritation
Carcinoid	des Ileum	63a	M	(0196/77)	Fern	Asystolie-Myokardläsion
	des Magens	57a	W	(0263/79)		Asystolie-Myokardläsion
Phäochromocytom des Retroperitoneum		57a	M	(054/77)		Asystolie-Katecholaminmyokarditis
	der linken Nebenniere	63a	W	(061/77)		Asystolie-Katecholaminmyokarditis
	der rechten Nebenniere	69a	W	(0190/77)		Cor contractum, Gefäßverengung
Thymom		84a	W	(0101/76)	Lokal/fern	Glomus-cardiacum-Irritation Myokarditis bei geänderter Immunitätslage (Immunokritische Irritation)
Plasmocytom (multiples Myelom)		64a	W	(239/79)		Amyloidose von Myokard und Gefäßen
		62a	W	(436/78)		Asystolie?

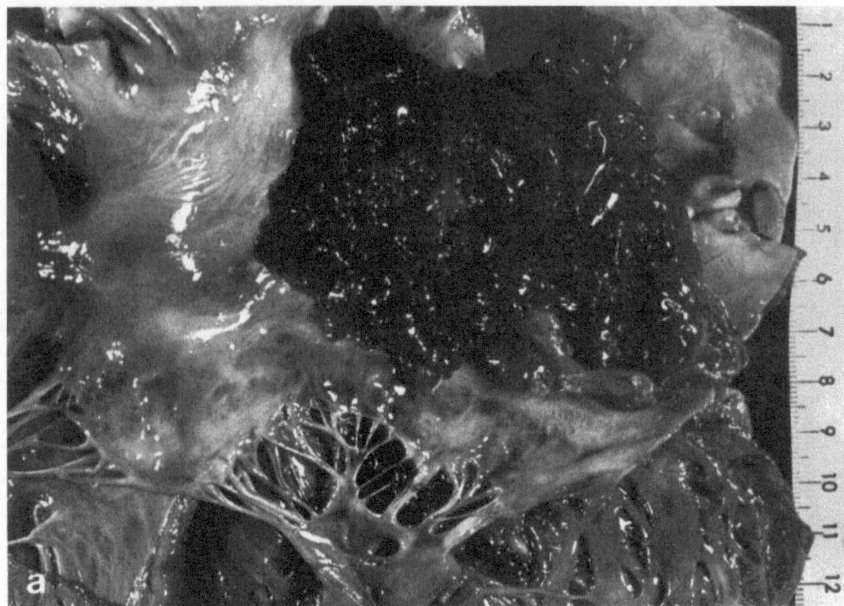

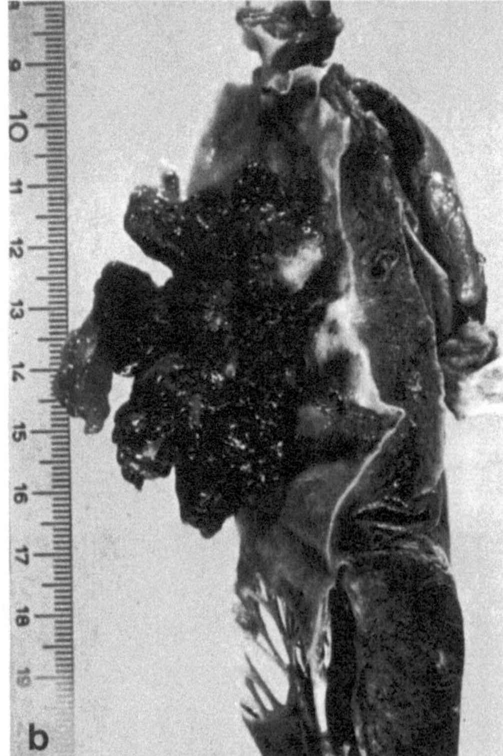

Abb. 40. Endokardmyxom des linken Vorhofs – aus WIDDER et al. 1979; 41 Jahre, männlich.
a Aufsicht; **b** Querschnitt

Kollektiv V: Wir haben 5mal einen unmittelbaren Zusammenhang zwischen Herzwandmetastasen und einem plötzlichen Herztod gesehen. Es handelt sich um Geschwulstabsiedelungen eines malignen Melanoms, je eines Bronchus-, Mamma- und Nierencarcinoms sowie eines malignen „Inselzelltumors der Leber" (MÄHR und BREITFELLNER 1982, Abb. 41 b).

Im Falle eines malignen Lymphoms (m.l.c.b.) im gesamten Mediastinum war auch der Herzbeutelraum mit den Herzhöhlen und das Myokard breit tumorös durchwachsen; trotz verschiedenster begleitender Sekundärveränderungen imponierte der SHT im Vordergrund. Vor allem die Herzbasis des linken Ventrikels und des Septums waren völlig geschwulstbefallen, zum Teil destruiert. Reizleitungsstörung und mechanische Behinderung wurden bei ausgedehnten Mesotheliomstrukturen am Perikard angenommen.

Eine *Fernwirkung von Geschwülsten* einerseits direkt auf das Myokard, andererseits durch Reizleitungsstörung wird vom Carcinoid, Phaeochromocytom und Thymom angegeben (GEROK 1972, HENI 1972, THURNER 1974, JAMES 1976). Auch im Rahmen eines malignen Lymphoms oder Plasmocytoms können dadurch sekundär ausgelöste Myokardveränderungen (Amyloidose) indirekt einen SHT als letztes Glied einer Kausalkette wahrscheinlich erscheinen lassen.

Das Freiwerden großer Mengen von 5-Hydroxytryptamin-Serotonin mit Gefäßerweiterung, Bronchialspasmus (s. d., auch beim Asthma bronchiale) und Parietalendokarditis wird diskutiert. In seiner Pathogenese wie auch Struktur ähnlich dem Carcinoid ist auch das Thymom. Die Produktion ACTH-ähnlicher Stoffe (Hypercorticismus) kann hier sowie auch bei paraneoplastischen Syndromen einen SHT infolge Steroid-Myokardiopathie (SELYE 1970) bewirken, was wir in unseren Sektionsfällen allerdings nicht nachweisen konnten. ROSSI et al. (1977) berichten über eine „akromegale Kardiomyopathie" in Folge eosinophilen Hypophysenadenoms.

Kollektiv VI: In 3 Fällen konnten wir als „Zufallsbefund" bei plötzlich unerwartetem Tod *Phaeochromocytome* einmal im Retroperitoneum, zweimal direkt in der Nebenniere feststellen, welche hormonaktiv durch Blutdruckkrisen vorher Symptome gemacht hatte. Die Vermutungsdiagnose am Obduktionsauftrag war in zwei Fällen apoplektischer Insult, Massenblutung, in einem Fall Asystolie-Sekundenherztod. Die Obduktion ergab in keinem Fall eine Massenblutung, sondern jeweils ein beträchtlich hypertrophiertes nur mäßig „coronarpathologisches" Herz mit „Adrenalin-Nekrosen" (HEINRICH und JANSEN 1977), in einem Fall durch eine Lipomatose kompliziert. Der Catecholaminmechanismus als Ursache erklärt auch die Kombination mit Veränderungen an kleinen und kleineren Koronargefäßen mit Fibrose im Reizleitungssystem und im Myokard (Abb. 42), wie es auch von JAMES (1976) anhand von drei Fällen beschrieben wurde (Tabelle 21).

2. Lokalwirkung nicht tumoröser Läsionen

Solche sind namentlich durch Veränderungen am Epi- und Perikard als Residuen von Entzündungen, Verletzungen oder nach Operationen unter anderem im Kapitel Reizleitungssystem oder postoperativer SHT behandelt. Besonders auffällig sind die Perikardcysten (siehe auch Abb. 48).

3. Fernwirkung von anderen Läsionen

Für die mittelbare Beeinflussung der Herzmuskeltätigkeit bzw. Reizleitung ist grundsätzlich ein neurohumoraler Mechanismus ebensowie eine degenerative Myokardveränderung (Amyloidose etc.) möglich. Einen SHT nach starker Trigeminus-

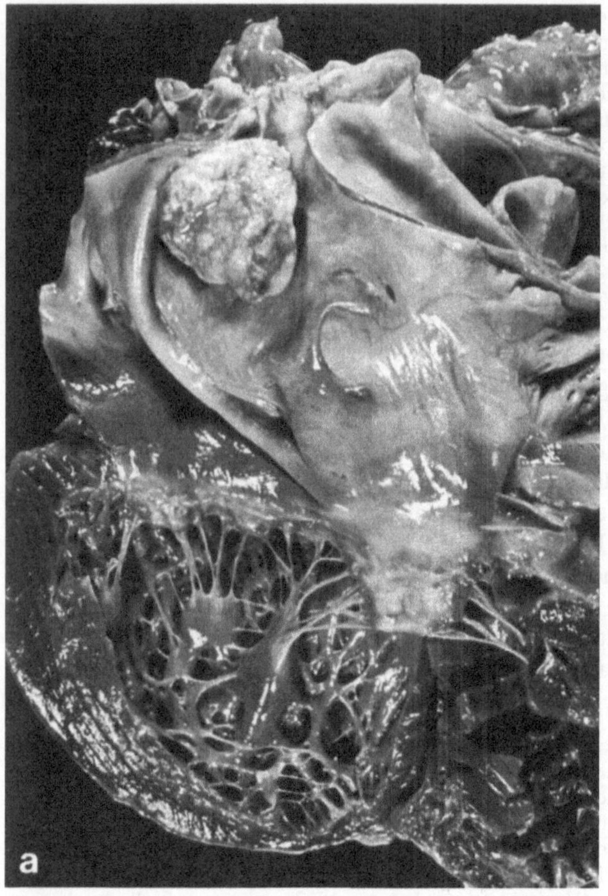

Abb. 41. a Tumoreinbruch bzw. Metastasierung im rechten Vorhof bei Bronchialcarcinom. 70 Jahre, männlich. **b** Massive Tumorthrombose der Vena cava inferior und der rechten Vorhofwand bei „Inselzellcarcinom der Leber". 46 Jahre, männlich. (vgl. MÄHR und BREITFELLNER, 1982)

reizung bei einem 13jährigen Knaben beschrieben JANKE und WIEDMANN (1953). HOPKINS und KARP (1976) berichten über eine Vorhoflähmung im Rahmen einer recessiv vererbbaren humeroperonealen neuromuskulären Erkrankung.

Wir haben SHT bei Schilddrüsenerkrankungen (Hyperthyreose, atrophische Thyreoiditis und Hypothyreose) bei Nebennierenveränderungen (Adenome bzw. adenomatöse Hyperplasie der Rinde einerseits und Nebennierenrindentuberkulose andererseits) festgestellt (Tabelle 22). Eine Fernwirkung zentral–nervöser Prozesse wie z.B. einer Subarachnoidalblutung (ESTANOL und MARIN 1975), eines Hirntumors oder eine Meningoencephalitis fiel in unserem Sektionsgut nicht an und ist auch den mit uns kooperierenden Neurologen nicht geläufig. Alle diese Mechanismen sind wegen ihrer Komplexität im Einzelfall nicht leicht als Ursache für SHT zu verifizieren (vgl. Abb. 35). Im Rahmen von Hyperthyreose (Abb. 43)

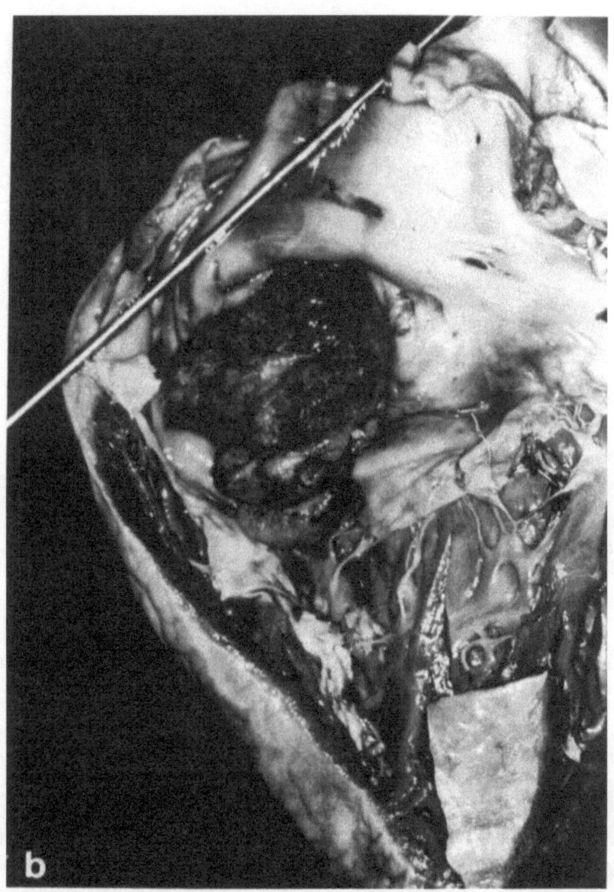

Abb. 41. b

Tabelle 22. SHT durch eventuelle endokrine Mechanismen

0247/76	62 a	W	Z. n. Operation wegen Hyperthyreose	3 Wochen a.m.	Interstitielle Myokarditis
0354/78	78 a	W	Toxisches Schilddrüsenadenom	Seit Wochen	Kardiogener Schock, VH-Arrhythmie
306/76	62 a	M	Atrophe Thyreoiditis		Globale Herzinsuffizienz (750 g HG)
0506/77	70 a	M	Zustand nach Strumektomie	Vor Jahren	Myxödem, 870 g HG, erfolglose Reanimationsversuche
0341/78	62 a	M	Hypothyreose bei Schilddrüsenhypoplasie	Seit Monaten	Marasmus, Herzmuskelatrophie
0259/79	79 a	W	Strumarezidiv, Nebennierentuberkulose	Vor Jahren	Marasmus, Herzmuskelatrophie
0519/77	59 a	W	Zustand nach Strumektomie, parathyreoprive Hypocalcämie	Vor Jahren	Myokarditis

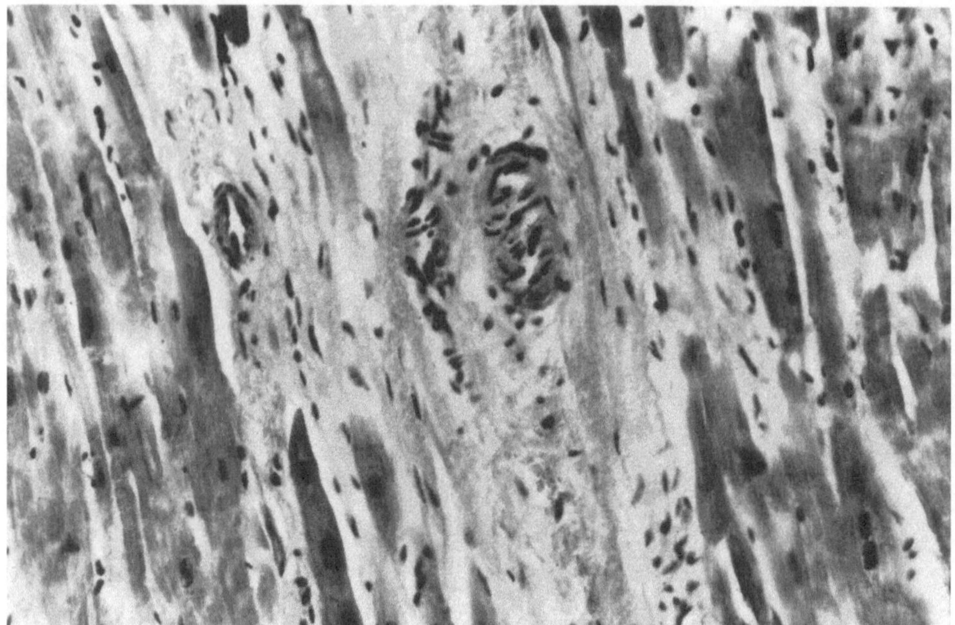

Abb. 42. Perivaskuläre „Adrenalin" – Narbe bei Phaeochromocytom, 0190/77, 69 Jahre, weiblich. HE 157,5fach

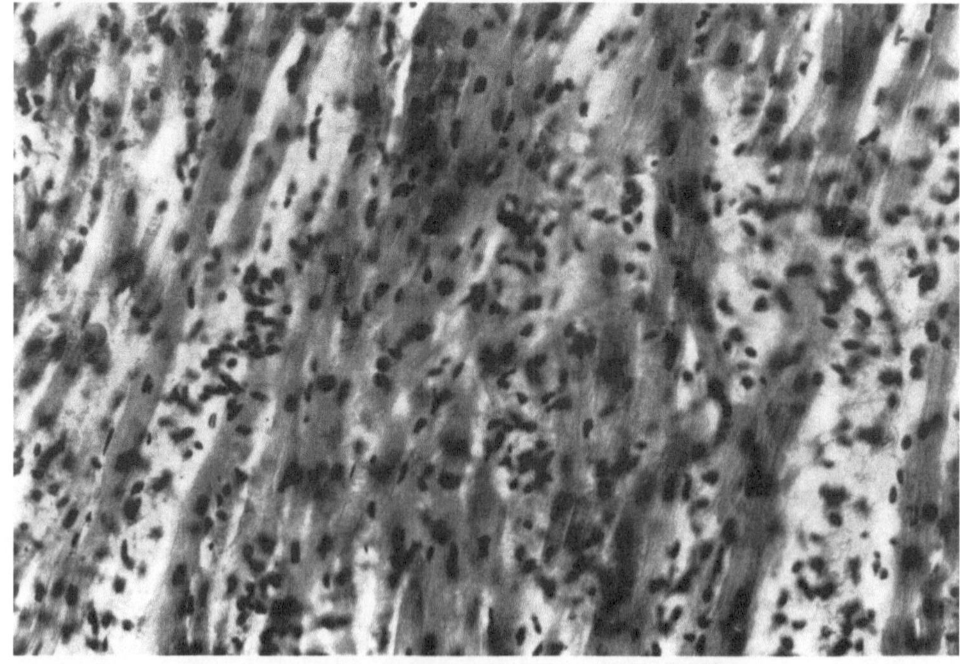

Abb. 43. Serös-lymphocytäre Myokarditis bei Hyperthyreose. HE 157,5fach, 0247/76, 62 Jahre, weiblich

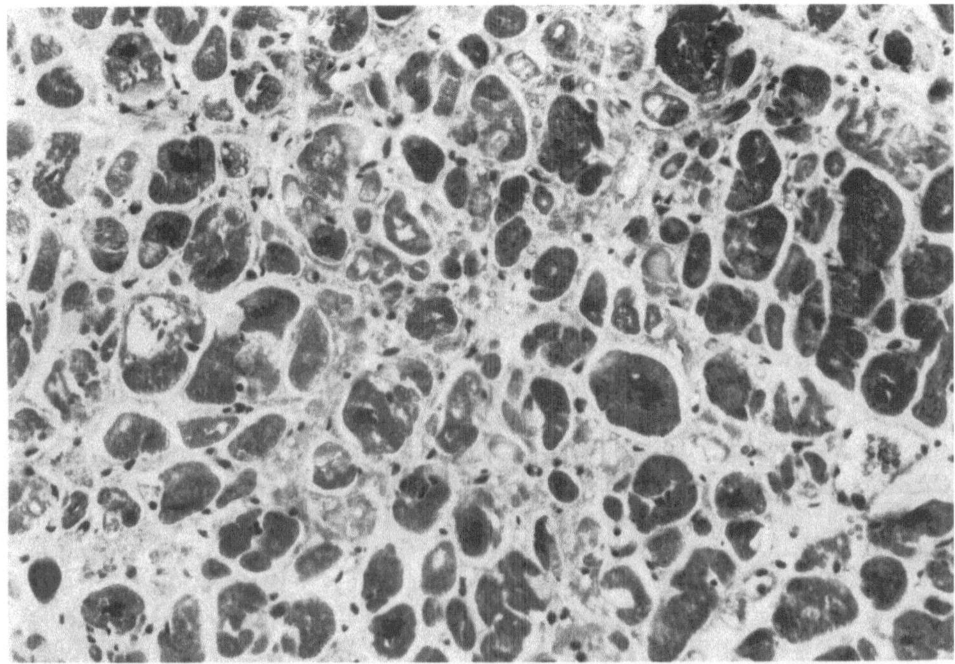

Abb. 44. Myxödemherz, Fall 21. Diffuse interstitielle Myokardfibrose, Muskelfaserdegeneration mit Cytoplasmavakuolisierung; diskrete schollige intraplasmatische Ablagerungen. Kaum entzündliche Infiltrate; Amyloidfärbung negativ. HE 157,5fach

haben wir nur einmal und zwar im Zusammenhang mit einem deswegen indizierten operativen Eingriff Herzstillstand erlebt.

Die Sauerstoffversorgung ist durch den stark erhöhten Stoffwechsel (vermehrter Bedarf) und eine damit mögliche relative Mangelsituation einerseits (SKELTON und SONNENBLICK 1978), sowie durch eine verstärkte Effektivität z. B. der Katecholamine (HENI 1972) programmiert. Minimale Schwankungen des Blutdrucks während eines Eingriffes können so bereits bedrohliche Situationen hervorrufen. Die Tachykardie, die auf die Dauer zwar eine nicht unbedeutende Kreislaufbelastung darstellt, führt allerdings primär kaum zum akuten Herztod. Das Cor thyreotoxicum gehört anscheinend der Vergangenheit an. Unter den heute gegebenen diagnostischen und therapeutischen Bedingungen dürften eben Thyroxindosen, wie sie im Experiment (SUSIN und HERDSON 1967) Myokardhypertrophie mit mehr als zweifachem Gewichtsanstieg, dazu „Nekrosen und Entzündung" sowie Organellen-Veränderungen (s. d.) hervorrufen, kaum mehr bei Patienten zu finden sein. Die Myocarditis thyreotica (s. d.) war seit jeher ein problematischer Begriff (THURNER 1974).

Bei Hypothyreose mögen Myokardveränderungen z. B. im Sinne des Myxödemherzen in seltenen Fällen, wie wir es nur einmal beobachtet haben, einen plötzlichen Herztod verursachen (Abb. 44).

Fall 21: Bei einem 70jährigen Mann mit der klinischen Diagnose Aorteninsuffizienz, biventrikuläre Myokardhypertrophie, Emphysem und chronische Niereninsuffizienz erfolgt jetzt SHT, wobei die Reanimation erfolglos blieb (0506/77).

Die Autopsie ergab Zustand nach Strumektomie vor Jahren, es finden sich jetzt weder makroskopisch noch mikroskopisch Schilddrüsenparenchymreste. Neben einer generalisierten sklerotischen Arteriopathie besteht eine erhebliche exzentrische linksventrikuläre Myokardhypertrophie mit Überschreiten des kritischen Herzgewichtes; histologisch findet sich eine diffuse interstitielle Myokardfibrose mit Faserelongation und angedeuteten degenerativen Veränderungen jedoch noch ohne Ablagerung von scholligen Massen. Amyloidfärbungen negativ; auch keine Nekrosen oder entzündliche Veränderungen. Trotzdem wird im Zusammenhang mit dem Fehlen der Schilddrüse und der klinisch angegebenen Hypothyreose diese globale Herzveränderung als *Myxödemherz* zu interpretieren sein (Abb. 44). Demgegenüber treten die Befunde an den Coronararterien in den Hintergrund.

Die moderne Substitutionstherapie nach Schilddrüsenoperationen hat ein solches Bild zur Rarität werden lassen. Anhand eines Falles haben DOERR und HOLLDAK (1947) ausführlich alle Aspekte dieser Veränderungen bearbeitet. Als spezifisch myxödematöse Veränderungen gelten mukoide Degenerate; die Mechanik des Herzversagens ist allerdings schwieriger zu erkennen. Die Autoren denken an die Manifestation einer bis zur Thyroxinbehandlung latent gebliebenen Coronarinsuffizienz, aber auch an myogene Dilatation durch den Blutrückstrom infolge der Therapie. Über das Verteilungsmuster der Läsion im Myokard mit Beziehung zum Reizleistungssystem und den Coronararterien und -venen, deren Wandveränderungen und den pathophysiologischen Ablauf wurde von den Autoren samt umfänglichen Literaturhinweisen ausführlich abgehandelt.

4. Mikrozirkulationsstörungen des Myokards

MUSTARD et al. (1967) zeigen im Experiment, daß durch Thrombocytenaggregation nicht nur die ischämische Myokardnekrose und der kardiogene Schock, sondern auch ein SHT ausgelöst werden kann. Der Schluß, daß Thrombocyten – Mikroemboli oder Mikrothrombi – auch beim Menschen focale ischämische Nekrosen oder auch tödliche Rhythmusstörungen erzeugen können, liegt nahe. Solche Fälle eines SHT kennen HAEREM (1971, 1972, 1974) und JÖRGENSEN et al. (1967). Die Flüchtigkeit dieser Veränderungen (JAMES 1977, SCHWARTZ 1980), ihre Reversibilität (JÖRGENSEN et al. 1967, SCHWARTZ 1980) werfen methodische Probleme auf; bei Autopsien werden solche Läsionen deshalb leicht übersehen oder wenig bewertet.

Wir haben bei Schockfällen gelegentlich Mikrothromben unter anderem auch im Herzmuskel gesehen und kaum zur Kenntnis genommen. In den meisten Fällen stehen schwere Auslösemechanismen, wie Polytrauma, Myokardinfarkt, Sepsis etc. so im Vordergrund, daß jene diskreten Befunde dagegen „verblaßten". Wir haben auch einige solche Herzen, die sowohl makroskopisch als auch histologisch in der üblichen Weise gar nichts geboten hatten, also eben „zu gut zum Sterben waren", gezielt untersucht und dabei wiederum solche Mikrothrombi gesehen. Wir fanden sie aber genauso bei anderen Herzen von Carcinomfällen, Tuberkulose, Apoplexie etc. Wir können terminale Läsionen im Rahmen der Sterbedauer des Sterbeprozesses also nicht ausschließen.

Die Momentaufnahme der histologischen Untersuchung gibt nur in einem kleinen Anteil diese transitorische Läsion wieder. Die postmortale Fibrinolyse

(HARMS 1971) tut ein weiteres, vor allem bei den längeren Intervallen zwischen Tod und Autopsie unserer auswärtigen Leichen.

Solche Mikrozirkulationsprobleme sind bei Anaphylaxie, Kältereiz, bakterieller Sepsis, neurogen-reflektorischem oder Endotoxinschock auch möglich (BREITFELL-NER 1978). Könnten sie Ursache eines SHT bei diesen schweren Krankheitsbildern sein, wo wir am Sektionstisch eine Menge pathologisch-anatomischer Befunde, aber keine so eindeutig richtige Todesursache vorliegen haben?

Auch beim plötzlichen Herztod in der Schwangerschaft und während der Geburt, weiter beim psychogenen Herztod ist dieser Mechanismus grundsätzlich in Betracht zu ziehen.

Der SHT durch mikrozirkulatorische Störung könnte als *„Mikroschock"* der Coronardurchblutung oder des Reizleitungssystems bezeichnet werden.

Die Plättchenaggregation verschlechtert nicht nur die Blutversorgung der kritisch entscheidenden Zentren der Rhythmusbildung und Reizausbreitung, sondern ist auch für eine vermehrte Serotoninausscheidung und Auslösung eines hypertensiven Chemoreflexes verantwortlich (JAMES et al. 1975). FISCHER und SPANN (1967) erwähnen auch Wärme und Kälteallergien.

E. Umweltfaktoren

I. Chronobiologie des SHT

Circadiane Rhythmen der autonomen Neuro-regulation und von Coronarspasmen
(s.d.) mit Schwankungen von Blutdruck, Hormonspiegel und Immunglobulinen
sind allgemein gesichert; im konkreten Fall des plötzlichen Herztodes unseres
Wissens noch zu wenig erforscht.

Die cyclischen Änderungen des Rhythmus mit Maß und Ziel (*in Relation!*)
können positive Effekte, die extreme und anticyclische Rhythmusstörung (*Relationsverlust!*) meistens negativen Effekt haben. In diesem Sinn lassen sich auch die
noch nicht völlig ausgeleuchteten Beziehungen zum Klima und athmosphärischen
Störungen etc. unterbringen. Mehrjährige Beobachtungen aus unserer Region
brachten allerdings bis jetzt keine solche erkennbare Korrelation.

In Übereinstimmung mit SCHWERD (1978) sowie DOTZAUER und NAEVE
(1956) beobachteten wir den SHT gehäuft vor allem in den Monaten Oktober bis
Dezember sowie Jänner bis März in enger sowohl zeitlicher als auch räumlicher
Korrelation mit den viralen Infektionen (Abb. 45 c). Vielfach waren solche Fälle
kombiniert; ein isoliertes Auftreten schließt bei mangelhaften Angaben infolge der
klinischen und methodischen Einschränkungen bei der Routinesektion eine solche

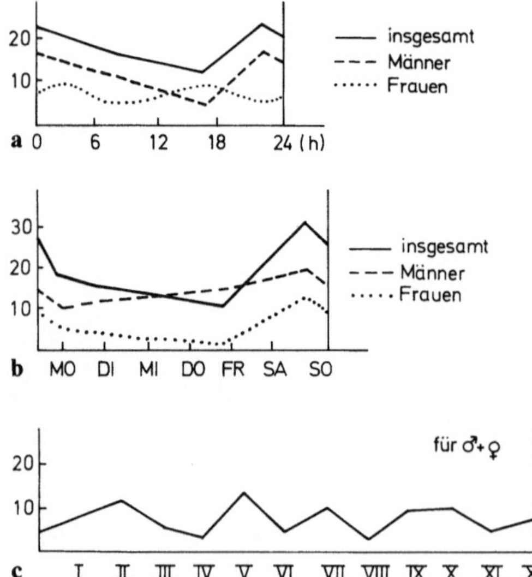

Abb. 45. Chronobiologie des SHT 1978. **a** Tagesrhythmus; **b** Wochenrhythmus; **c** Jahresrhythmus

Kombination u. E. nicht aus. BEZLER (1977) zeigt eine zusätzliche Spitze im Hochsommer bei Heeresangehörigen ebenfalls in Verbindung mit bronchopulmonalen Affektionen auf.

Als Tageszeit (Abb. 45 a) stehen bei Männern die frühen Morgenstunden deutlich im Vordergrund, gefolgt von frühen Abendstunden, letztere vor allem an Wochenenden (Abb. 45 b). Die uns am Sektionsauftrag mitgeteilten Zeitangaben entsprechen somit den Beobachtungen von KILLIP (1975) und decken sich also nicht unbedingt mit den Beobachtungen von JANSSEN und NAEVE (1975), daß 22% der plötzlichen Todesfälle in der Nacht erfolgen. Urlaubs- und Freizeit, z. B. das Wochenende oder Feiertage, spielen sicher eine große Rolle (BEZLER 1977), dies wieder im Zusammenhang mit Freizeitausgleichsbetätigung (Hobby, Sport, Gartenarbeit etc.). Wir finden regelmäßig zeitliche Beziehungen zu Mahlzeiten, häufig zu Festivitäten. Bei den Frauen lassen sich solche typische Todeszeiten nicht feststellen, wahrscheinlich aufgrund der viel geringeren Anzahl der von uns beobachteten Fälle. Insgesamt müssen klinische Todeszeitangaben mit Vorsicht aufgenommen werden, weil sie oft den Zeitpunkt der Auffindung oder von diesem her abgeleitete Schätzungen beinhalten. So sind auch völlig konträre Angaben, wie jene von DOTZAUER und NAEVE (1956) mit einem Anstieg der unerwarteten plötzlichen Todesfälle am Wochenanfang (montags) und mit einem Tiefpunkt am Donnerstag erklärlich.

II. Individuelle Faktoren

1. Geschlecht und Konstitution

Unserer Beobachtung nach spielen Lebensgewohnheit, soziale Strukturen und Konstitution eine bedeutende Rolle für das SHT-Milieu. Bezüglich Körpergewicht und Konstitutionstyp liegen unsere Beobachtungen im Rahmen der im neueren Schrifttum angegebenen Zahlen. Bei jüngeren Leuten überwiegen die Männer mit 59 zu 8 bei weitem, wobei vor allem solche niedriger Einkommensklasse mit Nebenberuf und anstrengender Freizeitarbeit (z. B. „Häuslebauen") auffallen. Psychischer Dauerstreß darf in den meisten Fällen angenommen werden.

Ansonsten ergibt sich eine Zuordnung zu den von SELBERG (1951) angegebenen Konstitutionstypen rundwüchsig, mittelwüchsig und schlankwüchsig von je 45% bzw. 35% bzw. 20%. Sehr vereinfacht haben wir diese in Anlehnung an MÖRL und FALKNER (1965) nach BURCKHARDT und KRETSCHMER (1955) aus einer Formel Körpergewicht/Körpergröße − 100 (Broca-Index) angenommen. Dabei entspricht rundwüchsig dem Faktor 1, mittelwüchsig und schlankwüchsig weniger als 1. Nach dem Quetlet-Index (Lit. bei STUDER et al. 1980) errechnet man aus dem Körpergewicht das Standardherzgewicht von 4‰ des Körpergewichtes.

2. Lebensgewohnheiten

Eine weitere bedeutende Rolle spielen die Lebens-, vor allem die Eßgewohnheiten sowohl durch die landesüblichen schwer verdaulichen Speisen, die reichlichen

Mahlzeiten an Arbeitstagen, vor allem noch spätabends und nachts. In Urlaub und Freizeit beobachten wir dies darüber hinaus auch mittags; hier wiederum in unmittelbarem Zusammenhang mit oft exzessivem Sport, mit Spiel, Wanderung oder Schwimmen, insgesamt deutlich vom Alltag abweichender Tätigkeit. Hierher zu rechnen sind auch die Fälle von SHT durchreisender Personen, von Touristen, vor allem auf langen anstrengenden Autobusfahrten.

Wir finden in solchen Fällen einen Zwerchfellhochstand mit Querlagerung des Herzens, welches einerseits reflektorisch vagal, andererseits durch eine Mangeldurchblutung des Reizleitungssystems bedingt sein kann. Wir haben diesen *postprandialen Herztod* insgesamt 14mal (bei 11 Männern und 3 Frauen) in den letzten 7 Jahren beobachtet.

Es fällt auch eine, statistisch allerdings nicht signifikante, höhere Quote von SHT bei Personen alemannischer Abstammung gegenüber zugezogener, aber bereits eingesessener innerösterreichischer (bajuwarischer) oder südtirolisch- bzw. italienischer Bevölkerung, ganz besonders aber gegenüber von Gastarbeitern auf. Zum Teil gehen diese Beobachtungen parallel mit den erwähnten Lebensgewohnheiten, dem Körpergewicht und auch psychogenen Mustern. Als ein Kriterium der landsmannschaftlichen Zugehörigkeit ist z. B. die in Vorarlberg endemische Struma als Parameter geeignet, die mit hoher Wahrscheinlichkeit bei der Autopsie einen diesbezüglichen Hinweis ergibt; zusätzlich können Familiennamen und Geburtsorte aus dem Totenschein verwendet werden.

Eiweißarme (kaloriensparende) Diät soll Arrhythmien hervorrufen (BROWN et al. 1978, SINGH et al. 1978, MICHIEL et al. 1978). Fälle von plötzlichem Herztod sind uns selber im Zusammenhang mit Abmagerungskuren nicht bekannt geworden, doch im Falle überschlanker Personen (siehe später) nicht unwahrscheinlich. Unterschiede der Häufigkeit coronarer Herzkrankheit und SHT zwischen Regionen mit weichem und hartem Wasser, wie sie von PUNSAR und KARVONEN (1979) für Finnland diskutiert wurden, sind in unserer Region ebenfalls nicht evident.

3. Mortalität

Insgesamt zeigt sich in Österreich noch keine fallende Tendenz der Mortalität durch atherosklerotische Herzkreislaufkrankheiten, was dem ungünstigen Verhältnis von ungesättigten und gesättigten Fettsäuren im Nahrungsangebot zuzuschreiben ist (AUERSWALD und DOLESCHEL 1980). Auch bei vorsichtiger Beurteilung kehrt in den uns zur Verfügung stehenden Anamnesen die ungewohnte inadäquate Belastung beruflicher, gesellschaftlicher oder zeitlicher Ausprägung, sowohl plötzliche psychische oder physische Veränderungen der Lebenslage und der Umstände ohne Möglichkeit einer protrahierten Anpassung immer wieder. Dadurch ist das neurovegetative Gleichgewicht gestört.

4. SHT im Alter unter 50 Jahren

Gerade im Alter um 50 Jahre findet man noch eine sehr bedeutende Zahl weiterer plötzlicher Todesfälle, die biologisch jenen der jüngeren Menschen zugerechnet

Tabelle 23. SHT vor dem vollendeten 50. Lebensjahr

		Fälle	M	W
a) Herzgewicht				
Normal	4‰ d. KG	20	15	5
Erhöht	10% über der Norm	18	16	2
Stark erhöht	30% über der Norm	28	27	1
	Davon über dem kritischen			
	Herzgewicht	–	14	–
unbekannt		1	1	–
		67	59	8
b) Körpergewicht				
Im Normbereich		48	45	3
Erhöht (mehr als 10%)		17	13	4
Weniger		2	1	1
		67	59	8
c) Alterskurve				
Unter 20 Jahre		3	3	–
Unter 25 Jahre		3	3	–
Unter 30 Jahre		6	3	3
Unter 35 Jahre		9	8	1
Unter 40 Jahre		16	14	2
Unter 45 Jahre		6	9	–
Unter 50 Jahre		21	19	2
		67	59	8

werden könnten. Das Alter nach Geburtsdatum stimmt in solchen Fällen meistens nicht unbedingt mit dem biologischen Alter überein; jeder Mensch ist bekanntlich so alt wie seine Gefäße. So könnte man nach dem biologischen Alter der Gefäße das Kollektiv jüngerer Personen selektiv korrigieren, indem man sowohl über als unter 50 Jahren Fälle einerseits ausscheidet wie auch andererseits hinzufügt. Kriterien dafür wären allgemeine Sklerose, Lungen- und Myokardveränderungen, konsumierende Erkrankungen, Risikofaktoren etc.

Kollektiv VII: 67 Fälle von SHT im Alter unter 50 Jahren, davon 59 Männer und 8 Frauen wurden bezüglich der für den Obduzenten auch noch post mortem faßbaren Risikodaten Herz- und Körpergewicht analysiert (Tabelle 23). Dabei war uns bewußt, daß diese Grenzlinie willkürlich und bei der Behandlung dieses Themas störend sein kann.

Wir beobachteten ein sehr stark erhöhtes Herzgewicht mit mehr als 30% bis 100% und mehr über der Norm (Extremwerte 800–1200 g) in fast der Hälfte der Fälle, dazu noch einmal ein weiteres Viertel mit zumindestens deutlich erhöhtem Herzgewicht (350–500 g) von mehr als 10%. In 14 von 67 Fällen durchwegs Männer lag das Herzgewicht über dem kritischen Punkt. Die äußerst hohe Prävalenz des männlichen Geschlechtes bei einer Altersbeteiligung ab 35 Jahren und einem Schwerpunkt zwischen 40 und 50 Jahren dabei soll betont werden. Dagegen war ein erhöhtes Körpergewicht nur in einem Viertel der Fälle, also in

Tabelle 24. Blutdruckwerte aus der Vorarlberger Gesundenuntersuchung 1973–1978/Krebs-Stoffwechsel-Kreislauf (KSK-)programm

Blutdruck	Teilnehmer	%	Bis 35 a	Bis 40 a	Bis 45 a	Bis 50 a	Bis 55 a	Bis 60 a	Bis 65 a	Über 65
M										
Im Normbereich	19 679	(73%)	77%	78%	77%	76%	74%	72%	69%	63%
Erniedrigt	2 243	(3%)	13%	10%	9%	8%	7%	8%	6%	5%
Erhöht	4 505	(17%)	9%	11%	12%	14%	16%	19%	22%	29%
Stark erhöht	341	(1%)	–	1%	1%	1%	2%	1%	2%	2%
n	26 768		2469	3265	3985	3731	4238	3181	1885	4111
W										
Im Normbereich	25 423	(68%)	72%	75%	75%	73%	70%	65%	63%	52%
Erniedrigt	4 322	(12%)	24%	18%	16%	12%	9%	6%	4%	3%
Erhöht	6 674	(18%)	3%	6%	8%	13%	19%	25%	29%	38%
Stark erhöht	710	(2%)	–	–	–	1%	2%	3%	3%	5%
n	37 129		3918	4661	5506	4909	4836	4608	2896	5795

wesentlich geringerem Ausmaß zu verzeichnen; in annähernd zwei Drittel lag es sogar im Normbereich.

Es dominieren die Coronararterienveränderungen, wobei in der Morphogenese neben Spätstadien der Läsion wie Hyalinisierung, Sequestrierung, Verkalkung häufig auch die Frühphasen mit dem Ödem der krapfenartigen Intimaquellung, der akuten Ödemnekrose mit Atherom und Ulcus häufig sind. Die Stenose als quantitativer Parameter spielt weniger Rolle; wenn sie gefunden wird, so als eine akute zusätzliche Intimaläsion zu schon bestehender alter Wandaffektion (vgl. Tabelle 12).

Die Aufschlüsselung der unter 50jährigen nach dem Alter ergibt sogar mehrere Fälle im 3. und bereits zahlreiche im 4. Lebensjahrzehnt; wiederum überwiegen die Männer um ein Vielfaches.

5. SHT und Blutdruck

Bei der Zuordnung unserer SHT zu dem einen oder anderen Grundleiden wurden einerseits klinische Angaben, andererseits morphologische Kriterien vom Myokard und vor allem von den Nierenarterien herangezogen. Ein ziemlicher Anteil der Fälle war auch nicht sicher zuteilbar. Latente Hochdruckkranke sind größtenteils weder klinisch noch pathologisch-anatomisch faßbar. So ist erklärlich, daß im Einzelfall SHT nicht unbedingt mit bekannter Hypertonie gekoppelt vorlag. Während diese Kombination SHT und Hypertonie histologisch verifizierbar ist, sind bei SHT und Hypotonie, welche ich als nicht so selten ansehe, kaum morphologische Substrate zu erwarten.

In Vorarlberg ergaben sich aus den Gesundenuntersuchungen des KSK-Programms in den Jahren 1973 bis 1978 (Tabelle 24) erhöhte Blutdruckwerte im jüngeren Lebensalter, also bei Personen unter 50 Jahren bei Männern zwischen 9 und 12%, bei Frauen zwischen 3 und 48%. Über dem 50. Lebensjahr schwanken die Zahlen zwischen 14 und 29% bzw. zwischen 13 und 38%. Es ist die Hochdruckprävalenz der jungen Männer und der älteren Frauen zu vermerken. Dieser Trend geht parallel mit dem höheren Anteil von plötzlichem SHT bei jüngeren Männern gegenüber dem natürlichen Ansteigen der Todesfälle (Busmann und Kaltenbach 1975). Zu niedrige Blutdruckwerte werden unter dem 50. Lebensjahr diesmal in fallender Sequenz zwischen 13% und 9% bei Männern, zwischen 24% und 16% bei Frauen angegeben. Über dem 50. Lebensjahr ergeben sich Prozentzahlen von 8 bis 5 bzw. von 12 bis 3. Dies sind – wohlgemerkt – Ergebnisse der Vorsorgemedizin an völlig subjektiv beschwerdefreien Patienten an einem Kollektiv von 63 897 Personen (26 768 Männer, 37 129 Frauen) im Alter von ca. 30 bis 70 Jahren.

Die altersgemäße Deckung von SHT und erhöhten Blutdruckwerten ist frappant und wird festgehalten.

III. SHT in besonderer Situation

1. SHT bei und nach Trauma

Bei der Sektionstätigkeit für eine große Unfallabteilung stellt sich gelegentlich die Frage, ob ein Unfall mit schockbedingter nachfolgender Coronarinsuffizienz oder umgekehrt ein Coronartod mit nachfolgender Unfallsituation (Krauland 1978) eingetreten ist.

Dies betrifft sowohl den Straßenverkehr (STRANO 1977) sehr häufig bei dem hier ungemein verbreiteten Radfahren, wie auch „Unfälle" beim Bergsteigen, Wandern und Skifahren.

Die folgenden Beispiele illustrieren die Variationsbreite der Fragen und möglichen Lösungen dabei:

Fall 22: Ein 68jähriger Mann (0328/76) stürzt nachmittags mit dem Fahrrad und wird tot eingeliefert. Er stand in keiner ärztlichen Behandlung, es fehlt jegliche Anamnese. Die Autopsie ergibt als Todesursache eine akute tödliche Coronarinsuffizienz bei diskreter Myokardiopathia fibrosa und biventrikulärer Myokarddilatation ohne wesentliche Hypertrophie (Herzgewicht 370 g). Zusätzliche Faktoren sind die postprandiale Verdauungssituation (Plenus venter) und die durch das Radfahren gegebene körperliche Belastung.

Andererseits sind uns auch Fälle bekannt geworden, in denen einige Wochen nach einem Bagatellunfall während der Behandlung der nur geringfügigen Verletzungen stationär oder ambulant ein SHT auftrat.

Fall 23: Ein 54jähriger Mann (0307/74) erleidet einen akuten Herzstillstand während einer EKG-Untersuchung, nachdem er zu einer lokalen Wundkontrolle am Unterschenkel 15 Tage nach einem Bagatellunfall mit dem Moped zu Fuß in das Krankenhaus gekommen war. Angina pectoris-Anfälle werden angegeben. Die Autopsie ergibt eine ganz frische, nur wenige Stunden alte Myokardischämie bei schwerer stenosierender Koronarsklerose und einem frischeren obliterierenden Thrombus im Ramus circumflexus der linken Koronararterie.

Die ungewöhnliche Zeitdifferenz zwischen einem älteren Thrombus und einer sehr jungen Myokardischämie läßt in diesem Fall auf einen langsam wachsenden verschließenden Thrombus schließen. Ein Zusammenhang mit dem Unfall wird versicherungsrechtlich wegen der relativ langen Zeitspanne zumindestens nicht zu beweisen sein. Wie weit psychische Faktoren die akute Koronarläsion beeinflußt – also beschleunigt haben, bleibt Diskussionsgegenstand.

Stumpfe, nicht zu massive Prellungen führen andererseits gerade bei jungen Leuten mit noch elastischem Thorax zur Commotio bzw. Contusio cordis (FISCHER und SPANN 1967) mit Folgen wie Reizleitungsstörung (Schenkelblock) (DAVIES und POMERANCE 1975) oder pectanginösen Beschwerden (STAEMMLER 1955).

Fall 24: Bei einem 36jährigen Mann (0104/80), welcher nach einem Skiunfall einen Schädelbasisbruch mit epiduralem Hämatom und gleichzeitig auch eine Contusio thoracis erlitt, trat während der Entlastungstrepanation bei Eröffnen der Dura ein SHT mit Blutdruckabfall auf. Als morphologisches Substrat ließ sich dafür eine ausgedehnte subendokardiale Suffusion in der septalen Wand des linken Ventrikels nachweisen (Abb. 46). Dies war sowohl zur Feststellung der Todesursache, aber auch zum Ausschluß eines Fremdverschuldens bei dieser Mors in tabula insofern von Bedeutung, als trotz beträchtlichen Epiduralhämatoms keine wesentliche Hirnschwellung oder Einklemmungszeichen bestanden und auch sonst keine massiven Verletzungen, Knochenbrüche, Fettembolie und dergleichen nachgewiesen werden konnten.

Fall 25: Ein 48jähriger Mann (0279/78) erlitt eine Contusio thoracis bei einem Sturz mit dem Fahrrad. 3 Tage nachher erleidet er einen plötzlichen Herztod bei ausgedehnten subendokardialen Blutungen im Bereich des rechten Vorhofs und des rechten Ventrikelseptums. Außerdem besteht eine frische Ödemnekrose im Bereich der rechten Kranzschlagader.

Die sonst erhobenen pathologisch-anatomischen Befunde wie eine Lobärpneumonie und einer floride Fettleberhepatitis sind als komplizierende Faktoren anzusehen, würden allein aber nicht den SHT erklären.

Blutungen nach Thorax- bzw. Herzcontusion werden im Falle eines vordergründigen Schädelhirntraumas oder anderer gravierender Befunde zwangsläufig,

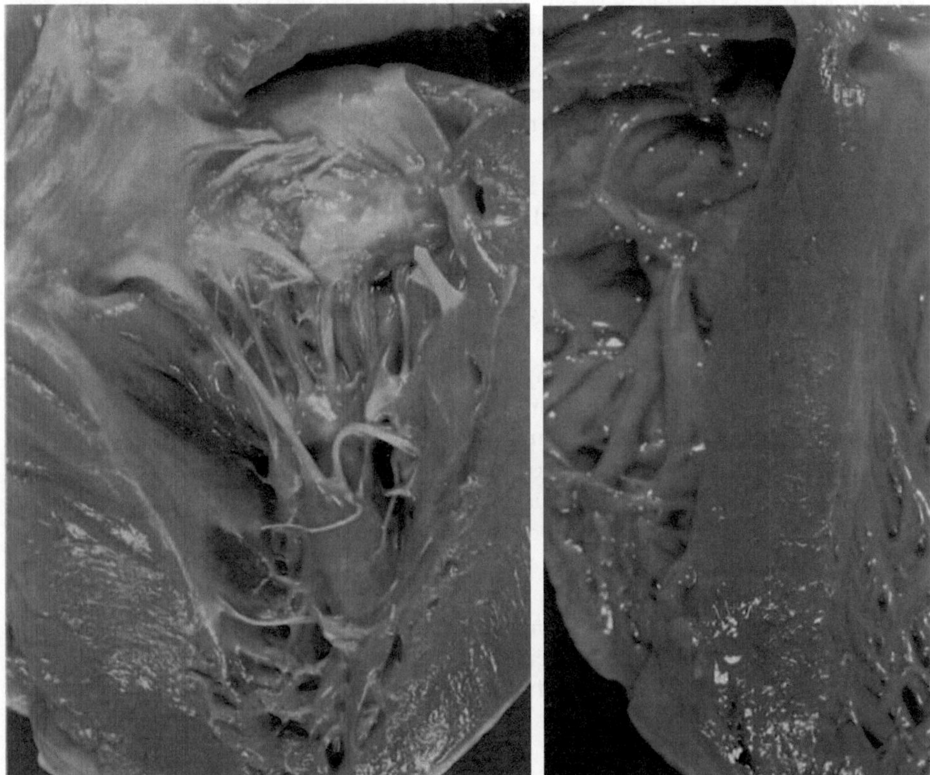

Abb. 46. Subendokardiales Hämatom im Septum und der Herzhinterwand nach stumpfem Thoraxtrauma (Contusio thoracis et cordis). Fall 24

leider oft zu Nebenbefunden des Autopsieberichtes degradiert. Gerade die *subendokardialen Blutungen* im linken Ventrikel die sich entlang dem Reizleitungssystem hinziehen, sind hinreichende Erklärung für traumatische Herzfunktionsstörungen bis zum SHT. Abgesehen von der hier möglichen lokalmechanischen Ursache beruhen sie auch auf zentraler oder peripherer Vagusreizung (FASSBENDER 1956) z. B. bei Hirndruck, Operation im Halsbereich oder auch im Bauchraum.

Die Kausalkette wird komplizierter, wenn der Tod nach Unfall durch das Hämatom oder die Reizleitungsstörung, der Unfall selbst aber wieder möglicherweise durch eine passagere Coronarinsuffizienz bedingt ist.

Auch unter „toteingelieferten Verunfallten" findet man gehäuft diese subendokardialen Suffusionen, die, wie DOERR (1974) ausführt, in der Nähe des AV-Knotens oft Reizleitungsstörungen machen. Dies erklärt auch die Herzstillstände während der Fahrt im Rettungsfahrzeug etc.

Im Zusammenhang mit dem Problem *Tod am Unfallort* kann diesen Endokardblutungen ebenfalls Beachtung zu schenken sein. Wie in den zitierten Fällen, ergeben sich Überlappungen verschiedener Herzstörungen, die aufgrund der Autopsie und nachfolgenden Gutachten zu klären sind (STAEMMLER 1952, MEESSEN 1955). Dies ist nicht immer leicht, wenn wie in dem oben geschilderten Fall 25 (0279/78) auch noch coronarpathologische Befunde vorgelegen haben. Auch Endokardblutungen ohne Traumaanamnese sollen erwähnt werden. Bei gezieltem Suchen findet man sie gelegentlich auch ohne manifeste Ursache, häufiger z. B. bei Blutungsstörungen im Rahmen einer hämorrhagischen Diathese.

Die Problematik traumatischer Herzschäden infolge stumpfer Gewalt aus versicherungsrechtlicher Sicht diskutiert CURTIUS (1947) vor allem mit dem Zusammenhang Arteriosklerose, bzw. Herzvorschädigung und Trauma. ZIMMERMANN (1976) verweist auf dadurch provozierte frühere Manifestation des coronaren Herzleidens. Die meisten pathologischen Anatomen nehmen eines Sinnes als pathogenetischen Mechanismus bevorzugt *Spasmen* sklerotischer Gefäße auf den mechanischen Reiz hin an. Jeder Fall ist im einzelnen sorgfältig zu prüfen, weshalb z. B. schon geschilderten pathologisch-anatomischen Veränderungen im Bereich des Reizleitungssystems Bedeutung zukommt; es darf keinesfalls bei jeder Contusio thoracis oder cordis vorweg ein Kausalzusammenhang zwischen Tod und vorangegangenem Unfall hergestellt werden. Auf die Grenzproblematik solcher Kausalitätsschlüsse zum Problem der „Mors in tabula" wird mit einem einschlägigen Beispiel dort näher eingegangen.

Insgesamt gewinnt man den Eindruck, daß ein Trauma als Auslösemechanismus für einen organisch bedingten SHT durchaus und nicht selten in Frage kommt, während der Unfall, der durch Herzinfarkt und Koronartod bedingt ist, wohl ein seltenes Ereignis darstellt.

2. SHT im Rahmen von Freizeit und Sport

Plötzliche, unerwartete Todesfälle *durch oder nach körperlicher Belastung* stehen nach einer umfänglichen Analyse aus Finnland (VUORI et al. 1978) in unmittelbarem Zusammenhang mit Freizeit und Hobby sowie sportlichen Aktivitäten (vgl. Tabelle 27). Auffallend ist der dabei angeführte hohe Prozentanteil von SHT, nämlich 38,4% gegenüber nur 27,4% bei üblicher Alltagsbeschäftigung. Plötzliche Coronartodesfälle sind nach DOTZAUER (1963) in 81,5% im Kausalzusammenhang mit körperlicher Belastung. Die ungewohnte, „eben nicht alltägliche" Mehrbelastung über längere Zeit ist ebenso signifikant, wie das häufigere Auftreten bei jüngeren Menschen.

25 (12,4%) der von uns beobachteten SHT-Fälle sind hierzuzurechnen. Davon waren 6 aktive Sportler, denen alle eine ausgezeichnete Kondition zuzusprechen war. Gemeinsames morphologisches Substrat war die starke vor allem linksventrikuläre Hypertrophie des Herzmuskels oft in Verbindung mit rechtsventrikulärer Hypertrophie und relative Coronarinsuffizienz bei Überschreitung des kritischen Herzgewichtes (vgl. GUNBY 1979). Eine nicht unwesentliche Rolle spielen speziell auch bei Athleten (JAMES et al. 1967) die kleinen Coronararterienäste (small-vessel disease – s. d.) (JAMES 1967, RHALF 1980) und die akute Ödemnekrose solitärer Koronarplaques.

Kollektiv VIII: Bei diesen 25 Fällen (22 Männer und 3 Frauen), die am SHT während verschiedener Formen der Freizeitbeschäftigung verstarben, erhielten wir folgende Vorgeschichten: viermal Ertrinken im Freischwimmbad, einmal in der Badewanne; zweimal Tod während des Skifahrens, einmal während einer Wanderung, viermal zu Hause, zweimal beim Radfahren usw.

Ein 37jähriger Mann (0164/78) starb, angeblich mit Zweitinfarkt, nach einem Radrennen (Leistungssport!); ein 56jähriger Mann (0446/78) als trainierter, gut konditionierter Tennislehrer am Tennisplatz; sein EKG war vor 6 Monaten angeblich o. B. gewesen. Ein 27jähriger Mann (0412/76) fiel in der Sauna tot um.

Es finden sich also zwei verschiedene anamnestische Gesichtspunkte, einmal die Bagatellbeschäftigung, zu der auch das Radfahren mit dem durch den SHT bedingten Fahrradsturz gehört und andererseits verschiedene Freizeit- oder sportliche Betätigungen, allerdings verschiedener *Intensität,* was nicht in allen Fällen überprüfbar war. Der Kernpunkt scheint jedoch der Exzess zu sein. Speziell für die Sauna gilt eine strenge Indikation bzw. Kontraindikation (PROKOP 1980).

In diesen drei Fällen ist auch ein *Hitzschlag* durch Wärmestau oder Insolation anzunehmen, was aus der früh eingetretenen Totenstarre und gesteigerten Fäulnisbereitschaft zu entnehmen, zum Teil auch durch klinische Angaben bestätigt war: SHT durch Versagen der zentralen Kreislaufregulation (JAKOB 1955).

Eine besondere zusätzliche Komponente beim Urlaub oder Sporttod ist die Bewältigung großer klimatischer Veränderungen und von Höhenunterschieden (GÜNTHER et al. 1981), wie sie z. B. beim alpinen Skilauf notwendig wird. Jährlich verzeichnen wir mehrere solcher Fälle, wenn Flachländer oft nach langer Busoder Bahnfahrt zunächst ins Skidorf (1000 bis 1500 m) und unmittelbar nachher auf Höhen von 2000 bis 3000 m auffahren. Der *Tod auf der Piste* ist aus eigener Beobachtung der klassische SHT; autoptische Befunde gibt es dazu selten, weil umständehalber nur in Ausnahmefällen seziert wird.

Fall 25 a: Ein 70jähriger Mann aus dem Bodenseeraum stirbt am Skilift im hochalpinen Gelände, wo er für einen Tagesausflug eben angekommen war, unerwartet und ohne vorangegangene Symptomatik. Die Autopsie (0611/80) ergibt eine biventrikuläre Myokardhypertrophie mit Überschreiten des kritischen Herzgewichtes (650 g) bei im ganzen nur geringer bis mäßiger lediglich peripher stenosierender Coronarsklerose und einem kleinen narbigen Herzspitzenaneurysma; daneben besteht ein hoher atypischer Abgang („high take off") der rechten Coronararterie (vgl. Abb. 16 a).

Weitere Details dazu liefert der Abschnitt „Trias des SHT". Eine spezielle Problematik hat der *„Tod im Wasser";* sie kann nur gestreift werden. PERRET (1977) fordert gerade in solchen Fällen eine genaue Obduktion mit umfänglichen auch chemischen Untersuchungen (Bestimmungen des Blutalkohols, Elektrolytwerte etc.). Diese Forderungen wäre grundsätzlich auf alle in diesem Kapitel behandelten Fälle anzuwenden.

Hier, wie auch beim *Lawinentod,* ist einerseits der *Kältestreß* mit Mikrozirkulationsproblemen (s. d.) durch den unerwartet schockartigen Temperaturabfall ohne Möglichkeit einer Anpassung, welche die Resistenz bzw. Toleranz vermindert (SELYE und GABBIANI 1969), und andererseits der psychogene Schocktod bei sympathicoadrenerger Überreaktion anzuführen. Mechanismen des reflektorischen Herzstillstand sind Vagusschock durch vegetative Übererregung im ersten Fall; plötzliche Histaminfreisetzung oder Adrenalinausschüttung im zweiten Fall. Dies dürfte nach LUGGER und UNTERDORFER (1972) allerdings ein äußerst seltenes Ereignis sein.

In allerjüngster Zeit werden auch Fälle von SHT beim Skilanglauf oder Jogging diskutiert.

Die Autopsie hat unter anderem also die Frage zu entscheiden, ob es sich im Einzelfall um einen Tod *während* oder *durch* die unmittelbar vorangegangenen kausal angesehenen Betätigungen handelt. Von KOPLAN (1979) wurde jüngst – meiner Meinung nicht ganz zu Recht – für solche Todesfälle der statistische Zufall ohne Kausalitätsbeziehung herangezogen. Andere Autoren sehen wohl solche Zusammenhänge (BJUROE et al. 1975, TURNSTALL-PEDOE 1979), besonders nach oder bei Herzaffektionen (KENTALA 1976). BÖHMIG (1959) beschrieb schon vor mehr als 20 Jahren den akuten Herztod beim Fußballsport.

3. SHT junger Menschen

Bei jungen Menschen unter dem 30. Lebensjahr tritt SHT noch nicht allzuhäufig auf; wenn, dann unter folgenden Voraussetzungen:

a) Angeborene oder erworbene Vitien sind Ursache einer Myokardüberlastung.

Fall 26: Ein 8jähriger Knabe verstirbt plötzlich während einer Wanderung auf einer Alpe. Ein Herzfehler soll bestanden haben; näheres ist nicht bekannt, da der behandelnde Arzt zu diesem Zeitpunkt auf Urlaub war.

Die sanitätspolizeiliche Leichenöffnung (0397/80) ergibt ein kombiniertes Mitral- und Aortenvitium nach Endokarditis mit Mitralinsuffizienz und Aortenstenose mit Insuffizienz. Dementsprechend eine beträchtliche linksventrikuläre Herzwandhypertrophie und -dilatation. Das Herzgewicht gegenüber der Norm um 80% erhöht.

b) Ein wesentliches *Grundleiden* ist die Ursache für eine Situation, die trotz des jugendlichen Organismus ein viel weiter fortgeschrittenes biologisches Alter darstellt; gelegentlich ist ein solches aber nicht auf den ersten Blick erkennbar. Die Analyse der multifaktoriellen Aspekte zeigt, daß Übergewicht und exzessives Rauchen, genetische Faktoren (Diabetes mellitus, Hypertonie und Hyperlipoproteinämie) zusammenwirken können (SCHMIDT-GAYK 1976, MORET et al. 1980), Risikofaktoren, die bereits im Kindesalter wirksam werden (MEYER 1981).

Fall 27: Eindrucksvoll war das Schicksal eines jungen Mannes, der mit 22 Jahren eine ausgeprägte Coronarsklerose mit dreiviertel Einengung des Riva aufwies, wie sie uns für die fortgeschrittene sklerotische Arteriopathie und Hochdruckkrankheit in höherem Alter geläufig ist.

Die behördliche Obduktion (0463/75) wurde vom Gemeindearzt wegen plötzlichen Todes (Ursache unbekannt) angeordnet. Der Verstorbene war am Todestag Skifahren gewesen, klagte abends über Brechreiz und typische Schmerzen über dem Brustbein, bekam blaue Finger und Atemnot. Der beigezogene Arzt konnte nurmehr den Tod feststellen; ein Infarktgeschehen wurde angenommen.

Die Autopsie des schlankwüchsigen normalgewichtigen Mannes ergab die schon erwähnte stenosierende Coronarsklerose mit beträchtlicher Atherombildung und Intimaverquellung sowie umschriebenen Ödemnekrosen, in ihrer Umgebung entzündliche Infiltrate und Granulationsgewebe. An mehreren Stellen auch ganz frische Abscheidungsthrombose. Das Myokard zeigt eine fleckförmige Fibrose daneben Verlust der Querstreifung, sowie eine feintropfige Verfettung im Sinne einer perakuten Myokardischämie.

Daneben bestand eine schwere Eingeweidestauung und eine Pfortaderthrombose mit multiplen hämorrhagischen Leberinfarkten als Zeichen einer doch schon länger bestehenden Rechtsherzinsuffizienz. Auffällig eine Thymuspersistenz mit einem Gewicht von 41 g.

Es präsentiert sich hiermit ein typischer Fall eines zwar plötzlichen aber sicher nicht unerwarteten SHT, weil bereits vor einem halben Jahr präkardiale Schmerzen und Extrasystolen anamnestisch erhebbar waren und weil bei der Ergometrie anläßlich einer stationären Behandlung 8 Wochen vor dem Tod durch Belastung mit 75 Watt ein passagerer Rechtsschenkelblock aufgetreten war. Weiter bestand ein jugendlicher Grenzdiabetes mit Steatosis hepatis bei einer, wie der Kliniker es ausdrückte, „mangels anderer nachweisbarer Ursachen labilen essentiellen Hypertonie".

Fall 28: Eine ganz andere Formalgenese des plötzlichen Herztodes war bei einem 16jährigen Burschen (023/78) anzunehmen, der an einer Skisportwoche teilgenommen hatte und in der Nacht vor dem Tod angeblich zusammen mit mehreren anderen Kollegen stark erbrochen hatte. Bis auf den Verdacht einer Aspiration war für die Klinik der Tod ungeklärt. Die Autopsie ergab eine exzessive biventrikuläre Myokarddilatation mit massivem Lungenödem, Lungenstauung und Lungenblutungen. Auch schienen zahlreiche subseröse Blutungen und ein Gehirnödem auffällig. Weiter fanden sich blutende Magenschleimhauterosionen (als terminales Streßäquivalent?) und ein Kardiaschleimhauteinriß von 1,5 cm Längsdurchmesser am Übergang vom Ösophagus zum Magen, von uns im Sinne eines diskreten Mallory-Weiss-Syndroms interpretiert. Eine Thymuspersistenz (37 g) und eine „chronisch hyperplastische Tonsillitis" seien der Vollständigkeit halber erwähnt.

Das Myokard zeigt lediglich vereinzelt interstitielle Erythrocytenextravasate im Zusammenhang mit der extracorporalen Herzmassage, sonst keinerlei pathologischen Befund. Toxikologische Untersuchungen sowohl in Richtung Medikamente – Drogen einerseits, wie auch Lebensmittelvergiftung andererseits, verliefen im Mageninhalt und Harn negativ. Die bakteriologische Kultur ergab keine pathogenen Darmkeime, auch keine enterotoxischen Staphylokokken. Epikritisch wurde dieser Fall als Tod infolge Elektrolytverschiebung durch das massive Erbrechen im Zusammenhang mit der körperlichen Überbeanspruchung durch zum Teil extremes Skifahren, also eine biventrikuläre Myokarddilatation – Elektrolytmyokardose abgeschlossen (Abb. 30).

Den Status thymolymphaticus, der sicher früher als Ursache eines plötzlichen Todes überbewertet worden ist, sollte man im Lichte immunologischer und hormoneller Anpassungsmechanismen bei Allergie (s. d.) und Schock, sportlicher Überbelastung oder überhaupt nur in der Pubertät als Indikatorbefund doch wieder mehr berücksichtigen.

Kollektiv IX: Weitere Beobachtungen (Tabelle 25) von plötzlichem Herztod junger Menschen aus ungeklärter Ursache waren obstruktive Kardiomyopathie (s. d.), eine floride Myokarditis mit kardiogenem Schock, ein Status asthmaticus, der außer dem akuten Lungenemphysem und der Asthmabronchiolitis keinerlei andere pathologischen Befunde bot. Die Frage des SHT bei Asthma wird eigens behandelt, ebenso wie der Tod einer jungen Frau durch vagalen Reflex. Ein „Ertrinkungstod" und ein Tod in der Sauna sind beim Kapitel Freizeit, Sport etc. schon diskutiert worden.

Fall 29: Bei einem 22jährigen jungen Mann (0467/76), bei dem bis wenige Monate vor dem Tod regelmäßige Drogenapplikation (Heroinsucht) zugegeben wurde, trat im Rahmen eines Urlaubes mit Freunden in einer Berghütte ein unerklärbarer plötzlicher Tod ein.
Die Sektion ergab eine schwere Kachexie und Anämie bei Drogensucht, das Bild der Hippiehepatitis; eine sarkoide Granulomatose der mediastinalen Lymphknoten (Morbus Boeck), weiter eine schwere hämorrhagische Tracheobronchitis, Lymphadenitis und hämorrhagisches Lungenödem als Ausdruck eines schweren grippalen Virusinfektes, dazu auch noch Darmbeteiligung (Enterocolitis catarrhalis). Es bestand eine akute Rechtsherzdilatation mit Stauungsorganen. Das Myokard bot das Bild der akuten Gefügedilatation ohne entzündliche Infiltrate, Nekrosen, Narbenbildung etc.

Tabelle 25. Beispiele für SHT junger Menschen (unter dem 30. Lebensjahr)

Kollektiv VIII		Path.anat. Befunde	Komplikative Situation
08/73	27	Idiop. obstruktive Cardiomyopathie	Krankenhausbesuch
015/75	16	Myokarditis	Sport
083/75	18	„Status asthmaticus"	Status asthmaticus
0463/75	22	Coronarsklerose mit Thrombose	Juveniler Diabetes mellitus
0288/76	23	Keine	Postprandialer Zwerchfellhochstand
0412/76	27	Akute Coronarinsuffizienz	Saunabesuch
0467/76	22	Virusinfektion, tox. Myokardose; „respiratory tract infection", Sarkoidose, Hippie-Hepatitis	Heroinsucht
023/78	16	Elektrolytverlust	Exzessives Erbrechen (Mallory-Weiss-Syndrom)
0227/79	27	Vagaler Reflex	Postprandialer Zwerchfellhochstand

Die gerichtsmedizinische Untersuchung von Blut- und Darminhalt auf Drogen, speziell auf Morphin und Derivate, brachte keinen positiven Befund.

Dieser Fall scheint mir ein Beispiel für die *Kombinationswirkung* mehrerer eigenständiger, wohl durch die Situation in einem gewissen Zusammenhang stehender Prozesse wie Hippiehepatitis, Sarkoidose und grippaler Virusinfekt bei einer Drogenkachexie zu sein.

4. Typische Konstellation – Trias des SHT

Aus den meisten der in den vorangestellten Abschnitten Unfall, Freizeit-Sport, Jugendliche erwähnten Beispiele läßt sich ableiten, daß es für den SHT ganz typische Situationsmuster gibt. Unter den verschiedensten Umständen und Aspekten treffen eigentlich immer drei Momente zusammen, die man als eine *Trias des SHT* bezeichnen könnte (Tabelle 26).

Es liegt als Grundleiden eine mehr oder minder schwere bzw. stenosierende Coronarsklerose vor, welche in Zusammenhang mit einer akzidentellen Krankheit, inadäquaten physischen oder psychischen Belastung und einem zusätzlich exogenen Faktor z.B. auch zu einer akuten „Kreislaufdysregulation" führt (Tabelle 27). In den überschaubaren Fällen der letzten 8 Jahre sind solche exogene Faktoren z.B. eine chronisch latente Kohlenmonoxydvergiftung bei Basteln an Fahrzeugen oder Motoren, in Werkstätten und Garagen; auch dem Blei in der Atemluft wird im Zusammenhang mit Benzinmotoren eine morphologisch nicht näher faßbare Rolle zuzuschreiben sein (Tabelle 28). Auf die postprandiale Situation mit Zwerchfellhochstand und funktioneller Mangeldurchblutung des Herzens wurde bereits eingegangen. Auf die Kombination Überanstrengung und opulentes Mahl wies auch SCHWARZ (1970) hin. Alle diese Noxen sind sicherlich meistens im Zusammenhang mit schon bestehenden Grund- und akzidentellen Erkrankungen

Tabelle 26. Beispiele für die Komponenten der Trias des SHT

Grundleiden	Akzidentelle Krankheit	Exogener Faktor
Coronarpathologischer Status	Allgemeinerkrankung	Hypoxie
Myokardpathologischer Status	Virusinfekt	(Blei, Nicotin, CO)
RL-Störung	Endomyokarditis	Hypoxämie (postprandiale Situation)
Vitium angeboren erworben	Trauma, Coronarspasmus	Alkohol Narkose
Anämie	Anomalie und Abnormität	Psychischer Streß, körperliche Anstrengung
	Asthma	
	Elektrolytverlust (Erbrechen, Durchfall)	Plötzlicher Höhenunterschied Hitzestau, Insolation

nur unmittelbar auslösendes Moment („Zünglein an der Waage", „Triggermechanismus") zum Kippen des wahrscheinlich schon lange labilen Gleichgewichtes der Coronarversorgung. Kausalgenetisch wird in allen solchen Fällen wie auch beim Tod im Asthmaanfall, bei akutem Rechtsherzversagen, bei Tod durch körperliche oder physische Überbelastung, bei Herzklappenfehlern oder Endokarditis bei Entzündung des Herzmuskels, bei Allgemeinerkrankungen (Entzündungen, Stoffwechselstörungen, Neoplasien) letztlich immer wieder der protrahierte Sauerstoffmangel zu Intimaschädigung der Kranzschlagader führen.

Tabelle 27. SHT bei körperlicher Anstrengung

1972–1979

Sektionen	2921			
Plötzliche Todesfälle	783	26%		
SHT i.w.S.			517	66%
SHT i.e.S.			*201*	*25,6%*
Körperliche Belastung				*51* *25,3%*

Prozentueller Anteil der jeweiligen „*Belastung*"	VUORI et al. 1978	BREITFELLNER 1980
Berufstätigkeit – Alltagsbeschäftigung (Haushalt, Fabrik, Landwirtschaft etc.)	27,4	15,7
Besondere Belastung (Wandern, Schwimmen, Radfahren, Schneeräumen, Rasenmähen, Auto reparieren, Sport etc.)	38,4	33,3
Verschiedene Situationen (Sauna, WC, psych. Streß etc.)	34,2	51,0

Tabelle 28. Alltags-Szene des SHT außerhalb von Spitälern

Situation	Fälle aus eigener Anschauung		
	Fälle	M	W
„Ertrinken", Baden, Schwimmen	4	4	–
Zu Hause	4	2	2
Sturz mit Rad	3	3	–
Skifahren	2	2	–
Sauna/Badewanne	2	2	–
Leistungssport	2	2	–
Wandern	1	1	–
Rasenmähen	1	1	–
Autoreparatur	1	1	–
Einkaufen	1	1	–
Durchreise	1	–	1
	22	19	3

Ältere Menschen sind zusätzlich durch die mangelhafte oder inkomplette Windkesselwirkung des unelastisch gewordenen Arcus aortae betroffen; jüngere Menschen durch Klappenfehler und Herzmißbildungen. Die Relation von Angebot und Nachfrage in erster Linie von Sauerstoff stimmt nicht mehr. Es handelt sich um ein Zustandsbild der Dysharmonie, wobei präexistente Risikofaktoren die Katastrophe zum Höhepunkt bringen (KILLIP 1979).

KRAULAND (1972) sowie VUORI et al. (1978) betonen besonders auch den psychischen Faktor. Möglicherweise kann die psychosomatische Grenzsituation der ambulanten Monitorüberwachung (GRADMAN et al. 1977, POOL et al. 1978, LAHIRI et al. 1979), eine ärztliche Untersuchung (EKG; Ergometrie – ULMER 1974, GRADMAN et al. 1977; vgl. auch Fall 23) diese Trias komplettieren.

Aus dieser unglücklichen Konstellation ergibt sich immer das pathogenetische Prinzip von zu wenig O_2 Angebot bei besonderem Verbrauch (DOERR 1972b, 1974, 1977); lediglich die Gewichtung der einzelnen erwähnten Komponenten der „Trias des SHT" ist verschieden (Abb. 47).

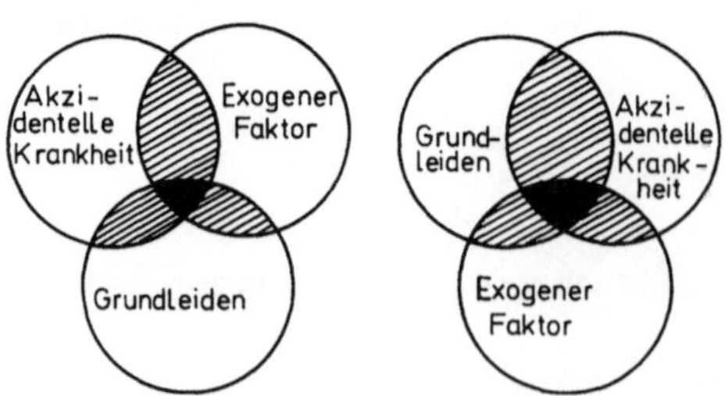

Abb. 47. Trias des SHT. Kreislaufbelastung durch schraffiertes Feld markiert; unterschiedliche Gewichtung der einzelnen Komponenten

Fall 30: Ein 34jähriger Mann verstirbt plötzlich, nachdem er während einer Mopedfahrt von Übelkeit überfallen, abgestiegen und noch ein paar Schritte gegangen war.

Die sanitätspolizeiliche Leichenöffnung (0400/80) ergibt einen akuten zum Teil hämorrhagischen Infekt des Respirationstraktes mit Tracheobronchitis, hämorrhagischem Lungenödem und hämorrhagischer Lymphadenitis, einer grippalen Affektion zuzuordnen. Das sehr große weite schlaff-fetzige Herz zeigt das Bild der Gefügedilatation und eine interstitielle zum Teil seröse diskret lymphocytäre Myokarditis. Zusätzlich besteht auch eine akute katarrhalische Enterocolitis. Als weiterer komplikativer Faktor sind beide Kranzschlagadern trotz des jugendlichen Alters exzentrisch-segmental sklerotisch mit einer allerdings nur geringen Lichtungseinengung.

Dieser Fall dokumentiert die Trias des SHT sehr anschaulich, wo bei bestehender Coronarsklerose und einer akzidentellen viralen Infektion durch eine zusätzliche körperliche Belastung oder einen abgasebedingten Sauerstoffmangel bzw. erhöhtes CO-Hämoglobin (McKENNA et al. 1980) der SHT ausgelöst wurde.

5. Mors in tabula

Im weiteren Sinn muß man dazu vollständigkeitshalber auch alle jene Todesfälle rechnen, die in unmittelbaren Zusammenhang mit einem operativen Eingriff stehen und als eine Folge, wenn auch in einem zeitlichen Abstand von Stunden bis Tagen auftreten. Darüber kann nicht generell sondern nur im Einzelfall diskutiert werden.

Auch strenge Kriterien für Operationsindikationen, für präoperative Vorbereitung und intra- sowie postoperative Überwachung können Todesfälle in Zusammenhang mit operativen Eingriffen nicht völlig verhindern. Nur ein Teil dieser Fälle wird hierzulande gerichtlich obduziert, ein Großteil nach gerichtlicher Freigabe einer klinischen Autopsie zugeleitet. Bei diesen pathologisch-anatomisch zu beurteilenden Fällen ist die Frage nach dem Tod *während* oder *durch* Operation oder Narkose, die ja eine kontrollierte und gesteuerte Vergiftung darstellt, zu untersuchen. Es ist sehr verantwortungsvoll, vor allem wenn es sich um den „Narkosetod" jüngerer Leute bei kleinen Eingriffen handelt. Hier ist die morphologische Beweisführung für einen natürlichen Tod besonders wichtig, weil Narkotica und andere Medikamente, die zusammen mit anderen ursächlich sein können, postmortal schwer nachweisbar und anschuldbar sind. Solche Fälle, bei denen uns ein solcher morphologischer Beweis nicht gelang, haben sehr aufwendige chemisch-toxikologische Untersuchungen samt Gutachten zur Entlastung des Operateurs und Anästhesisten nach sich gezogen.

Ferner sind Ursachen für solche Todesfälle in der Narkose bzw. während der Operation, die durch die vorhergehende internistische Untersuchung nicht zutage kamen, Unterlagen für die im Krankenhaus zu setzenden Maßnahmen gewesen. Insofern hat jeder von uns ausführlich diskutierte Fall beigetragen, solche Zwischenfälle laufend zu reduzieren, vor allem die Indikationen strenger zu stellen, die Voruntersuchungen und Vorbereitungen ausreichend und sorgfältig zu planen (EYRICH 1980). Die häufigsten Risikofaktoren wie verminderte kardiale Leistungsfähigkeit (Ödeme, dekompensierte Hypertonie, floride Myokarditis), bronchopulmonale Störungen, Hypovolämie, Stoffwechsel- und Organstörungen, Übergewicht, laufende Medikation (Digitalis, Beta-blocker, Antihypertonica, Corticoide,

Diuretica, Abführmittel etc.) zu kennen, ist selbstverständliche Sorgfaltspflicht (FURUYA 1975).

Als Risikofaktoren für eine intraoperative oder postoperative kardiale Dekompensation mit letalem Ausgang werden von VORMITTAG (1975) ein Alter über 75 Jahre, vorbestehende kardiale Insuffizienz oder zumindestens Belastungsinsuffizienz, eine Hypertonie von über 180:95 mm Hg nebst fortgeschrittener Atherosklerose angegeben. Vor allem langdauernde Eingriffe mit ein- oder mehrmaligem intraoperativen Blutdruckabfall auf 70 mm Hg systolisch oder eine postoperative Anämie von 3,5 Mill. Erythrocyten ist zu beachten. Das vorgeschädigte Myokard toleriert eine Diskrepanz zwischen Sauerstoffbedarf und Sauerstoffzufuhr wesentlich schlechter.

Bei 25%igem Ausfall der Ventrikelmuskelmasse tritt kardiale Insuffizienz ein (KLEIN et al. 1967); bei über 40%igem Ausfall der kardiogene Schock (PAGE et al. 1971). Weil 90% der Energie im Herzen für Muskelarbeit und nur 10% zur Aufrechterhaltung der Struktur verwendet werden (OLSON und BARNHORST 1974), wird bei einem Energiedefizit die Kontraktilität des Herzmuskels rascher eingeschränkt als seine Struktur zerstört.

Der intraoperative Herzstillstand ist oft auch eine Folge des unglücklichen Zusammentreffens von drei Faktoren, wie sie oben als Trias des SHT zusammengefaßt wurden.

Fall 31: Eine 50jährige Frau, die am Beginn einer Strumaresektion bei euthyreotem Knotenkropf einen Herzstillstand in der Narkose erlitten hat, bot autoptisch (0227/74) ein leicht hypertrophes und jetzt akut dilatiertes Herz ohne Klappenveränderungen und ohne Lichtungseinengung der großen Coronararterie. Histologisch am Myokard eine netzförmige und kleinfleckige Fibrose, weiter lympho-histiocytäre Infiltrate, auch ausgedehnte knötchenförmige Granulome nachweisbar. Die kleinen Kranzschlagaderäste („small vessels") sind englumig und wandverdickt, insgesamt also das Bild einer mittel- bis höhergradigen diffusen rheumatoiden Myokarditis mit akuter Dilatation.
Anamnestisch war Diphtherie in der Kindheit und Zustand nach Tonsillektomie wegen eitrig abszedierender Tonsillitis bekannt; auch reduzierte Sportfähigkeit, aber keine manifesten kardialen Symptome. Das Grundleiden „small-vessel disease" in Verbindung mit der Myokarditis als akzidentelle Erkrankung und der Operationssituation (passagere O_2 Mangelversorgung bei der Intubation) komplettiert die postulierte Trias.

In der Traumachirurgie und ihrer Anästhesie sind überdies spezifische Aspekte wichtig; vielfach kommt es zur Überlagerung mehrerer Kausalfaktoren, gelegentlich mit negativem Rückkopplungseffekt. Dazu ein typisches Beispiel:

Fall 32: Ein 55jähriger „gesunder" Mann wird nach einem Autounfall ansprechbar, allerdings mit Zeichen einer „gewissen" Alkoholisierung, wegen einer durch drohende Ernährungsstörung der unteren Extremität komplizierten Fraktur gegebenen zwingenden Indikation in Allgemeinnarkose operiert. Dabei halten sich die Blutdruckwerte während des gesamten insgesamt über 3 Stunden dauernden Eingriffes normal. Nach Abschluß der Operation soll Umlagerung zwecks Versorgung von Rißquetschwunden an anderer Stelle erfolgen, wobei es zum *SHT* kommt.
Nach Freigabe durch die Staatsanwaltschaft erfolgt eine klinische Autopsie (0394/75); folgende Befunde sind von Belang: Herzdilatation mit Lungenödem, Rechtshypertrophie bei stenosierender Coronarsklerose und mäßiggradiger allgemeiner sklerotischer Arteriopathie; Contusionsblutungen im Bereich des Mediastinums sowie des Herzmuskels. Ein Blutalkoholgutachten ergibt einen Spiegel von 1,1‰ im Blut und 2,3‰ im Harn; somit steht eine Kombinationswirkung von Alkohol und Narkoticum unter anderem als Todesursache zur

Debatte. Eine spätere ausführlich erfolgte gutachterliche Deutung sämtlicher Befunde verneinte einen Narkosetod, weil es dann am Beginn der Narkose zum Zeitpunkt der höchsten Konzentration des Narkoticums und nicht gegen Ende zum Herzstillstand gekommen wäre. Nachdem auch eine Fettembolie ausgeschlossen wurde, werden die Contusionsblutungen im Mediastinum im Bereich des Epi-, Myo- und Endokards in Zusammenhang mit einer bestehenden Mangelversorgung mit Sauerstoff durch die stenosierende Coronarsklerose als „natürliche Ursache" eines plötzlichen Todes *in* der und *nicht durch* die Narkose, wohl in Abhängigkeit vom vorangehenden fremdverschuldeten Unfallgeschehen angenommen. So besteht hier wohl ein versicherungsrechtlicher Haftungsfall für die Unfallverursacher, nicht aber für das Krankenhaus.

6. Befunde bei Toteinlieferung bzw. erfolglosem Reanimationsversuch

Kollektiv X: Zugrunde liegt die Auswertung von 49 speziell untersuchten Fällen, die alle klinisch tot eingeliefert worden waren und an denen in der Notfallambulanz der Inneren Medizin des Landeskrankenhauses bis zu 30 min lang eine Reanimation versucht wurde (Tabelle 29). Zu einem Teil waren erste Maßnahmen bereits im Rettungsfahrzeug eingeleitet worden. Nach unseren autoptischen Befunden waren 26 davon einem SHT erlegen. Es dominiert in all diesen Fällen die schwere fleckförmige stenosierende Coronarsklerose ohne thrombotischen Verschluß und ohne Infarktbildung, soweit makroskopische Beurteilung dies zuließ. Histologisch finden sich entweder die Kriterien der akuten oder besser perakuten Myokardischämie – weniger als 60 min alten –, d.h. entweder geschädigte aber noch lebensfähige Zellstrukturen oder focale Zellnekrosen; erstere liefern durch ihre Membran- und Stoffwechselstörung die elektrische Auslösung des Kammerflimmerns (elektrische Instabilität); letztere dagegen sind elektrisch inert (SCHWARTZ 1980). Solche Läsionen beschrieben REICHENBACH und MOSS (1975) ebenfalls an Patienten nach erfolglosen Reanimationsversuchen.

Unser Kollektiv weist prinzipiell die schon detailliert geschilderten Läsionen am Herzen auf, wie sie auch für den Gesamtquerschnitt durch die Vorarlberger Sekundenherztodesfälle typisch sind. Auch Alters- und Geschlechtsverteilung und die Chronobiologie sind nicht signifikant unterschiedlich.

Tabelle 29. Ursachen für einen plötzlichen, unerwarteten Tod anhand der pathologisch-anatomischen Diagnosen nach „Toteinlieferung" im Landeskrankenhaus Feldkirch

Herz	Herzinfarkt	13	
	Linksherzdekompensation	13	
	Pulmonalembolie	2	30
		2	
Herznahe Gefäße	Aneurysmablutung		2
Sonstiges	Ösophagusvaricenblutung	2	
	Subarachnoidalblutung	2	
	Milzruptur	1	
	CO-Vergiftung	1	
	Ertrinkungstod	1	11
	Tumorarrosion	2	
	Pneumonie	1	
	Bolustod	1	
	Nicht erhebbar		6
			49

Es handelt sich entweder um Patienten mit langer Herzanamnese, zahlreichen multiplen ischämischen Attacken oder um junge bzw. jüngere Personen ohne jede Anamnese, oft auch ohne bekannte Risikofaktoren. Bei ersteren liegt also nur ein SHT im weiteren Sinn, dagegen bei letzteren liegt ein SHT im engeren Sinn vor, wie er hier behandelt werden sollte.

Die Reanimationseffekte hielten sich im bekannten Rahmen; sie kamen in diesen Fällen als eine unmittelbare natürlich in Differentialdiagnose fallende Todesursache nicht in Frage.

7. Spätfolge nach operativen Eingriffen oder erfolgreicher Reanimation

Über SHT als Spätfolge nach operativen Eingriffen am Herzen berichten QUATTLEBAUM et al. (1976), STRAUB et al. (1977), MARIN, GARCIA und MOLLER (1977), GILLETTE et al. (1977). Wie schon erwähnt handelt es sich in erster Linie um Reizleitungsstörungen.

Kollektiv XI: Beobachtet und gezielt untersucht wurden 19 Fälle von SHT nach operativem Eingriff entweder am Herzen selbst wie Schrittmacherimplantation (6mal), Klappenersatz (2mal), Coronar-Bypass (1mal), korrigierter Aortenisthmusstenose und Verschluß des Vorhofseptumdefektes (1mal) oder Zustand während einer Karotisangiographie (1mal), sowie postoperativ unerwartet plötzlich verstorbene Patienten bzw. Todesfälle nach ein- oder mehrmaliger erfolgreicher Reanimation (8mal).

Die Herzen dieser Patienten waren durchwegs hypertrophisch (Cor bovinum), in den meisten Fällen auch mit einer feinfleckigen Myokardfibrose meistens nicht mehr erkennbarer Ätiologie. Die Situation war in einigen Fällen kompliziert durch Lipomatose, in einem Fall durch eine an anderer Stelle bereits ausführlich erwähnte spangenförmige Myokardverkalkung (Abb. 12). Überwiegend bestanden Veränderungen im Bereich der Erregungsbildung und -ausbreitung.

Morphologische Substrate dafür sind Fibrose des Myokards und des spezifischen Gewebes (BHARATI et al. 1979, MARIN, GARCIA und MOLLER 1977). Vernarbung am Epi- bzw. Perikard mit Serosacysten (Springwater cysts) (Abb. 48) dürften keine große Rolle spielen. Im weiteren wird auf die ausführliche Abhandlung chirurgischer, traumatischer und iatrogener Herzkrankheiten von DAVIES und POMERANCE (1975) verwiesen.

Der SHT trat in allen Fällen durch eine relative Koronarinsuffizienz und Hypoxie ein; eine Störung der Erregungsausbreitung von der Schrittmacher-Elektrode konnte morphologisch in unseren allerdings nur wenigen Fällen nicht verifiziert werden. Der jeweils konkrete Operationsbereich mit zwei Ausnahmen (Abb. 49 und 50) bot keine ausreichende Erklärung für den SHT. Schwere entzündliche Alteration am Endokard z.B. durch den Schrittmacher (BRYAN et al. 1978) haben wir 2mal gesehen.

Das Problem des postoperativen SHT (auch im weiteren Sinn noch im Laufe von Stunden bis Tagen nach der Operation) wurde im Zusammenhang mit der Frage während oder durch Narkose – Mors in tabula abgehandelt.

Aus den Fällen zunächst erfolgreich Reanimierter möchte ich folgende Fälle von SHT herausgreifen:

Fall 33: Ein 40jähriger Patient (0130/79) verstarb im Kammerflimmern trotz mehrfacher Reanimation. Es bestand ein Diabetes mellitus und Hypertonus. Die Obduktion ergab eine akute Ödemnekrose mit Einblutung in ein stenosierendes Atherom. Daneben eine sklerotische Arteriopathie mit ulceröser Atheromatose der Aorta, eine allgemeine stenosierende Coronarsklerose, jedoch bei genauer histologischer Untersuchung des Herzmuskels keine auffällige Fibrose oder Zeichen von Herzmuskeluntergängen.

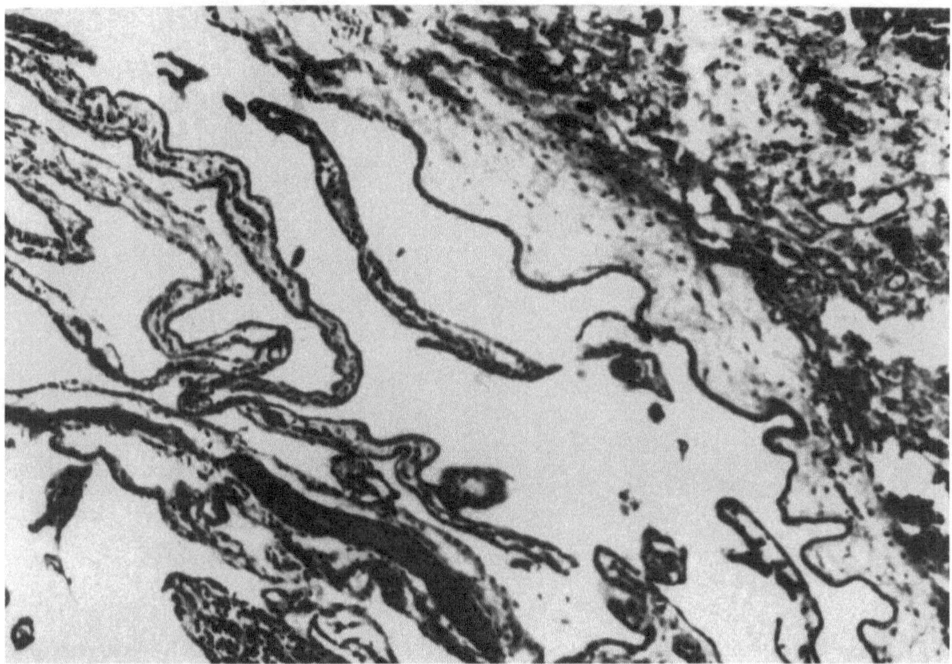

Abb. 48. Mehrkämmriges „Serom" – Perikardialcysten als Residuen einer Herzoperation – 090/80, 32 Jahre, männlich. HE 63fach

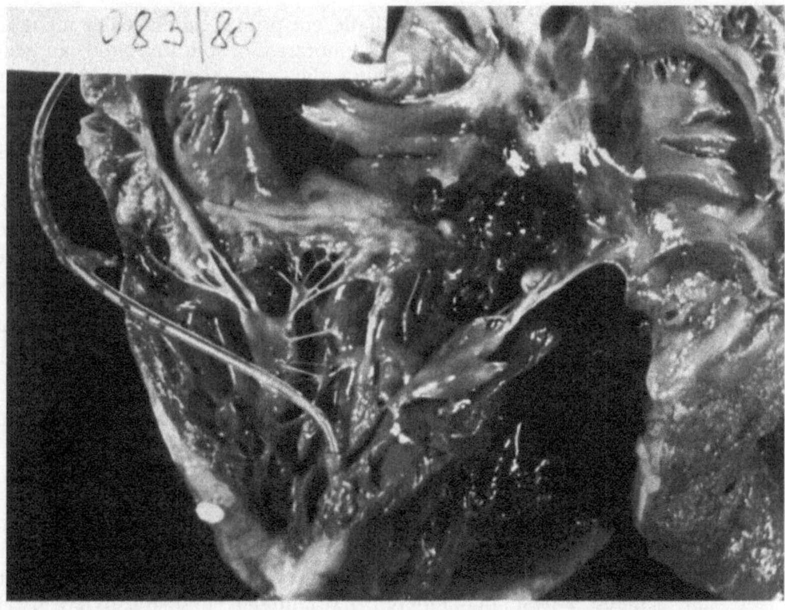

Abb. 49. Polypöse Tricuspidalendokarditis (Pseudomyxom) nach Schrittmacherimplantation. 083/80; 71 Jahre, männlich

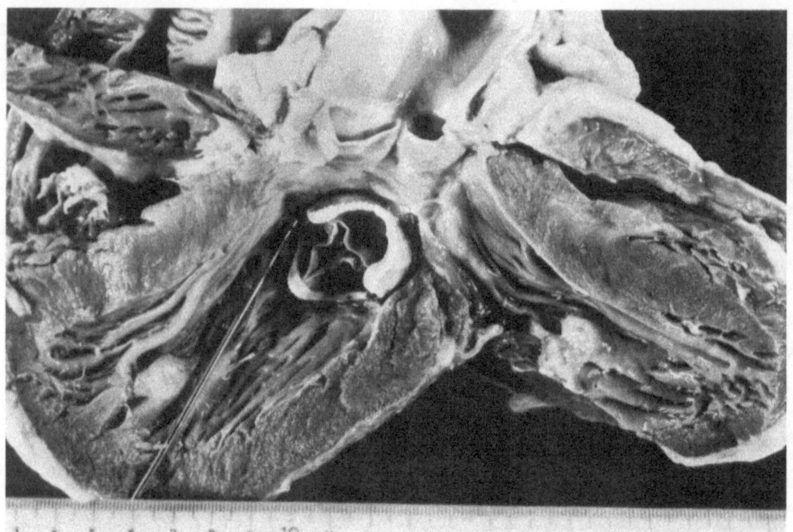

Abb. 50. Nahtdehiszenz an Mitralklappenbioprothese. 090/80; 32 Jahre, männlich

Bei einem anderen 30jährigen Mann handelte es sich um die schon als Fall 18 dargestellte sarkoide Granulomatose.

Folgende interessante Befundkombination fanden sich bei SHT während einer *Carotisangiographie:*

Fall 34: Die 58jährige Frau (0242/75) hatte ein primär meningeales malignes Melanom im Bereich des linken Stirnlappens mit Tumorarrosionsblutung und ausgedehnter diffuser meningealer und cerebraler Metastasierung; dies war auch die Indikation zur Angiographie. Daneben bestand ein malignes Carcinoid des Jejunum in Kombination mit einem malignen Lymphom hohen Malignitätsgrades vom immunoblastären Typ.
Die Sektion ergab keinen wesentlichen Hirndruck, ein unauffälliges Herz mit zarten Coronargefäßen, diskretes Lungenödem und auch bei kompletter Durchsektion nur altersgemäße Bagatellbefunde. Die normal weiten Ventrikel sprechen auch nicht für eine myogene Insuffizienz, so daß der SHT entweder zentral durch die Metastasierung oder auch durch einen hormonellen Faktor vom Carcinoid bedingt sein müßte. Pathomorphologische Überlegungen dazu wurden im Abschnitt D. 1–3 angestellt.

Insgesamt läßt sich in diesen beiden Fällen kein direkter Kausalzusammenhang zwischen SHT und den gesetzten Eingriffen wahrscheinlich machen. Dafür war das jeweilige Grundleiden verantwortlich. Anders steht es um ein 10 Monate altes Kleinkind nach 2maliger operativer Korrektur eines kongenitalen Vitium (Fall 37), worüber später noch zu reden sein wird, sowie um den anschließend geschilderten Fall.

Fall 35: Der jüngste Patient dieser Gruppe war ein 2 Jahre und 8 Monate altes Mädchen, dem wenige Monate vor dem Tod zur Entlastung eines Hydrocephalus internus nach Myelomeningocele ein Spitz-Holter-Ventil angelegt worden war. Das Kind hatte seit der Erstoperation eine schlaffe Parese der unteren Extremitäten und rezidivierend Harnwegsinfekte geboten. Wenige Wochen nach der Ventiloperation kam es zu einer stetig zunehmenden Rechtsherzbelastung, schließlich bis zur Insuffizienz. Es trat eine relative Tricuspidalinsuf-

fizienz auf. Es bestanden Stauungsorgane und ein beidseitiger Pleuraerguß. Der Tod trat
während einer der mehrfachen stationären Aufenthalte an der Abteilung unerwartet plötzlich
durch Asystolie ein.

Die Sektion (0177/78) der dystrophen Kindesleiche von 87 cm Länge und 7800 g Gewicht
ergab keine Auffälligkeit am parietotemporal rechts eingesetzten Spitz-Holter-Ventil, das
den rechten Seitenventrikel in die Vena cava superior drainierte. Die Durasinus überall frei.
Am Horizontalschnitt imponiert immer noch ein mächtiger Hydrocephalus internus. Außer
Stauungsergüssen, Ödem, Hyperämie der parenchymatösen Organe bot lediglich das Herz
einen makroskopisch auffälligen Befund. Es war stark vergrößert, 7:7 cm in den beiden
Durchmessern haltend und wog 94,5 g! Vor allem die Wand des rechten Ventrikels war auf
0,5 cm verbreitert. Im Bereich der Einmündung der Vena cava inferior ist der liegende Poly-
äthylenkatheter breit (1,5 cm) in die Venen bzw. Vorhofwand eingewachsen und darüber ein
1,5 cm im Durchmesser haltendes kurz gestieltes, weiches, glasig schleimig polypöses Gebilde
haftend.

In den mittleren und peripheren Pulmonalisästen finden sich ältere organisierte zum Teil
verkalkte wandständige Thromben mit hochgradiger Lichtungseinengung. Außerdem polster-
förmige Intimaproliferate und um die Gefäße eine herdförmige interstitielle Entzündung mit
Granulationsgewebe und Fremdkörperreaktion. Ausgehend vom Katheter und dem myxo-
matösen Thrombopolypen waren schubhafte Lungenembolien mit sekundärer Pulmonal-
thrombose und -sklerose aufgetreten. Der Herzmuskel bot eine mächtige, vorwiegend rechtsventrikuläre Hypertrophie und ein aufgelockertes Mesenchym (Interstitium).

Hier steht der Zusammenhang zwischen gesetztem Eingriff und SHT durch die
geschlossene Kausalkette, Spitz-Holter-Ventil, Rechtsherzbelastung, Katheter-
thrombose – Thrombopolyp – SHT außer Frage.

Akute und perakute Todesfälle im Zusammenhang mit Schrittmacher und
Venenkathetern durch Herzwandperforationen (0118 und 0143/81) können nicht
als Tod aus natürlicher Ursache gelten, auch wenn sie „klinisch" vielleicht so imponierten.

8. Asthma bronchiale und Vagusreflex

Die Fragestellung beim Asthma bronchiale ist dreifach, erstens nach dem reflektorischen Herzstillstand (Synkope), zweitens nach einem akuten Rechtsherzversagen,
drittens nach der Herzschädigung durch die Asthmatherapie.

Kollektiv XII: 14 Fälle (10 Männer, 4 Frauen), die unter der klinischen Diagnose plötzlicher
Herztod bei Asthma bronchiale zur Sektion kamen, wurden retrospektiv gezielt nach der
Fragestellung SHT im Zusammenhang mit dem Grundleiden Asthma bronchiale analysiert.
Als Todesursache (Tabelle 30) fanden wir in diesen Fällen eine ganze Reihe sekundärer
nur in mittelbarem oder gar keinem Zusammenhang mit dem Asthma stehende Verände-
rungen wie Myokardinfarkt, Pulmonalembolie, Nierencarcinom mit paraneoplastischem Syn-
drom, insgesamt 6mal. Veränderungen, die in einem unmittelbaren Zusammenhang mit dem
Asthma stehen, wie Bronchiolitis, kardiorespiratorische Insuffizienz, vielleicht sogar akuter
Erstickung oder ausgedehnte konfluierende Bronchopneumonie bzw. Lobärpneumonie, dekompensiertes Cor pulmonale hingegen 8mal.

In allen Fällen bestand jeweils eine zumindestens stark rechtsventrikuläre oft
auch biventrikuläre myogene Dilatation, in keinem Fall das Bild des Cor contractum, wie es für den Reflextod im Anfangsstadium des Asthmaanfalls typisch wäre.
Der akute Tod beim Asthma bronchiale ist also am ehesten eine Folge eines Kom-
binationsschadens (LÜCHTRATH 1979). Sekundäre Myokardveränderungen unter

Tabelle 30. SHT im Rahmen von Asthma bronchiale

				Todesursache
1	0300/74	61 a	M	Myokardinfarkt
2	0403/75	73 a	M	PNS – Nierencarcinom
3	038/76	55 a	W	Pulmonalembolie
4	0356/76	79 a	M	Plasmocytom, Lipomatosis
5	0493/79	69 a	M	Z.n. Laryngektomie, Pneumonie
6	0490/79	42 a	M	Endokarditis der Aortenklappe
7	0324/74	61 a	M	Digitalis, Katecholamine
8	083/75	18 a	M	Spastische Bronchiolitis, Erstickung?
9	0116/76	75 a	W	Status asthmaticus, Hiatushernie
10	0322/76	62 a	M	Akute Rechtsherzdilatation (kritisches Herzgewicht 500 g)
11	0498/77	61 a	W	Spastische Bronchiolitis, Lipomatosis
12	0208/78	76 a	M	Globale Herzinsuffizienz
13	0475/78	86 a	W	Spastische Bronchitis und Bronchiolitis
14	0487/79	69 a	M	Lobärpneumonie, dekompensiertes Cor pulmonale

1–6 ohne oder nur mittelbarer Zusammenhang
7–14 in unmittelbarem Zusammenhang

Miteinbeziehung auch des Reizleitungssystem sind zu erwarten durch die territoriale Mangelversorgung (DOERR 1970) des Herzmuskels mit Sauerstoff. Die Asthmasituation und speziell der Asthmaanfall sind durch eine schlechte Oxydation des Lungenblutes belastet, dazu kommt eine erhebliche erzwungene Mehrleistung des Herzens gegen erhöhten Widerstand im kleinen Kreislauf und eine begleitende Tachykardie. Die asthmabedingten Angstzustände verstärken im Sinne einer Streßsituation die Gesamtlage. Vermehrte Adrenalinausschüttung und seine Wirkung auf das Myokard kennen wir vom Experiment (VEITH 1940, RONA et al. 1959, RONA und KAHN 1977, KORB und TOTOVIC 1963, KORB 1965). Von diesen Autoren wurde auf die Weitstellung des arteriolären Schenkels mit Senkung des Coronarblutdruckes unterhalb des ventrikulären Belastungsdruckes der Kammerinnenschichten verwiesen. Auch die Stoffwechselvorgänge bei der Sauerstoffmangelsituation mit Hemmung der ATP-Synthese (FLECKENSTEIN 1967, 1971 und 1975) soll nicht vergessen werden. Durch Gabe von beta-adrenergen Katecholaminen kann es auch zur Steigerung des ATP-Verbrauchs kommen, welche durch den Einstrom von Calciumionen über Maß aktiviert werden. BÜSING (1976) hat auf die spezielle metabolisch inszenierte myogene Dilatation der rechten Herzwand, die ja beim Asthma hypertrophisch und daher einem Sauerstoffmangel vermehrt ausgesetzt ist, hingewiesen. Darüber hinaus ist auch im linken Ventrikel mit Veränderungen früher ischämischer Schädigungen mit Nekrosen oder zumindestens beginnender Nekrotisierung zu rechnen; frühe nekrobiotische Vorgänge (TAUSCH 1974) ließen sich vor allem histochemisch nachweisen.

Auf die Katecholaminmyokarditis (Fall 19) als unmittelbare Todesursache im Rahmen der Asthma bronchiale-Szene wurde bereits eingegangen.

Ein durch *Vagusreflex* ausgelöster Herzstillstand kann bei Intubation, Laryngo- oder Bronchoskopie, als Unfall beim Unterwasserschwimmen, weiter bei Inhalation von Sympathicomimetica (Antiasthmaaerosole) auftreten. Verantwortlich dafür ist eine Übererregung der an und für sich als Schutzreflex dienenden Aktion des Glomus caroticum (DE BURGH-DALY et al. 1979).

Fehlen akute Erstickungszeichen (Volumen pulmonum acutum; Ekchymosen der serösen Häute etc.), kann bei Aspiration von Speiseteilen in Kehlkopf oder obere Trachea (Bolustod) ein vagaler SHT in Betracht gezogen werden (SCHWERD 1978).

Fall 36: Den plötzlichen und völlig unerwarteten Tod einer 27jährigen, völlig gesunden jungen Frau (0227/79) haben wir als einen *vagalen Reflextod* (PACHINGER et al. 1977) mit reflektorischem Herzstillstand im Rahmen des Brechaktes zu erklären versucht. Die Frau war vom Ehemann nach augenscheinlich sehr opulenter Mahlzeit (Plenus venter) gegen 23 Uhr auf der Wohnsitzbank mit kurzen Atemstößen und Stöhnen aufgefunden worden und beim Eintreffen der rasch verständigten Rettung bereits tot gewesen. Die Autopsie ergab reichlich aspirierten Speisebrei im Larynx, in der Trachea und in beiden Stammbronchien, Speisebreireste im Ösophagus und einen überfüllten Magen, ein meteoristisch geblähtes Colon transversum.

Die Lunge bot nicht das Bild des Volumen pulmonum acutum, wie es bei Verlegung der Luftwege durch Fremdkörper vorkommt. Das Herz war tropfenförmig kontrahiert mit spaltförmig enger Lichtung. Keinerlei pathologische Veränderungen an den Kranzschlagadern oder am Reizleitungssystem.

Fall 36a: Plötzlich und unerwartet starb eine 29 Jahre alte Frau (0132/81) mit schwerem juvenilen Diabetes, die eine dadurch bedingte Mikroangiopathie zum Teil auch im Bereich der Haasschen Arterie des Reizleitungssystems aufwies während einer Manipulation am Venenkatheter. Neben den sicher gegebenen schweren morphologischen Prämissen für den SHT ist auch ein Glomus- bzw. Vagusreflex in Erwägung gezogen worden.

9. SHT im Perinatal- und Säuglingsalter

Beim *congenitalen Vitium* wird die zunehmende abnorme Myokardbeanspruchung durch hämodynamische und auch anoxisch-metabolische Fehlschaltung einerseits wie die Beeinträchtigung der Reizleitung durch Defekte an der Herzbasis vor allem der Herzscheidewand und ihrer Subsequelae andererseits zu berücksichtigen sein (GOERTTLER 1963, BERRY 1975, DAVIS und ANDERSON 1975).

Unter den kardialen Ursachen des *plötzlichen Kindstods* beschreibt MÜLLER (1963) unter anderem eine Endokardfibroelastose, einen atypischen Abgang der linken Coronararterie aus der Arteria pulmonalis, sowie ein unerkannt gebliebenes Rhabdomyosarkom des Herzens. ALTHOFF (1973, 1980) betont die wenig aussagefähigen monotonen histologischen Befunde und auch die relativ hohe Kompensationsreserve des kindlichen Herzens. Neuere Arbeiten (NAEYE 1977, HAIDMAYER et al. 1979) räumen kardialen Faktoren bereits mehr Platz ein und verweisen auf eine multifaktorielle Ätiologie (BARBEY 1978). Neben der nächtlichen Apnoe wird die Prolongation des QT-Intervalls herausgestellt (STEINSCHNEIDER 1978, KELLY et al. 1977, MARON et al. 1976, SMITH et al. 1979) und werden Reizleitungsstörungen beschrieben (KEETON 1977, LIE et al. 1966). Nekrosen und entzündliche Infiltrate sind auch hier, wie schon im Kapitel Reizleitungsstörungen beschrieben, das unspezifisch morphologische Substrat (JANKUS 1976).

Apnoe und Bradykardie gehen meistens Hand in Hand (GUNTHEROTH 1977, SMITH et al. 1979). ESTERL und VOGEL (1978) beschrieben mehrere Fälle von synkopalen Anfällen und Tod durch Kammerflimmern. Über die sympathische Innervation des Herzens und den plötzlichen Kindstod siehe SCHWARTZ (1976). Er vermutet bei Säuglingen eine asymmetrische Innervation der Ventrikel mit erhöhter Bereitschaft zum Kammerflimmern.

MARON et al. (1976) wiesen auch eine verlängerte QT-Strecke bei Verwandten von an SIDS verstorbenen Säuglingen nach und diskutieren eine Vererbbarkeit dieser Disposition. Wir können dies unterstützen durch einige Beobachtungen von wiederholtem SIDS in einer Familie. Neben einem erblichen sog. QT-Syndrom können Hypokalämie, Chinidin-Ajmalintherapie, Elektrolytverlust, Myokarditis (s. d.) etc. denselben Effekt bedingen. Eine Stimulation der Chemorezeptoren des Glomus caroticum oder aorticum kann Bradykardie, die Hyperventilation manchmal sogar reflektorischen Herzstillstand auslösen (DE BURGH-DALY et al. 1979).

Diese Angabe über Reizleitungsveränderungen haben uns veranlaßt, fortan nicht nur bei congenitalen Vitien, sondern auch beim plötzlichen Kindstod immer eine gezielte histologische Untersuchung der Reizleitungszentren im Vorhof und Kammerseptum mit Aufarbeitung der Herzscheidewand nach in der Achse gelegten Parallelschnitten (FISCHER-HANSEN 1978, ALTHOF 1980) vorzunehmen. Diese erst seit knapp 1 Jahr laufende Untersuchung hat bis jetzt folgende, allerdings noch sehr dürftige, Ergebnisse erbracht:

Kollektiv XIII: Wir überblicken insgesamt 80 Fälle von plötzlichem und unerwartetem Tod im Kleinstkindesalter, darunter 45 Fälle (klinisch bekannter und nicht bekannter) congenitaler Vitien unter insgesamt 350 Neugeborenen und Säuglingssektionen aus den Jahren 1972 bis 1978 (Tabelle 31), diese sind nach den Richtlinien des Österreichischen Bundesministeriums für Gesundheit und Umweltschutz zur Bekämpfung perinatologischer Krankheiten durchge-

Tabelle 31. Unerwarteter Tod im Kleinstkindalter

Sektionsgut 1972–1978	Fälle	Morphologische Veränderungen am Herzen	
Neugeborene Säuglinge (bis 12 Monate)	350		
davon plötzlich verstorben	80		
Congenitale Vitien	45	Davon Reizleitungsstörung bei Endokardfibrose	7
		Pathologischer Myokardstatus mit Überschreitung des kritischen Herzgewichtes	2
Plötzlicher Kindstod	35	Davon SHT	5
		Endomyokarditis (krit. HG)	1
		Endokardfibrose	1
		Z. n. operat. Vitiumkorrektur	1
		RLS-Veränderungen	2
		Keine morphologischen Substrate (nächtliche Atemsynkope?)	30

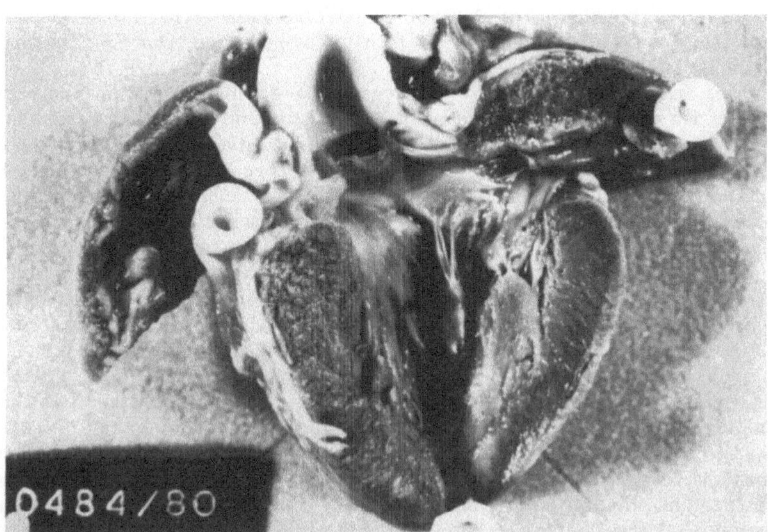

Abb. 51. Subvalvuläre Aortenstenose mit erhöhtem Herzgewicht – plötzlicher Kindstod. 0484/80; 3 Monate, weiblich

führt worden. Dabei sind nur Vitiumträger im entscheidenden ersten Lebensjahr (GOERTT-LER 1963) berücksichtigt. Vorarlberg besitzt kein kardiologisches und speziell kein kardiochirurgisches Zentrum und die wenigen Zufallsbefunde sind nicht signifikant.

Die retrospektive Beurteilung sämtlicher Vitienherzen ergab in 9 Fällen verwertbare Hinweise auf einen SHT, wobei histologische Untersuchungen des Myokards oft wegen der dokumentarischen Konservierung der Herzen in toto nicht ausreichend vorliegen. In 7 Fällen machen wir die begleitende Endokardfibrose für eine Ernährungsstörung der Innenschale und damit auch eine Störung der Reizausbreitung, in 2 Fällen ein stark erhöhtes „kritisches" Herzgewicht verantwortlich.

Beim plötzlichen Kindstod war nur 5mal SHT aus den festgestellten Befunden ableitbar. Die anderen Fälle müssen mangels morphologischer Befunde im Sinne von nächtlicher Apnoe (Atemzentrumshypoplasie) und dergleichen interpretiert werden. Die in Einzelfällen nachzuweisende Bronchiolitis, Pneumonien, Angina, etc. wollen wir als begleitende oder komplikative Nebenbefunde kritisch und vorsichtig gewertet wissen.

Außerhalb des Kollektivs nach Abschluß der retrospektiven Untersuchung kam ein Fall von plötzlichem Kindstod eines 3 Monate alten Mädchens zur Sektion (0484/80), bei dem eine subvalvuläre Aortenstenose mit wulstförmiger Septum ventriculorum-hypertrophie im Sinne einer obstruktiven Cardiomyopathie vorlag. Das Herzgewicht war mit 30 g deutlich erhöht (Abb. 51).

Kurzfristige Mangelsituationen können auch bei Shuntumkehr entstehen, sei es im Rahmen physiologischer oder pathophysiologischer Mechanismen während des Wachstums, sei es im Zusammenhang mit korrigierenden Eingriffen (s. d.) wonach narbenbedingte Reizleitungsstörungen zurück bleiben können.

Fall 37: Folgende Beobachtung soll hier zu diesem Kapitel abschließend angeführt werden: Ein jetzt 10 Monate altes Kleinkind war im Alter von 3 Monaten wegen seiner Aortenisthmusstenose und im Alter von 6 Monaten wegen des gleichzeitig bestehenden Vorhofseptumdefektes operiert worden. Von da normale Entwicklung und klinische Zeichen eines Operationserfolges. Eine weiterbestehende Mitralinsuffizienz durch Spaltung des aortalen Mitralsegels war vermutet worden. Aus völligem Wohlbefinden tritt in den Nachtstunden der Tod ein. Das Kind wird morgens 6 Uhr früh tot aufgefunden. Der Totenbeschauarzt stellt die Diagnose „plötzlicher Kindstod".

Die Sektion (084/80) des 70 cm langen, 5500 g schweren männlichen Kleinkindes ergibt im Bereich des Thorax Zustand nach Sternofissur und Verschluß anläßlich der erwähnten Herzoperationen, dementsprechend im vorderen Mediastinum ausgedehnte Verwachsungen auch zwischen Herz und Lunge. Beidseitige adhäsive Pleuritis, ein geringer Erguß beidseits im Restpleuracavum. Lungenödem und Hyperämie, dorsobasale Atelektasen, Pulmonalarterienektasie und Sklerose der peripheren Pulmonalarterienäste als Zeichen einer pulmonalen Hypertension.

Es findet sich ein umfänglicher Defekt des Perikards. Verklebungen von Epi- und Perikard im Restbereich. Das Herz 8:6,5 cm messend, rechtsverbreitert mit abgerundeter Spitze, gegenüber der Norm vergrößert. Das Myokard an der Basis des rechten Ventrikels 6 mm, an der Basis des linken 8 mm dick. Das venöse Einstromgebiet rechts ausgeweitet bis in die Vena jugularis bzw. anonyma. Die Trikuspidalklappe regulär angelegt, der Conus pulmonalis stark ausgeweitet, hier finden sich kleine fleckförmige Endokardfibrosen. Die Circumferenz des Pulmonalostiums 5 cm. Auch Stamm und Hauptäste der Pulmonalarterie stark ausgeweitet. An der Intima makroskopisch noch keine Veränderungen nachweisbar. Der linke Vorhof ebenfalls sehr weit, mit hypertrophischer Wand und diffuser Endokardfibrose. Im Bereich des Septum primum eine halbbogenförmige Linie mit schwarzen Seidennähten nach Verschluß des Vorhof-Septumdefektes. Das Mitralostium 35 mm im Durchmesser haltend. Das aortale Segel der Mitralis gespalten, die Klappe nicht völlig schlußfähig. Im Ausströmungsteil des linken Ventrikels subvalvulär drei schräggestellte Cristae. Das Aortenostium 20 mm im Durchmesser haltend. Der Klappenapparat und die Koronararterienabgänge entsprechend. Im Arcus aortae dextroanterolateral eine durch schwarze Seidennähte gekennzeichnete 7 mm lange Narbe. Die Abgangsstelle des ehemaligen Ductus Botalli sowohl hier als auch in der Pulmonalarterie nicht mehr erkennbar. Die Arcusgefäße mit regulärem Abgang. 5 mm distal vom Arcus findet sich eine zirkuläre, wiederum durch schwarze Seidennahtreste erkennbare blande Narbe nach Resektion der Isthmusstenose. Die Aorta descendens regulär. Beide Herzkammern weit, musculär hypertrophisch.

Im übrigen kein weiterer wesentlich pathologischer Befund erhebbar.

Histologisch zeigt das Myokard des linken Ventrikels Hypertrophie mit diskreter Verfettung und herdförmigen Fibrosezonen. Das Endokard diskret verbreitert, das Myokard des rechten Ventrikels ebenfalls hypertrophisch mit Ödeminsudation und beginnender Fibrosierung sowie einer stark ausgeprägten Endokardfibrose.

Auffallend auch die narbigen Fibroseareale im Bereich der Herzbasis, welche dort die Region des AV-Knotens und des Hisschen Bündels erfassen.

Die Lungen zeigen neben dem schon makroskopisch erwähnten Ödem und einer diskreten peribronchialen Pneumonie als auffälligsten Befund eine Wandverdickung mittlerer und kleinerer Pulmonalarterienäste mit Intimahyalinose als Ausdruck einer pulmonalen Hypertension. Das Herzgewicht 128 g, also beträchtlich erhöht.

Insgesamt stellen sich in diesem Beispiel mehrere Ursachen für einen SHT dar:

Die beschriebene Vernarbung an der AV-Basis mit Beeinträchtigung des Reizleitungssystems.

Eine biventrikuläre Myokardhypertrophie von 300% des Normausmaßes und die Überschreitung eines für dieses Alter möglicherweise „kritischen" Herzgewichtes. Davon ließe sich die focale ischämische Myokardfibrose auf Koronarinsuffizienz-Basis erklären.

Ob daneben Kriterien eines plötzlichen Kindstods mit der heute in den meisten Fällen dafür angeschuldigten nächtlichen Atemsynkope relevant sind und welche Rolle die Thymushyperplasie dabei spielt, bleibt zunächst offen.

10. Schwangerschaft, Geburt, Wochenbett

Neuere epidemiologische Untersuchungen zur Müttersterblichkeit in Österreich (BECK und STÖGER 1976, BECK et al. 1979) führen Herzkrankheiten der Häufigkeit nach nur am Schluß an; dasselbe gilt für die ausführliche Statistik von DIETEL und KEDDING (1970) sowie eine Analyse von 501 mütterlichen Todesfällen an insgesamt 57 deutschen Frauenkliniken (SCHWALM 1970). Während alle anderen klinischen Todesursachen in den letzten 50 Jahren gesunken sind, bleiben die Zahlen der kardialen Todesfälle in den letzten 50 Jahren nach SACHS und GRÜNTHAL (1971) gleich. Unerkannte rheumatische Affektionen der Klappen oder des Myokards können in der Gravidität letal wirken (BECK et al. 1979). Trotz Erfassung kardialer Erkrankungen im österreichischen „Mutter-Kind-Paß" muß mit einer eventuellen Maskierung bestehender Herzmuskelschäden gerechnet werden (MARCUS et al. 1970). In England ergab eine statistische Auswertung über längere Zeiträume 8%, in Australien sogar 12% von Herztodesfällen während der Schwangerschaft oder Geburt (LLEWELLYN-JONES 1974). Eine nationale Studie in Österreich brachte keinen einzigen Fall (KUNZE 1980, persönliche Mitteilung).

Wesentlicher sind unseres Erachtens Probleme des Schocks und der Mikrozirkulation (SCHWARTZ 1980); sie wurden bereits behandelt. Dort ist auch die Schwangerschaftsmyokarditis (DOERR 1971, dort weitere Lit.) anzusiedeln.

Kollektiv XIV: SHT vor allem im Rahmen des Geburtsvorganges und im Wochenbett sind uns selten untergekommen (Tabelle 32). Von 7 Fällen innerhalb von 8 Jahren imponierten drei klinisch als akutes Herzversagen, zwei davon stellten sich aber ebenso wie die anderen 4 bei der Autopsie als Blutungsschock bei Verbrauchskoagulopathie heraus. Ein Fall bot eine toxisch seröse Myokarditis bei Endomyometritis nach Interruptio. Weiter kennen wir Einzelfälle eines *SHT während der Schwangerschaft;* ein Beispiel wurde im Zusammenhang mit der Lipomatosis cordis bereits angeführt (Fall 16).

Wie bei Sport, Freizeit und anderen körperlichen Anstrengungen gilt es wohl auch hier, zurückhaltend zwischen *Tod durch* Schwangerschaft und Geburt und *Tod während* der Schwangerschaft bzw. Geburt zu unterscheiden. Den Befund eines sog. Tokolyseherzens konnten wir nicht erheben. Bezüglich seiner Pathogenese wird auf die Epinephrinmyokarditis (s. d.) verwiesen.

Tabelle 32. Während der Schwangerschaft oder Geburt plötzlich Verstorbene

1	S.H.	32 a	(0168/73)	Kollapssituation, DIG, Z.n. Sectio
2	A.H.	24 a	(0376/73)	Globales Herzversagen, Z.n. DIG
3	M.E.	25 a	(035/74)	Hämodynamischer Schock, Z.n. manueller Placentalösung
4	T.E.	20 a	(065/76)	Blutungsschock DIG, Z.n. Sectio wegen vorzeitiger Placentalösung
5	E.A.	31 a	(0237/74*)	Toxischer Schock, Z.n. Respirator + Intensivbehandlung, Z.n. septischem Abort
6	D.M.	21 a	(0185/75)	Endokarditis tox. Grav. VI LM.
7	D.E.	42 a	(0410/80)	Toxische Myokarditis, Z.n. Interruptio

* Gerichtliche Obduktion durch d. Institut für Gerichtliche Medizin der Universität Innsbruck

Synkopen sind durch starke Reduktion des Blutangebotes ans Herz denkbar, wenn der große Uterus vor allem bei Rückenlage den Blutrückstrom aus dem Becken durch Kompression der Vena cava inferior erschwert (JUST 1979). Reizleitungsstörungen und EKG-Veränderungen werden mit der Herzvergrößerung und der Querlage beim Zwerchfellhochstand (vgl. auch postprandiale Situation) erklärt. BURCH et al. (1965) haben eine „post partum-Kardiomyopathie" beschrieben, die sich in den letzten beiden Schwangerschaftsmonaten entwickeln soll, während oder nach der Geburt gelegentlich eine akute Linksinsuffizienz bedingt, meistens sich aber nach einigen Wochen zurückbildet. Es bleibt offen, ob es sich um ein eigenes Krankheitsbild handelt; wir fanden keine Angaben bezüglich ihrer Letalität. Die Deutung als „puerperale Myokardose" durch Mikrothrombose (BOSMAN 1967) ist einleuchtender als die Zuordnung zum entzündlichen Kreis (PIROTH 1955) oder zur Gestose (SEBEK und PRIBSKY 1959).

Die coronare Herzkrankheit spielt im fertilen Alter eine untergeordnete Rolle, wenn auch eine Zunahme bei hohen Zigarettenkonsum mit und ohne Zusammenhang mit oralen Contraceptiva zu erwarten sind (SHAPIRO et al. 1979). Ältere statistische Angaben (MANN et al. 1976) sind sicher überholt (JUST 1979).

11. Menopause und klimakterische Dysfunktion

Ein unerwarteter plötzlicher Tod bei Frauen ist erfahrungsgemäß Folge einer massiven zentralen Pulmonalarterienembolie. Coronarstenotische Läsionen mit und ohne Infarktbildung sind, wie erwähnt, wesentlich seltener als bei Männern. Eine Zunahme von SHT jüngerer Frauen (JUST 1979) im Rahmen der Emanzipation können wir trotzdem bestätigen. Betroffen sind weiter heute wie früher Frauen um und nach der Menopause im Rahmen ihrer allgemeinen Gefäßsklerose; betroffen sind darüber hinaus heute auch Frauen der Altersklasse 45 bis 50, also im Präklimakterium. Ein ganz bestimmter Typ der beruflich erfolgreichen, gestreßten, privat oft unterprivilegierten Frau mit hohem Coffein- und Nicotinkonsum (bis 10 Tassen; 1 bis 2 Packungen pro Tag) kehrt dabei immer wieder. Bei ihnen treffen mehrere Risikofaktoren zusammen (MANN et al. 1976). Zwischen Medikamenten und Alkohol muß in vielen Fällen eine ungünstige gegenseitige Wirkungsbeeinflußung angenommen werden (SOEHRING und SCHÜPPEL 1966). Angaben über Alkohol und Sedativa, Analgetica, Psychopharmaca, aber auch z. B. über vorausgegangene jahrelange Contraception fehlen begreiflicherweise oft in den Angaben am Sektionsauftrag; wir haben diese Problematik (SHAPIRO et al. 1979) daher ausgeklammert. BEZLER (1977) bringt den heute sehr populären Begriff „midlife crisis" hier ins Spiel.

Fall 38: Eine 48jährige Frau (0365/75) alleinstehend, psychisch labil mit Nicotin- und Coffeinabusus wird tot aufgefunden. Ein längere Zeit zurückliegender Suicidversuch ist bekannt; die jetzige Todesursache unbekannt, weshalb eine behördliche Obduktion angeordnet wird. Wir finden eine ausgeprägte kleinfleckige Intimahyalinose unter anderem des Ramus descendens der linken Kranzschlagader, wobei vor allem die Intima knopfförmig polsterförmig verbreitert ist und auch ein frischerer Thrombus über einem subintimalen Granulationsgewebsareal haftet. Das Myokard hypertrophisch mit Gefügedilatation und Einzelzellnekrosen. Die Herzmuskelfasern mit verringertem Querschnitt elongiert und mit bizarr konfigurierten Kernen; insgesamt besteht ein starkes interstitielles Ödem.

Insgesamt bietet sich also das Bild der juvenilen Sklerose (VON ALBERTINI 1938, 1943, DOERR 1970), wie sie gerade für Frauen im Klimakterium typisch ist, daneben eine exzentrische Hypertrophie mit Einzelzellnekrosen wie bei Coronarinsuffizienz bzw. disseminierte Mikronekrosen (SELYE und GABBIANI 1969). Im Falle des Überlebens sind sie, wie viele andere Streßäquivalente, höchstwahrscheinlich passager bzw. reversibel. Sie heilen ohne Narbenbildung aus.

Die Wirkung von Medikamenten und Drogen könnte durchaus ebenfalls eher einfach eine allgemeine Streßwirkung als eine spezifische Kardiotoxizität sein.

Die physische und psychische Streßsituation solcher Fälle leitet zwanglos zum psychogenen Herztod über.

12. Überlegungen zum psychogenen Herztod

Die Bekämpfung der Streßeffekte und die Vorbeugung des „emotional overloading" fordert die prädiktive Studie – Gesundheit 1980 bis 1990 – des Henri Dunant-Institutes Genf (SELBY 1974). Der Tod aus seelischer Ursache läßt sich kaum leugnen; der Begriff des „gebrochenen Herzens" sollte nicht unter das Messer des pathologischen Anatomen gelangen. Die Ansatzpunkte der Seele ans Herz mögen nervale (nervöse) oder hormonelle bzw. humorale (Elektrolytstörung) (LOWN et al. 1977) sein. Es resultiert letztlich ein totaler Hypo- oder Atonus des gesamten Organismus. Das Herz steht still. Wir finden keine morphologisch faßbaren Veränderungen, die verantwortlich zu machen sind.

Fall 39: Ein ca. 55jähriger Mann war wegen subjektivem Krankheitsgefühl ins Spital gegangen und kurz nach der Aufnahme dort verstorben. Die behandelnden Ärzte standen vor einem Rätsel, da sämtliche Befunde bei ihm negativ waren. Auch die sehr subtil durchgeführte Obduktion ergab außer altersbedingten fast normalen Befunden keinerlei Hinweise. Bekannt war allerdings, daß innerhalb von wenigen Monaten die Frau des Toten verstorben war, seine Tochter einem Eisenbahnunglück erlegen war, und wenige Tage vorher auch sein Hund an Altersschwäche verendete. In diesem erwähnten Fall schrieb ich die vom Kliniker gestellte Diagnose „mangelnder Lebenswille" auch ganz bewußt in den Autopsiebericht.

KRAULAND (1972) gibt 10% psychische Erregung, VUORI et al. (1978) 1,7% psychogenen Streß beim SHT an. SCHWARZ (1970) führt psychische Erregung im allgemeinen an. Andere Ursachen sind Angst (GOODFRIEND und WOLPERT 1976) und verschiedene Formen von Streß (LOWN et al. 1977, DESILVA und LOWN 1978, ENGEL 1978, und viele andere). Dabei müssen weder vagale Reize noch eine Nebennierenreaktion mit Ausschüttung von Catecholaminen das formale pathogenetische Prinzip der Hirnseelewirkung auf die Übererregbarkeit des Herzens sein. Gleichzeitiger Blutdruckanstieg und erhöhte Herztätigkeit wie z.B. bei Ergometrie (ULMER 1974) sind ebenfalls nicht unbedingte Voraussetzungen (LOWN et al. 1977). Emotionale Erregung und psychische Unsicherheit als „negativer bzw. frustrierender psychischer Streß" sind Bedingungen, welche beide zu vasodepressiver Synkope und SHT führen können (ENGEL 1978). Es kommt zur gleichzeitigen Aktivierung von zwei gegenläufigen Regulationsmechanismen:

flight-fight-reaction,
withdrawal-conservation-reaction.

Bestehen gleichzeitig noch andere Faktoren, welche die Schwelle von Reizleitungsstörungen herabsetzen, so kommt es hier zur bedrohlichen Arrhythmie und zum SHT als zur Vasodepressor- (vasovagalen) Synkope.

Umgekehrt verursachen vorausgegangene Herzattacken selbst einen psychologischen Streß (MAYOU 1978). Die infarktoide Persönlichkeit ist zugleich Ursache und Folge eines plötzlichen Herztodes, welcher damit zumindestens teilweise voraussehbar ist (BUSSMANN und KALTENBACH 1975).

Auch unter den „*Familientodesfällen*" – einer Serie von plötzlichem Tod in einer Familie in kurzen Zeitabschnitten nacheinander – mit klarem Kausalzusammenhang ist neben erblichen Bedingungen und den faßbaren Substraten (RÖSSLE 1940) der morphologisch unfaßbare mangelnde Lebenswille (DIMSDALE 1977) und das Milieu ins Kalkül zu ziehen. Beispiele sind schwer zu erbringen, weil Akzidenzien wie Nicotin, Alkohol, Schlafmittel oder Coffein für die Gesellschaft aber auch für den Totenbeschauer, letztlich sogar für den Obduzenten eine glaubhafte Ursache oder Mitursache liefern. Die erwähnte infarktoide Persönlichkeit im infarktoiden Milieu eines psychosozialen Stresses (CHRISTIAN et al. 1976) spielt eine große Rolle.

F. Ausblick

1. Bewußtseinsbildung – Compliance

SHT ist ein klinisch meist nur kardiologisch gebräuchlicher Begriff, seine Anwendung darüber hinaus aber eher selten. Gerade für die plötzlichen Todesfälle außerhalb von Krankenanstalten wird vom Totenbeschauarzt diese Diagnose kaum in Erwägung gezogen. Bei alten Patienten werden Myokardinfarkte, Lungenembolien, einfaches Herzversagen oder Encephalomalacien bzw. Apoplexien diskutiert und in Differentialdiagnose gestellt. Bei jüngeren Menschen dagegen werden äußere Umstände wie Hitze, Kälte, Alkohol usw. nicht nur als ätiologische Faktoren sondern auch als unmittelbare Todesursache bezeichnet.

Der Tod an nicht typischer Stelle zu nicht typischer Zeit in einem nicht typischen Personenkreis stellt für viele Ärzte immer noch ein Rätsel dar. Die Umweltszene wird über- oder unterbewertet; „anamnestische Artefakte" in Form von Zweckinterpretation sind in positiver wie auch negativer Richtung geläufig. So bieten „gesunde" Menschen bei retrospektiver gezielter Recherche zahlreiche deutliche Hinweise oder auch Vorboten für einen SHT; jahrelang herzkranke Patienten, die einem Unfall erlagen und keine faßbaren morphologischen Kriterien aufwiesen, lassen dagegen konkrete Symptome, die einer Überprüfung standhalten, vermissen.

Das menschliche Denken ist durch Warten und Erwarten geprägt. Unerwartetes steht der menschlichen Psyche diametral entgegen. Um die Compliance für das SHT-milieu zu aktivieren, genügt jedoch schon, das Geschehen aus dem gegenwärtig Punktförmig-Momentanen herauszulösen und so in die Zeitenfolge zu stellen, wie es auch in die Komplexität der Wechselwirkung Psychosomatik und Umwelt gerückt wurde.

2. Diagnostische Treffsicherheit beim SHT

Außerhalb von Krankenhäusern wird der SHT kaum als Diagnose angenommen; nur in 14,4% der behördlichen Leichenöffnungen war z. B. die stenosierende Koronarsklerose, bzw. der akute Myokardinfarkt, die einen plötzlichen und einen unerwarteten Tod zur Folge hatten, in Erwägung gezogen worden. Die häufigste Fehldiagnose ist bei Frauen Lungenembolie, bei Männern Apoplexie. Oft wird ein Fremdverschulden vermutet, da meistens keine oder eine nur sehr geringe Herzanamnese besteht.

Wesentlich besser mit einer Trefferquote von 75% bis 85% im Durchschnitt liegen die klinischen Diagnosen der Krankenhäuser, nur im Falle von Pulmonalembolie liegt diese Trefferquote niedriger. Lediglich 39,4% der autoptisch gefundenen Pulmonalembolien waren klinisch erkannt, nur 63,8% der klinisch diagnosti-

Tabelle 33. Diagnostische Treffsicherheit beim SHT

	Path.anat. Diagnose	Ärztlich vermutet
Behördliche Sektionen (außerhalb von Spitälern Verstorbene)	Stenos. Coronarsklerose und Myokardinfarkt, SHT	14,4
		Klinisch erkannt
Klinische Sektionen	Stenos. Coronarsklerose	86,5
	Rechtsventr. Dekompensation	75,4
	Allg. Herzkreislaufversagen	74,4
	Pulmonalembolie	39,4
	Klinische Diagnose	Autoptisch verifiziert
	Stenos. Coronarsklerose	85,7
	Rechtsventr. Dekompensation	75,4
	Allg. Herzkreislaufversagen	75,6
	Pulmonalembolie	63,8

zierten Pulmonalembolien ließen sich autoptisch auch verifizieren; von den restlichen 36,2% waren über 30%, also fast vier Fünftel, SHT (BREITFELLNER et al. 1982).

Diese Unterschiede zwischen den Fällen ohne Angaben (behördliche Sektion) und jenen mit Anamnese (klinische Sektion) waren einleuchtend (Tabelle 33). Bei den Fällen ohne Anamnese sind auch noch die eingangs erwähnten Fälle von plötzlichem Tod als „anamnestische Artefakte" ins Kalkül zu ziehen. Besonders bei tot aufgefundenen Personen, bei erfolglosen Reanimationsversuchen, bei allen, wo keine Beobachtung der Umgebung durch Familie, Arbeitskollegen, Straßenpassanten etc. gegeben ist, wird unseres Erachtens nach zu oft ein Tod ohne vorangegangene Symptome angenommen. Die autoptisch morphologischen Untersuchungen reduzieren dann die Zahl des Sekundenherztodes im engen Sinn um mindestens ein Drittel.

3. Synopsis

Der SHT ist eine Art medizinische Fassade, die wohl in Details variabel, im Prinzip jedoch monoton ist und erst hinter sich das Wesentliche verbirgt, die Infrastruktur gestörter biologischer Mechanismen. Die Konstellation von an sich banalen Faktoren eskaliert zu einer fatalen Situation; die Morphologie ist typisch, zum Teil sogar sehr charakteristisch, kaum aber beweisend. Im Zusammenhang mit der Ambience lassen sich vorliegende Ursachen mit der unerwartet eingetretenen Wirkung dem Herzstillstand auf einen Nenner bringen. Die Beobachtung, Wertung und Reihung von Details zu einem Mosaik lassen meistens gewisse Gesetzmäßigkeiten heraustreten, manchmal aber auch nicht.

Der SHT ist die Schlußszene in einem Drama von oft vielen, auf jeden Fall aber mehr als einem Akt. Das Herz selbst ist darin nur ein Akteur umgeben von Mitakteuren, von Kulissen und Requisiten. Die morphologischen Äquivalente, die wir registrieren, sind jeweils Momentaufnahmen aus der Spielhandlung. Sie endet

Tabelle 34. Auswahl vordergründiger morphologischer Substrate und äußere Einflüsse beim SHT im engeren Sinne – Sektionsgut 1972–1979

	Fälle	M	W
Kardiale Ursachen			
Path. Coronarstatus	136	97	39
Path. Myokardstatus	39	26	13
Path. Reizbildung bzw. -leitung	65	41	24
Extrakardiale Ursachen			
Geschwülste	16	9	7
Endokrine Wirkung	7	3	4
Umweltfaktoren			
Trauma	14	14	0
Konstitution, Lebensgewohnheiten	21	16	5
Postprandiale Situation	14	11	3
Therapie, Medikation etc.	26	15	11
Außerordentliche Belastung	51	43	8

einmal mit einem dramatischen Akzent, das andere Mal mit einer überraschenden Pointe.

Der Sekundenherztod und die coronare Herzkrankheit sind wie kaum andere tödliche Krankheiten eng mit dem seelischen Persönlichkeitsmuster verknüpft, welches auch das psychosomatische Substrat negativer Streßreaktionen darstellt. Die hippokratischen sechs nicht-natürlichen Dinge des Lebens (SCHIPPERGES 1962) begegnen uns regelmäßig bei den Überlegungen über Kausal- und Formalgenese des SHT:

AER	SOMNUS et VIGILIA
CIBUS et POTUS	EXCRETA et SECRETA
MOTUS et QUIES	AFFECTUS ANIMI

Die zu den im Rahmen dieser Monographie behandelten Themen gebrachten Beispiele sollten erläutern, was aus dem großen Spektrum möglicher morphologischer Substrate und äußerer Einflüsse im medizinischen Alltag eines ländlichen Raumes tatsächlich vorkommt und daher auch in der Praxis zu erwarten ist (Tabelle 34).

Bei einer schon lange nicht mehr zu bewältigenden Wissenslawine (GROSS 1976) benötigt nicht nur die moderne Medizin, sondern jeder einzelne und gerade der Pathologe viel eher „integrierende Querverbindungen" als fortschreitende Spezialisierung (SCHIPPERGES 1968). Diese Querverbindungen herzustellen ist sicher nicht in allen Bereichen gelungen; zu viele Facetten und Dimensionen hat das *Drama des SHT,* um völlige Ordnung hineinzubringen. Die einzelnen Akte an verschiedenen Schauplätzen, die Bühnenbilder und auch die Komparserie sind sehr bunt; die Handlung ist vorerst verworren, die Lösung unerwartet, oft unlogisch oder offen. Interpretation und Sublimation obliegt dem Zuschauer.

G. Zusammenfassung

Auf dem Boden der Wiener Pathologenschule mit ihrer stark morphologischen und vor allem auch makroskopisch diagnostischen Ausrichtung, sowie ihrer klinikbezogenen Sektion und routinemäßigen pathologisch-anatomischen Demonstration, wie auch aufgrund der gesetzlichen Voraussetzungen in Österreich mit den daraus resultierenden hohen Autopsiequoten sollte zum plötzlichen Herztod aus natürlicher Ursache, dem Sekundenherztod (SHT) ein aktueller Abriß vor allem der neuesten praktischen Erkenntnisse zu diesem vielschichtigen Problem gegeben werden. Neben dem bewährten Begriff SHT scheinen viele sich nur teilweise überschneidende und deckende „Synonyma" auf, weshalb eine Erläuterung, Beschreibung, Konkretisierung und Definition vorausgestellt wurde. Auf einer Begriffsverwischung dürften auch die sehr diskrepanten Angaben bezüglich der Häufigkeit des SHT im Schrifttum beruhen.

Die Gliederung der Abhandlung entspricht der Motivation, Querverbindungen zwischen den vielen Schauplätzen und Geschehnissen herzustellen, weiter den Versuch zu wagen, etwas Ordnung in die bekannten unzähligen Details zu bringen, sowie durch konkrete Beispiele und Illustrationen aus dem Sektionsalltag in Einzelfällen und Kollektiven theoretisches Wissen und praktische Erfahrung zu verbinden.

Eine Faszination vom Herzen und natürlich auch vom Herztod ist, wie ein kleiner historischer Streifzug zeigt, nicht nur unserem Jahrhundert zuzuschreiben.

Das zugrunde liegende Sektionsgut des Feldkircher Institutes bietet einen überschaubaren Rahmen in einem zentralen Raum. Das bearbeitete Material kann allerdings keinen Anspruch auf Vollständigkeit in Bezug auf die gestellte Thematik erheben.

Die Eigenwilligkeit der Rokitansky-Sektionstechnik, modifiziert nach den Erfordernissen z. B. zur Darstellung des Reizleitungssystems oder der Koronarversorgung trägt der gestellten Aufgabe Rechnung. Die Bedeutung eines ausführlichen Sektionsprotokolls unter Miteinbeziehung der Anamnese und der Diskussionsergebnisse von der täglichen Sektionstischkonferenz wird besonders hervorgehoben.

Subtil ist in einigen Fällen die Abgrenzung des SHT vom kardiogenen Schock; der Begriff des Herzens, das „zu gut zum Sterben" ist, scheint dabei ein wertvoller Hinweis.

Als grobes Ordnungssystem bieten sich drei Abschnitte an: Kardiale Läsionen mit Coronarstatus, Myokardstatus, sowie dem Reizbildungs- und -leitungssystem; extrakardiale Ursachen; Umweltfaktoren.

Aus 3532 Sektionen wurden in den letzten 8 Jahren (1972–1980) 718 Fälle von plötzlichem Herztod verifiziert, davon 517 solche im weiteren Sinn und 201 Fälle im engeren Sinn z. T. (sehr ausführlich) untersucht. Das Verhältnis von Männern zu Frauen ist dabei annähernd 2 : 1.

Unter den erhobenen Befunden rangieren Veränderungen an den Koronararterien als Ursache eines akuten Herztodes eindeutig an erster Stelle. Am häufigsten findet sich ein akutes initiales Intimaödem, manchmal in Verbindung mit isolierten nur wenig stenosierenden Plaques. Die Plaques sitzen gesetzmäßig an typischer Stelle, meistens in der linken Kranzschlagader kurz nach dem Abgang des Ramus circumflexus im Ramus interventricularis anterior; weiter in der rechten Kranzschlagader wenige Millimeter nach dem Ostium, erst nach dem Abgang der Arteria septi fibrosi für das RLS. In vielen Fällen sehen wir eine „krapfenartige" aufgetriebene Intimapolsterung, die sich auch histologisch als akute Ödemnekrose erweist. Die Einengung der Lichtung kann dadurch fast 50% betragen. An solchen Stellen treten als „letzte Szene des Dramas" Einblutungen bis zu ausgedehnten Intimahämatomen oder aufgebrochene Atheromsäckchen auf. Davon sind vorzugsweise auch junge Menschen betroffen.

Der Häufigkeit und Bedeutung nach knapp dahinter stellen wir die typischen coronarstenotischen Manifestationen mit Intimahyalinose und Mediaverkalkung meistens im Rahmen einer allgemeinen sklerotischen Arteriopathie fest. Bei der juvenilen Sklerose sind Stenosen bis zu zwei Drittel der lichten Weite an den kritischen Stellen durch einen segmentalen Prozeß an der Arterienwand keine Seltenheit. Histologisch ergibt sich zusätzlich noch die Kombination mit wandständiger, nicht vollständig verschließender Thrombose verschiedenen Alters.

Nach der Anzahl des Auftretens und der Bedeutung folgen die primär myokardbedingten Herzschäden; unter ihnen spielt die Lipomatose die größte Rolle. Neben jenen Grenzfällen in denen Drogen, Narkotica, Alkohol und Medikamente in Toleranzdosen bekannt und demnach auch toxikologisch aus Blut, Mageninhalt, Harn oder parenchymatösen Gewebe nachgewiesen sind, bilden Virusinfektionen einen weiteren in das Gewicht fallenden Anteil der myokardbedingten Herztodesfälle. Am Rande gehören hierher auch die perakute Hypovolämie verschiedenster Genese bei Aortenwandaneurysma, spontane Herzmuskelperforation und Herzbeuteltamponade oder andere massive Hämorrhagien, wie Ösophagusvarizenblutung, Arrosionsblutungen aus peptischen Ulcera, Carcinomen etc.
Schließlich kennt jeder Obduzent Fälle von SHT ohne wesentliche coronarpathologische Veränderungen. Vielfach findet sich dafür als einziges zunächst auffälliges Autopsieergebnis ein überfüllter Magen mit Zwerchfellhochstand und Querlage des Herzens; einmal als postprandiale Situation ohne zusätzliches Ereignis allenfalls in Kombination mit geringer oder mäßiggradig ausgeprägter nicht stenosierender Coronarsklerose, wie sie überwiegend bei älteren Menschen auftritt; zum anderen als postprandiale Situation mit zusätzlichem Ereignis; der Tod tritt im Freischwimmbad z.B. bei raschem Temperatursturz vom Sonnenbad ins kalte Wasser ein. Ein Teil der uns zur autoptischen Abklärung übertragenen „Ertrinkungstode" sind SHT. Myokard und Reizleitungssystem ist histologisch dann unauffällig. Die Deutung des Mechanismus ist im Einzelfalle sicher schwierig; im allgemeinen erscheint eine Reizleitungsstörung wahrscheinlich; mehrere Faktoren können einzeln oder in Kombination zum Tragen kommen. Vagus- bzw. Splanchnicusreize und postprandiale Blutleere durch die erwähnte Verdauungstätigkeit, die angesprochene Querlage des Herzens bei Zwerchfellhochstand, die eine Beein-

trächtigung der Coronarversorgung wie auch der Innervation des Herzens mit sich bringt, sind zu erwägen.

Ähnliches gilt prinzipiell für andere Formen der Verdrängung des Herzens z. B. bei Schwangerschaft, intrathorakalen oder abdominellen Tumoren.

Sieht man von massiven Muskelverlust durch Nekrosen oder Narben beim Infarkt oder auch von reflektorischen Effekten z. B. durch die Erhöhung des Strömungswiderstandes bei der zentralen Pulmonalembolie ab, so bleibt als gemeinsamer Nenner aller Veränderungen im Myokard die elektrische Instabilität, wobei sowohl Kammerflimmern als auch Asystolie als „elektrischer Unfall" des Herzmuskels aufgefaßt werden dürfen. Solche und ähnliche Situationen sind am Sektionstisch kaum zu verifizieren und werden vielfach Hypothesen bleiben müssen. Die idiopathische Reizleitungsstörungen durch Varietät und manch andere Ursachen bleiben der Diagnose per exclusionem vorbehalten.

Ein wesentliches Moment beim SHT ist die relative Coronarinsuffizienz durch das Mißverhältnis zwischen dem kompensatorisch hypertrophierten Myokard und dem annähernd gleichbleibenden Koronarquerschnitt. Bei der hypertonen Herzkrankheit wirkt sich die Sklerose der Coronararterien sogar „scherenartig" in dieser Richtung aus; bei Überschreiten des kritischen Herzgewichtes wird eine latente Coronarinsuffizienz manifest; das Gleichgewicht von Sauerstoffangebot und Verbrauch ist naturgemäß labil. So kommt in vielen Fällen die „Trias des Sekundenherztodes" bestehend aus einem kardiologischen Grundleiden, einer akzidentellen Zusatzerkrankung und einem exogenen Faktor zum Tragen.

Die Coronarthrombose als unmittelbar für den SHT anzuschuldigendes Agens ist wirklich nur in wenigen Fällen nachzuweisen. Thrombosen finden sich überwiegend nur bei längerem Infarktgeschehen, somit eher als Folge denn als Ursache desselben, wenn das akute Ereignis zumindestens viele Stunden oder Tage überlebt wird. Räumliche und zeitliche Zusammenhänge zwischen Infarktgeschehen und SHT helfen bei der Entscheidung.

Coronarspasmen können gelegentlich Ursache für Thromben in weiten, nicht sklerosierten Gefäßen sein. Coronarembolien sind äußerst selten und lassen sich auch schwer von frischem Coronarthrombosen differenzieren. Im Zusammenhang mit Gerinnungsstörungen im Coronarsystem ist die Coronaritis zu erwähnen, ein seltenes Ereignis, das wir nur einmal beobachtet haben. Im Rahmen von DIG können Mikrozirkulationsstörungen des Myokards und des Reizleitungssystems (Mikroschock des Herzens) angenommen werden. In Grenzsituationen mögen auch Coronaranomalien Bedeutung erlangen. Coronarstenosen schließlich durch Druck von außen bewirken in Einzelfällen Myokardmetastasen, Abscesse aber auch ein Endokardulcus oder eine spangenförmige Myokardverkalkung. Solche Beobachtungen hielten wir einer detaillierten Schilderung für Wert.

Die idiopathische Kardiomyopathie als erbliche Erkrankung beschäftigt im Zusammenhang mit dem SHT Klinik und Pathologie.

Die Lipomatose des Herzens ist viel häufiger als angenommen. Vor allem hat sie eine Bedeutung als ein zusätzlicher akzidenteller kardiologischer Faktor, weil sie die Adaptationsbreite des Myokards einschränkt. Fett kommt lokal vermehrt als Hamartie vor, als Umwandlungsresiduum von meist subendokardialen Narben oder als die weithin bekannte Lipomatosis cordis destruens.

Die Myokarditis ist eng mit Myokardose verknüpft. Die Grenze zwischen Entzündung und Dystrophie ist oft schwer zu ziehen. Verteilungsmuster der Läsionen erlauben gewisse ätiologische Hinweise. Zahlreiche verschiedene Einteilungsprinzipien erklären sehr unterschiedliche Häufigkeitsangaben in der Literatur. Sonderfälle wie die granulomatöse Myokarditis (z. B. beim Morbus Boeck) greifen auch in das Gebiet der Reizleitungsstörungen über. Besonders zu beachten sind Herzmuskelversagen bei Virusinfektionen namentlich bei der Virusgrippe; die gleichzeitig vorliegenden hämorrhagischen Alterationen von Lunge, Lymphknoten, Schleimhäuten der Luftwege oder des Darmtraktes können sowohl Folge als auch Ursache für die toxische Myokardschädigung sein. Dies zu unterscheiden, wird nur im Einzelfall möglich sein.

Toxische Myokardschädigungen durch endogene oder exogene Toxine (Medikamente, Drogen etc.) sind heterologisch zu verstehen. Es liegt in der Natur der Sache, daß wirksame Substanzen heterometrisch, heterochronisch oder heterotopisch ein pathogenetisches Prinzip darstellen. Die Reaktion des Myokards und des Reizleitungssystems ist jeweils sehr stereotyp. Bei Myokardie und Myokardose wiederholen sich immer dieselben Befunde; auch die Adriamycin-Myokardiopathie bildet da keine Ausnahme. Anaphylaktische Reaktionen erklären sich aus den schon erwähnten Mikrozirkulationsstörungen.

Beispielhafte Vergleiche ultrastruktureller Untersuchungsergebnisse aus einer umfänglichen Literatur der letzten 20 Jahre inklusive früherer eigener Befunde betonen die zentralen Schaltfunktionen der Tubuli und Mitochondrien und die unbestrittene Bedeutung der Sauerstoffversorgung. Ein Mosaik von vielen Einzelbefunden ergibt immer wieder das gleiche Muster und dokumentiert den Zusammenhang kardialer Faktoren (Myokard, Coronarversorgung, Reizleitungssystem) und extrakardialer Faktoren.

Dem Reizleitungssystem sollte in der Routine überhaupt mehr Aufmerksamkeit geschenkt werden. Eine gering modifizierte Untersuchungstechnik läßt Veränderungen am spezifischen Gewebe, bzw. an seinen Gefäßen (small-vessel disease) und eine exogene Läsion z. B. Vernarbung nach Operation erkennen.

Der elektrische Unfall des Herzens durch elektrische Instabilität des Myokards wurde schon erwähnt. Der Coronarstatus umfaßt auch die erwähnten Gefäße für die Reizbildung und -ausbreitung. Diese kann überdies lokal-mechanisch an der Herzbasis oder allgemein funktionell durch Kurzschlüsse Reentrant-Syndrom, WPW-Syndrom etc. gestört sein.

Das verlängerte QT-Intervall als Zeichen einer gebremsten Erregungsausbreitung ist durch Prozesse sowohl im Myokard wie auch außerhalb davon möglich. Lokal- und Fernwirkungen von Geschwülsten oder anderen Prozessen sind zu unterscheiden; bei der Fernwirkung wiederum indirekte mittelbare Wirkung im Sinne einer neurohumeralen Dysregulation, die sich auf das Kapillarstromgebiet auswirkt. Typische solche Geschwülste sind Phaeochromocytom, Thymom und Carcinoid.

Als Fernwirkung eines nicht tumorösen Prozesses stellt sich gelegentlich die Hyperthyreose mit ihrer Stoffwechselsteigerung und vermehrtem O_2-Verbrauch dar. Der „Mikroschock" des Myokards, eine Mikrozirkulationsstörung mit den klassischen Kriterien, ist wegen der Flüchtigkeit und auch Reversibilität seiner

Substrate morphologisch oftmals schwer zu dokumentieren. Diese stellen eine Momentaufnahme mit der Gefahr der Über- oder Unterbewertung dar. Beziehungen lassen sich zum Kälte- und Hitzeschock, zum Geburtsschock und auch zum psychogenen Streß herstellen.

Chronobiologische Beobachtungen zum SHT sind in der Literatur nicht einheitlich, wenn nicht überhaupt sehr diskrepant, weshalb eine langfristige Beurteilung angezeigt wäre. Circadiane Rhythmen spielen eine Rolle. Anticyclische Rhythmusstörungen lassen sich vermuten, während Klima und Wettereinflüsse kaum einzupassen sind.

Konstitution und Lebensgewohnheiten schließen den Kreis zur vagalen Synkope mit Ischämie und Zwerchfellhochstand als eine Summe ungünstiger Momente, sowohl für Coronarversorgung als auch das Reizleitungssystem.

Die Zunahme von SHT im Alter von unter 50 Jahren zeigt die Schwachstelle der Coronarreserve an der Lebenswende auf, wenn bei zunehmender Coronarsklerose Anastomosen noch nicht ausreichend ausgeprägt sind. Es ist außerdem die Phase der körperlichen immunologischen oder hormonellen Umstellung, begleitet von psychischer Labilität, in dem Alter in dem außerdem meistens die schleichende Blutdrucksteigerung einsetzt.

Der SHT in Verbindung mit einem Trauma stellt die Frage nach Ursache und Wirkung. Beruf und Freizeitbeschäftigung bergen in sich gestörte Relationen. Überschätzungen der eigenen Leistungsfähigkeit, Prestige und Imagepflege, aber auch Leistungssport und Urlaubsstreß nehmen leider gelegentlich ihr Ende im Tod am Berg- und Skihang oder im Wasser.

Ein multifaktorielles Geschehen mit genetischen Faktoren, einer zusätzlichen akuten Erkrankung und exogenen Überbelastung als eine typische „Trias des Sekundenherztodes" kennzeichnet auch den SHT jugendlicher Menschen unter dem 30. Lebensjahr. Dabei ist die Gewichtung der Einzelkomponenten dieser Trias verschieden nach Alter, Beruf und Situation bei jeweils gleichem Ergebnis.

Bei der „Mors in tabula" heißt die Frage „während oder durch" die Operation bzw. Narkose. Es ist zu beachten, daß beim Energiedefizit die Kontraktilität des Herzmuskels rascher eingeschränkt als seine Struktur zerstört wird. Befunde bei Toteinlieferung weichen sowohl morphologisch als auch chronobiologisch vom Durchschnitt der anderen Fälle von SHT nicht nennenswert ab. Als Spätfolgen nach Operation oder Trauma beobachtet man Cysten oder Narben am Perikard; ein Kausalzusammenhang mit dem SHT ist hier unserer Erfahrung nach eher die Ausnahme.

Der SHT beim Asthmaanfall kann sowohl durch akuten Vagusreflex als auch durch die therapeutische Gegenaktion ausgelöst werden, wenn eine metabolisch inszenierte myogene Dilatation unter beta-adrenergen Katecholaminen eintritt. Ein Kombinationsschaden ist wahrscheinlich. Vagusreflexe kennen wir bei Intubation, Bronchoskopie etc.

Der plötzliche Kindstod kann neben der nächtlichen Apnoe (Atmungs-Synkope) auch durch die Verlängerung des QT-Intervalls verursacht sein. Wiederholte Fälle in einer Familie bestätigen das erbliche QT-Syndrom; bei congenitalen Vitien tritt Mangelsituation bei der Shuntumkehr, aber auch durch Narben nach operativer Korrektur, schließlich auch oft nur durch eine Überschreitung des „kritischen Herzgewichtes" ein.

In der Schwangerschaft und bei der Geburt ist nach unseren Beobachtungen Mikroschock, das Tokolyseherz, die Lipomatose oder auch Synkopen durch Herzverdrängung relevant; die post partum-Myokardiopathie ist als eigenes Krankheitsbild umstritten. Bestehende Herzmuskelschäden können allerdings in der Gravidität maskiert sein.

Auch noch fertile Frauen sind heute schon risikobehaftet; in Menopause und Klimakterium jedoch besonders. Die „midlife crisis" ist ebenso ein psychogener Auslösemechanismus wie psychische Erregung im Rahmen von Untersuchung und Therapie oder mangelnder Lebenswille. Stichworte in diesem Zusammenhang sind infarktoide Persönlichkeit, der voraussehbare SHT und Familienserientodesfälle.

Während der Begriff SHT in der Klinik vor allem in der Kardiologie gebräuchlich ist, wird er außerhalb davon wenig realisiert. Eine sehr unterschiedliche diagnostische Treffsicherheit stellt sich dar, wenn der Tod nicht in typischer Situation (typisches Alter, typische Betätigung etc.) erfolgt. Eine starke Zweckinterpretation und sogenannte anamnestische Artefakte trüben den Blick.

Der SHT ist sehr eng mit dem seelischen Muster der Persönlichkeit verbunden und auch in seinen morphologischen Substraten und Kriterien wegen der vielen Querverbindungen schwer in eine Ordnung zu zwängen. Das Drama des SHT läuft in mehreren Akten ab. Schauplätze und Szenen sind vielfältig und auswechselbar. Die Lösung ist oft unerwartet oder bleibt offen.

Die makroskopischen Aufnahmen dieses Buches wurden alle auf Leitz-Reprovit IIa und Leica MDa-Kamera, die mikroskopischen Photogramme auf *Leitz Orthoplan* mit *Leitz Orthomat*-Objektiven der Serie 170 PL FL 4/0.14, 10/0.30, 25/0.50 und NP 40/0.65 sowie Pl Apo Oel 100/1.32 aufgenommen.

H. Literatur

Abelmann, W. H.: The cardiomyopathies. In: E. Braunwald (ed.) The myocyardium: Failure and infarction. New York: HP Publishing Co (1974)

Akert, K.: Die Insulin-Myokardose. Schweiz. med. Wschr. 80, 1010 (1950)

Albertini, A. v.: Die Bedeutung entzündlicher Erkrankungen der Koronararterien (im besonderen der „Arteriitis stenosans coronariae") für die Pathogenese der Koronarsklerose. Schweiz. Z. Path. 1, 163 (1938)

Albertini, A. v.: Zur Frage der juvenilen Koronarsklerose. Schweiz. med. Wschr. 73, 796 (1943)

Althoff, H.: Der plötzliche und unerwartete Tod von Säuglingen und Kleinkindern. Veröffentlichungen aus der Morphologischen Path., 91. Heft, Gustav Fischer, Stuttgart

Althoff, H.: Sudden infant death syndrome (SIDS). Fischer, Stuttgart 1980, S. 62, 63

Andersen, J. A., Hansen, B. F.: Isolated acute myocardial infarction of the papillary muscles of the heart. Clinicopathological study of 9 cases. Brit. Heart J. 35, 781–786 (1973)

Andersen, J. A., Donder, R., Fischer-Hansen, B., Lyngborg, K., Vinterberg, H.: Terminal myocardial infarction. Cardiology 59, 333–341 (1974)

Andersen, K. R., Sutton, M. G., Lie, J. T.: Histopathological types of cardiac fibrosis in myocardial disease. J. Path. (Edinb.) 128, 79–85 (1979)

Appelbaum, F. R., Strauchyn, J. A., Graw, R. B.: Acute lethal carditis caused by high-dose combination chemotherapy. The Lancet, January 10 (1976)

Askanas A., Udoshi M., Sadjadi S. A.: The heart in chronic alcoholism: a non invasive study. American Heart Journal 99, 9–16 (1980)

Auerswald, W., Doleschel, W.: Zur Frage von Stoffwechselindikatoren („Risikofaktoren") atherosklerotischer Herz-Kreislauf-Erkrankungen und deren ernährungsmäßiger Beeinflußbarkeit. Wien. klin. Wschr. 92 (3), 80–94 (1980)

Bahr G., Jennings, R. B.: Ultrastructure of normal and asphyxic myocardium of the dog. Lab. Invest. 10, 548 (1961)

Bajusz, E.: Blutdruck bei Phosphat-Steroid-Kardiopathie. Z. Ges. exp. Med. 130, 13–18 (1958)

Bankl, H.: Über subepikardiale kavernöse Hämangiome. Krebsarzt 154–158 (1966)

Barbey, I.: Der plötzliche und unerwartete Kindstod. Bundesgesundhbl. 21, Nr. 1 (1978)

Baroldi, G.: Types of Myocardial Necrosis. In: Kaindl, R., Pachinger, O., Probst, P.: Die ersten 24 Stunden des Herzinfarkts. Verlag Gerhard Witzstock, Baden-Baden, Köln, New York 1977, S. 4

Bashour, F. A., My Conell, T., Skinner, W., Hanson, M.: Myocardial sarcoidosis. Dis. Chest 53, 413–420 (1968)

Beck, A., Stöger, H.: Die Müttersterblichkeit in Österreich aus klinischer Sicht. Wien. klin. Wschr. 88 (10), 309–315 (1976)

Beck, W., Vutuc, Ch., Kunze, M.: Epidemiologische Untersuchung zur Müttersterblichkeit in Österreich. Öst. Ärzteztg. 34/24, 1497 (1979)

Benda, L., Lujf, A., Moser, K.: Untersuchungen über die Wirkung von Procainamid auf EKG, Hämodynamik und Stoffwechsel beim Menschen. Wien. Z. inn. Med. 48, 30 (1967)

Benedict, R., Robertson, M. D.: Angina pectoris and sudden death in the absence of atherosclerosis following ergotamine therapy of migraine. Amer. J. Med. 67, 177 (1979)

Benthe, H. F.: Beitrag zur Beurteilung der antifibrillären Eigenschaften des Chinidins und ähnlich wirksamer Substanzen. Arch. exp. Path. Pharmakol. (Leipzig) 229, 82 (1956)

Bergmann, A. B.: Sudden infant death syndrome. The disease entity. Paediatrician 5, 172 (1976)

Bertsch, W., Bühler, F., Kreinsen, U.: Ein pathomorphologischer Beitrag zur Kenntnis der sog. Epinephrin-Myokarditis. Licht- und elektronenmikroskopische Untersuchungen. Virchows Arch. Abt. A Path. Anat. 360, 45 (1973)

Bezler, H. M.: Plötzlicher Tod aus natürlicher Ursache. Wehrmed. Mschr. Nr. 6 (1977)

Bharati, S., Bocoff, J. P., Fridman, J. L., Rosen, K. M.: Sudden death caused by benign tumor of the atrioventricular node. Arch. Intern. Med. 136 (2), 224–228 (1976)

Bharat, S., Molthan, M. E., Veasy, L. G., Lev, M.: Conduction system in two cases of sudden death two years after the mustard procedure. J. Thorac Cardiovasc. Surg. 77 (1), 101–108, Jan. 79 (1979)

Bitter-Mueller, R.: Plötzliche Todesfälle. Erfahrungen in den Jahren 1972–1979 bei 3000 Autopsien im Kanton Thurgau. Inaugural-Dissertation zur Erlangung der Doktorwürde der Medizinischen Fakultät der Universität Zürich (1980)

Bjuroe, T., Vedin, A., Werko, L., Wilhelmsson, C.: Kardiovaskulaer sjukdom och ploetslig hjaertdoed I samband med motions-och taevlingsidrott. Lakartidningen 72 (5), 335–338 (1975) (Referat)

Boemke, F. R.: Der plötzliche Tod aus natürlicher Ursache bei Soldaten während des vergangenen Krieges. Frankf. Z. Path. 71, 657 (1962)

Bolte, H. D. und von Arnim, Th.: Neue Aspekte in der Behandlung des kardiogenen Schocks. In: Kaindl-Pachinger, Probst: Die ersten 24 Stunden des Herzinfarktes. G. Witzstock, Baden-Baden, Köln, New York 1917, S. 155 ff.

Böhmig, R.: Akuter Herztod beim Fußballsport. Die medizinische S. 1925, 1927–1929 (1959)

Bosman, C.: Morphologie und Pathogenese der sog. puerperalen Myokardose. Zbl. allg. Path. 110, 204 (1967)

Böthig, S., Böthig, I., Auritsch, R., Breitkreuz, K., Sajkiewicz, K.: Inzidenz und Letalität des Herzinfarktes in einer großstädtischen Population. Dtsch. Gesundh.-Wes. 34, 186–192 (1979)

Bouchardy, B., Majno, G.: Histopathology of early myocardial infarcts: a new approach. Amer. J. Pathol. 74, 301 (1974)

Bourdillon, P. J.: Prolonged QT interval to predict sudden death (letter). Circulation 59, 1079–81 (1979)

Boyadjian, N.: Das Herz, seine Geschichte, seine Symptomatik, seine Ikonographie und seine Krankheiten. Esco Books, Antwerpen 1980

Brandt, G.: Myokardose – Myokardie – Kardiomyopathie. Dtsch. med. Wschr. 101, 1209 (1976)

Brechenmacher, C., Coumel, P., Fauchier, J.-P., Cachera, J.-P., James, T. N.: De subitaneis mortibus. XXII. intractable paroxysmal tachycardias which proved fatal in typ A Wolff-Parkinson-White-Syndrome. Circulation 55, 408 (1977)

Breitfellner, G.: Ungewöhnliche Komplikation bei schwerer ulzero-polypöser Endokarditis. Wien. klin. Wschr. 75, 784–785 (1963)

Breitfellner, G.: Ultramorphologische Veränderungen am Meerschweinchenmyokard nach Chinidin. Exp. Path. 3, 42–46 (1969)

Breitfellner, G.: Elektronenmikroskopische Untersuchungen zu Nebenwirkungen auf das Meerschweinchenmyokard unter Fluothane und Lachgasnarkose. Exp. Path. 8, 37–47 (1973)

Breitfellner, G.: Zur Pathophysiologie des Schocks. ZFA 54, 417–426 (1978)

Breitfellner, G., Lujf, A., Spitzy, K. H.: Klinik und Pathologie einer durch Chemotherapie protrahierten septischen Endokarditis. Int. Zeitschr. für Klin. Pharmakologie, Therapie und Toxikologie 1, 238–244 (1968)

Breitfellner, G., Lunglmayr, G., Neuhold, R.: Histochemische und elektronenmikroskopische Untersuchungen zur Wirkung von Ajmalin am Meerschweinchenherzen. Pathologia et Microbiologia 29, 414–430 (1966)

Breitfellner, G., Lunglmayr, G., Neuhold, R.: Submikroskopische Befunde zum Wirkungsmechanismus von Novocamid am Meerschweinchenherzen. Wien. klin. Wschr. 47, 831–833 (1966)

Breitfellner, G., Wolfram, H.: Klinisch-pathologische Befunde zu einem Fall von myocardiopathia obstructiva. Z. Kardiol. 65, 42–53 (1976)

Breitfellner, G., Bayer, P.: Der Stellenwert der Autopsie in der heutigen Medizin. I. Die sanitätspolizeiliche Leichenöffnung. Pathologe 2, 1–7 (1980)

Breitfellner, G., Haid, A., Bayer, P.: Der Stellenwert der Autopsie in der heutigen Medizin. II. Die klinische Leichenöffnung. Pathologe 3, 61–65 (1982)

Bristow, M. R., Mason, J. W., Billingham, M. E., Daniels, J. R.: Dexorubicin cardiomyopathy: Evaluation by phonocardiography, endomyocardial biopsy, and cardiac catheterization. Ann intern. Med. 88, 168–175 (1978)

Brown, J. M., Vetter, J., Spicer, M. J., Jones, J. D.: Cardiac complications of protein-sparing modified fasting. JAMA 240, 120–122 (1978)

Brücke, P.: Zur Kenntnis der Herzsarkome. Krebsarzt 17, 425–433 (1962)

Bryan, C. S., Sutton, J. P., Sauders, D. E., Longaker, D. W., Smith, D. W.: Endocarditis related to transvenous pacemakers. Syndroms and surgical implications. J. thorac. cardiovas. Surg. 75, 758–762 (1978)

Burch, G. E., Giles, T. D., Tsui, C.: Postpartal cardiomyopathy. Cardiovasc. clin. 4, 270 (1972)

Büchner, F.: Die koronarstenotisch verursachte akute Koronarinsuffizienz. Aus: Struktur, Stoffwechsel in der modernen Pathologie. Urban Schwarzenberg, München, Berlin 1964, S. 26 ff.

Büchner, F.: Die Herzinsuffizienz bei den Durchblutungs- und Atmungsstörungen des Herzmuskels (vom Standpunkt der morphologischen Pathologie). Med. Klin. 59, 1733–1738 (1964)

Büchner, F.: Stufen der Fragestellung, Methoden und Ergebnisse in der Pathologie der letzten 100 Jahre. Med. Klin. 61, 1908–1911 (1966)

Büchner, F.: Die Koronarinsuffizienz. Hippokrates Verlag Stuttgart, (37. Jhg., 18) 709–716 (1966)

Büchner, F.: Maß und Übermaß am Beispiel der Herzhypertrophie und Herzinsuffizienz. Wien. klin. Wschr. 84, 89–92 (1972)

Büchner, F., Onishi, S.: Herzhypertrophie und Herzinsuffizienz in der Sicht der Elektronenmikroskopie. Urban Schwarzenberg, München-Berlin-Wien 1970

Büsing, C. M.: Untersuchungen zur Frage des akuten Rechtsherzversagens. Habilitationsschrift der Universität Heidelberg (1977)

Bussmann, W. D., Kaltenbach, M.: Ist der plötzliche Herztod voraussehbar? Med. Klin. 70, 1387–1397 (1975)

Butterworth, J. S., Poindexter, C. A.: Papilloma of cusp of the aortic valve. Report of a patient with sudden death. Circulation 48, 213–215 (1973)

Carle, B. N.: Autofluorescence in the identification of myocardial infarcts. Human Pathology 12, 643–646 (1981)

Chiari, H.: Zur Kenntnis der Enzephalomyokarditis. Wien. klin. Wschr. 64, 653 (1952)

Christensen, D., Ford, M., Reading, J., Castle, Ch.: Sudden death in the late hospital phase of acute myocardial infarction. Arch. Intern. Med. 137, 1675–1679 (1978)

Christian, P., Hahn, P., Nüssel, E.: Stress und Herzinfarkt. Dtsch. Ärztebl. 73, 877–880 (1976)

Cipriano, P. R.: 52. Scientific session of american heart association. Anaheim. Zit. Med. Trib. Nr. 21 (1980)

Cobb, J. A.: Antiarrhythmic therapy, ventricular premature depolarizations and sudden cardiac death: The tip of the iceberg. Circulation, 59, 864–865 (1979)

Cooper, R.: Chronic ventricular ectopic activity and sudden death. Eur. J. Cardiol. 7, 457–464 (1979)

Copeland, J., Kosek, J. C., Hurley, E. J.: Early functional and ultrastructural recovery of canine cadaver hearts. Supplement II to circulation Vol. 37–38 (1968)

Cowan, M. J.: Sudden cardiac death and selective myocardial necrosis. Heart Lung 8, 559–63 (1979)

Cuenoud, H. F., Joris, I., Majno, G.: Ultrastructure of the myocardium after pulmonary embolism. A study in the rat. Amer. J. Path. 92, 421–458 (1978)

Curtius, F.: Traumatische Herzschädigung infolge stumpfer Gewalt. Fortschritte Medizin 92, 814–816 (1974)

David, H.: Elektronenmikroskopische Organpathologie. VEB Verlag Volk und Gesundheit, Berlin 1937

David, H.: Ergebnisse und Prinzipien der submikroskopischen Pathomorphologie der Herzmuskulatur. Z. Ges. inn. Med. 18, 481–486 (1963)

David, H.: Die Bedeutung der Lysosomen bei Herzmuskelschädigungen, insbesondere bei Ischämie. Zbl. allg. Pathol. u. pathol. Anat. 124, 305–313 (1980)

David, H., Hecht, A., Uerlings, I.: Noradrenalinbedingte Feinstrukturveränderungen des Herzmuskels der Ratte. Beitr. path. Anat. 137, 1–18 (1968)

David, H., Oldag, D., Schubel, B., Warnke, H., Behrisch, D.: Elektronenmikroskopische Befunde der Herzmuskulatur beim Morbus Fallot und Ventrikelseptumdefekt. Zbl. allg. Path. u. path. Anat. 122, 34–42 (1978)

Davies, J. H., Wright, R. K.: The very sudden cardiac death syndrom – a conceptual model for pathologists. Human Path. 11, 117–121 (1980)

Davies, M. J.: Pathology of conducting system of the heart. Butterworths, London 1971

Davies, M. J.: Tumors of the heart and pericardium. In: Pomerance A., Davies M. J. (eds.) The pathology of the heart. Backwell Scientific Publ., Oxford, London, Edinburgh, Melbourne 1975

Davies, M. J., Anderson, R. H.: The pathology of the conduction system. In: Pomerance, A., Davies, M. J. (eds.) The pathology of the heart. Blackwell Scientific Publ., Oxford, London, Edinburgh, Melbourne 1975

Davies, M. J., Pomerance, A.: Surgical, traumatic and iatrogenic heart disease. In: Pomerance, A., Davies, M. J. (eds.) The pathology of the heart. Blackwell Scientific Publ., Oxford, London, Edinburgh, Melbourne 1975

Davies, M. J., Robertson, W. B.: Disease of the coronary arteries. In Pomerance, A., Davies, M. J. (eds.) The pathology of the heart. Blackwell Scientific Publ., Oxford, London, Edinburgh, Melbourne 1975

Davies, M. J.: The presence of occlusive thrombosis in different patterns of myocardial infarction. In: Kaindl, F., Pachinger, O., Probst, P. (Hrsg.) Die ersten 24 Stunden des Herzinfarktes. Witzstock, Baden-Baden, Köln, New York 1977, S. 11

Davies, M. J., Pomerance, A., Lamb, D.: Techniques in examination and anatomy of the heart. In: Pomerance, A., Davies, J. M. (eds.) Blackwell Scientific Publ., Oxford, London, Edinburgh, Melbourne 1975

de Burgh-Daly, M. D., Angell-James, J. E., Elsner, R.: Role of carotid-brody chemoreceptors and their reflex interactions in bradycardia and cardiac arrest. Lancet 1, 764–767 (1979)

Deloach, J. F., Haynes, J. W.: Arch. internat. Med. 98, 224 (1953) (zit. nach Bankl 1966)

Denes, P., Dhingra, R. C., Wu, D., Wyndham, C. R., Amat-Y-Leon, F., Rosen, K. M.: Sudden death in patients with chronic bifascicular block. Arch. Intern. Med. 137, 1005–1010 (1977)

Desilva, R. A., Lown, B.: Ventricular premature beats, stress, and sudden death. Psychosomatics 19, 649–653 (1978)

de Soyza, N., Murphy, M. L., Bissett, J. K., Kane, J. J., Doherty, J. E.: South Med. J. 68, 474–477 (1975)

Dimsdale, J. E.: Emotional causes of sudden death. Amer. J. Psychiat. 134, 1361–1366 (1977)

Dirschmid, K.: (in Vorbereitung)

Doerr, W.: Über den Myocardshunt vom Standpunkt der pathologischen Anatomie Therapiewoche 1–32 (1950/51)

Doerr, W.: Über die Ursachen bestimmter Formen sog. kardialer Rechtsherzinsuffizienz. Z. Kreisl.-Forsch. 40, 92 (1951 a)

Doerr, W.: Herzmuskelveränderungen bei Hämochromatose. Verh. Dtsch. Ges. Path. 34, 266 (1951 b)

Doerr, W.: Entzündliche Erkrankungen des Myocard. Verh. Dtsch. Ges. Path. 51, 67 (1967)

Doerr, W.: Normale und pathologische Anatomie des reizbildenden und erregungsleitenden Gewebes. Verh. Dtsch. Ges. Kreisl.-Forsch. 35 (1969)

Doerr, W.: Allgemeine Pathologie der Organe des Kreislaufs, in Hdb. d. allg. Pathologie III, Teil 4, 205 f., 304 f., Springer, Berlin, Heidelberg, New York 1970

Doerr, W.: Morphologie der Myokarditis. Verh. dtsch. Ges. Inn. Med. 77, 301–335 (1971)

Doerr, W.: Pathologie der Koronargefäße. Wien. klin. Wschr. 84, 513 (1972 a)

Doerr, W.: Plötzlicher Herztod – Morphologische Aspekte. Verh. Dtsch. Ges. Inn. Med. 78, 944–969 (1972 b)

Doerr, W.: Herz und Gefäße. In: Doerr, W. (Hrsg.) Organpathologie, Bd. I. Thieme: Stuttgart 1974

Doerr, W.: Rhythmusstörungen des Herzens. Morphologische Äquivalente. Verh. Dtsch. Ges. inn. Med. 81, 36 (1975)

Doerr, W.: Nachwort zu Hamperls: Robert Rössle in seinem letzten Lebensjahr (1946–1956). Springer, Berlin, Heidelberg, New York 1976

Doerr, W.: The pathogenesis of cardiac infarction. Virch. Arch. Pathol. Anat. und Histol. 373, 177–190 (1977 a)

Doerr, W.: Idiopathische Cardiomyopathie, Formen und Ursachen. Acta Path. Jap. 28 (1), 1–14 (1978)

Doerr, W.: Homologiebegriff und pathologische Anatomie. Virch. Arch. 383, 5–29 (1979)

Doerr, W.: Koronariitis. Deutsches Ärzteblatt 76, 2033 (1979)

Doerr, W.: Sekundenherztod. Ref. Jahrestagung Dtsch. Ges. Rechtsmedizin, Heidelberg 1980

Doerr, W., Holldack, K.: Über das Myxödemherz. Virch. Arch. Path. Anat. 315, 653–671 (1948)

Doerr, W., Mall, G.: Angeborene, erworbene Cardiomyopathie und Differentialdiagnose. Pathologie 1, 7–24 (1979)

Doerr, W., Roßner, J. A.: Toxische Arzneiwirkungen am Herzmuskel: Cardiovasculäre Therapie aus der Sicht der pathologischen Anatomie. Sitzungsberichte d. Heidelberger Akad. d. Wiss., Math.-nat. Klasse, Jg. 1977, 4. Abh. Springer, Berlin, Heidelberg, New York

Doerr, W., Schiebler, T. H.: Pathologische Anatomie des Reizleitungssystems. In: Bargmann, Doerr (Hrsg.) Das Herz des Menschen. Thieme, Stuttgart 1963, S. 793

Dietel, H., Keding, G.: Die Müttersterblichkeit, eine Richtschnur unseres Handelns. Geburtsh. Frauenheilk. 30, 1 (1970)

Dotzauer, G.: Die Bedeutung des Herzinfarkts in der Unfallversicherung. Hefte Unfallheilk. 75, 23–29 (1963)

Dotzauer, G., Naeve, W.: Der Panoramawechsel des akuten Coronartodes. Lebensversmed. 4, 61 (1956)

Durrer, D., Janse, M. J., Lie, K. I.: Electrophysiological mechanisms for sudden coronary death. Adv. Cardiol. 25, 145–154 (1978)

Engel, G. L.: Editorial: Psychologic factors in instantaneous cardiac death. N. Engl. J. Med. 294, 664–665 (1976)

Engel, G. L.: Psychologic stress, Vasodepressor (vasavagal) syncope, and sudden death. Ann. Intern. Med. 89, 403–412 (1978)

Eltringham, J. R., Fajardo, L. F., Stewart, J. R.: Adriamycin cardiomyopathy: Enhanced cardiac damage in rabbits with combined drug and cardiac irradiation. Radiology 115, 472 (1975)

Erhardt, L. R.: Coronary thrombosis – cause cor consequence. In: Kaindl, F., Pachinger, O., Probst, P.: Die ersten 24 Stunden des Herzinfarktes. Witzstock, Baden-Baden, Köln, New York, S. 6

Ernst, P.: Eine geheilte zirkuläre Aortenruptur am Isthmus. Verh. Dtsch. Ges. Path. 7, 177 (1904)

Estanol, B. V.: Cardiac arrhythmias and sudden death in subarachnoid haemorrhage. Stroke 6, 382–386 (1975)

Esterl, D., Vogel, C.: Synkopale Anfälle und plötzlicher Tod durch Kammerflimmern. Kinderärztl. Prax. 46, 439–445 (1979)

Eyrich, K.: Ein Anästhesist schüttet sein Herz aus. Chirurg. 51, 134–139 (1980)

Fassbender, H. G.: Vagustod und subendokardiale Blutungen. Verh. Dtsch. Ges. Path. 39, 373–375 (1956)

Feigl, W.: Der Klarschriftbeleg zur Dokumentation medizinischer Daten. IBM-Nachrichten 213, 428–430 (1972)

Ferrans, V. J., Morrow, A. G., Roberts, W. C.: Myocardial ultrastructure in idiopathic hypertrophic subaortic stenosis. Circulation 45, 769–792 (1972)

Ferris, J. A.: Conducting tissue changes in sudden death. Med. Sci. Law 14, 36–39 (1975)

Ferris, J. A.: The atrioventricular node in hypertrophic obstructive cardiomyopathy. Beitr. Path. 148, 296–303 (1973)

Fischer-Hansen, B.: Heart autopsy in ischemic heart disease. Acta path. microbiol. scand. Sect. A 86, 241–244 (1978)

Fischer-Hansen, B.: Thrombosis of epicardial coronary veins in acute myocardial infarction. American Heart Journal Vol. 97, 696–700 (1979)

Fischer, H., Spann, W.: Pathologie des Trauma. J. F. Bergmann, München 1967

Fleckenstein, A.: Physiologie und Pathophysiologie des Myokard-Stoffwechsels im Zusammenspiel mit den bioelektrischen und mechanischen Fundamentalprozessen. In: Bergmann, W., Doerr, W.: Das Herz des Menschen, Bd. I, 355 ff., Thieme, Stuttgart 1963

Fleckenstein, A.: Stoffwechselprobleme bei der Myokardinsuffizienz. Verh. Dtsch. Ges. Path. 51, 15 (1967)

Fleckenstein, A.: Pathophysiologische Kausalfaktoren bei Myokardnekrose und Infarkt. Wien. Z. Inn. Med. 52, 133 (1971)

Fleckenstein, A.: Metabolische Faktoren bei der Entstehung von Myokardnekrosen und Mikroinfarkten. Triangel Bd. 14, Nr. 1 (1975)

Fontana, R. S., Edwards, J. E.: Congenital cardiac disease: A review of 357 cases studied pathologically. Saunders, Philadelphia, London 1962

Forssmann, W. G., Girardier, L.: Untersuchungen zur Ultrastruktur des Rattenherzmuskels mit besonderer Berücksichtigung des sarcoplasmatischen Retikulums. Z. f. Zellforschg. 72, 249–275 (1966)

Frick, R.: Stenosierende Coronarsklerose und Färbung des Myocards nach Lie (Fuchsinorrhagie). Der Pathologe 2, 246 (1981)

Frink, R. J.: Non-obstructive mural coronary thrombosis in sudden death. Adv. Exp. Med. Biol. 82, 124–126 (1978)

Frink, R. J., Trowbridge, J. O., Rooney, P. A. jr.: Non-obstructive coronary thrombosis in sudden cardiac death. Am. J. Cardiol. 42, 48–51 (1978)

Fulton, W. F. M.: The coronary arteries. C. C. Thomas, Springfield/Ill. 1965

Furuya, Y.: Autopsiefälle plötzlichen Todes nach ärztlicher Behandlung. Acta crim. Med. Leg. jap. 41, 11–14 (1975). (Orig. jap.) Ref. aus: Zbl. ges. Rechtsmed. 10, 242–243 (1976)

Gerlach, D., Ohlen, W. D.: Untersuchungen über die alkoholbedingte Kardiomyopathie. Beitr. gerichtl. Med. 36, 359–367 (1978)

Gerok, W.: Karzinoid. In: Bock, H. E.: Pathophysiologie, Bd. II, 294 ff., G. Thieme, Stuttgart 1972

Gilette, P. C., Yeoman, M. A., Nullins, C. E., McNamara, D. G.: Sudden death after repair of tetralogy of fallot. Electrocardiographic and electrophysiologic abnormalities. Circulation 56, 566–571 (1978)

Gloor, F.: Die Situation der Pathologie in der Schweiz und in Deutschland. Pathologen 1. und 2. Klasse. Beitr. Path. Bd. 155, 212–213 (1875)

Goerttler, K.: Normale und pathologische Entwicklung des menschlichen Herzens. Thieme, Stuttgart 1958

Goodfriend, M., Wolpert, E. A.: Death from fright: Report of a case and literature review. Psychosom. Med. 38, 348–356 (1976)

Goodwin, J. F., Krikler, D. M.: Sudden death in cardiomyopathy. Adv. Cardiol. 25, 98–106 (1978)

Gouley, B. A.: Anomalous left coronary artery arising from the pulmonary artery (adult type). Am. Heart J. 40, 630–637 (1950)

Gotoh, K.: A histopathological study of the conduction of the so-called "pokkuri disease" (sudden unexpected cardiac death of unknown origin in Japan). Jpn. Circ. J. 40, 753–768 (1976) (Referat)

Gozo, E. G., Casnow, I., Cohen, H. C., Okun, L.: The heart in sarcoidosis. Chest 60, 379–388 (1971)

Gradman, A. H., Bell, P. A., Debusk, R. F.: Sudden death during ambulatory monitoring. Clinical and electrocardiographic correlations. Report of a case. Circulation 55, 210–211 (1977)

Grävinghoff, L.: 28. Tg. Nordwestdtsch. Ges. Kinderheilkunde, Wilhelmshaven 1980. Medical Tribune Kongreßbericht: Plötzlicher Kindstod (1980)

Greene, H. L., Reid, P. R., Schaeffer, A. H.: The repetitive ventricular response in man. A predictor of sudden death. N. Engl. J. Med. 299, 729–734 (1978)

Grosse-Brockhoff, F., Schellong, F.: Herzgefäßkrankheiten. In: Denning (Hrsg.) Lehrbuch der Inneren Medizin. Thieme, Stuttgart 1961, S. 693

Gross, R.: Zur klinischen Dimension der Medizin. Hippokrates Verlag, Stuttgart 1976, S. 56

Gunby, P. H.: What causes sudden death in young athletes? J. Amer. Med. Ass. 141, 123–124 (1979)

Günther, M., Jungmann, H., Klasen, B.: Einfluß des akuten Höhenwechsels bis 3000 m auf Kreislauf- und Lungenfunktion. In: Medizinische Aspekte der Höhe. Thieme, Stuttgart, New York 1981, S. 103–109

Guntheroth, W. G.: Sudden infant death syndrome (crib death). Amer. Heart J. 93, 784–793 (1977)

Haas, G.: Über die Gefäßversorgung des Reizleitungssystems des Herzens. Anat. Hefte Bd. 43, 629–658 (1911)

Haerem, J. W.: The Occurrence of platelet aggregates in the epicardial arteries of man. Atherosclerosis 14, 417 (1961)

Hearem, J. W.: Myocardial lesions in sudden, unexpected coronary death. Am. Heart J. 90, 562–568 (1975)

Haerem, J. W.: Sudden, unexpected coronary death. The occurence of platelet aggregates in the epicardial and myocardial vessels of man. Acta Pathol. Microbiol. Scand. (Suppl) 265, 1–47 (1978)

Hager, W., Sebing, A.: Praxis der Schrittmacher-Therapie. Schattauer, Stuttgart, New York 1978

Haidmayer, R., Kurz, R., Kenner, T. H.: Zum Problem des plötzlichen Kindstodes. Wien. med. Wschr. 129, 201–206 (1979)

Hamperl, H.: Robert Rössle in seinem letzten Lebensjahrzehnt (1946–1956). Springer, Berlin, Heidelberg, New York 1976

Harms, D.: Postmortale Fibrinolyse beim Menschen. Veröff. morph. Pathologie. Fischer, Stuttgart 1971

Harper, J. R., Harley, A., Hackel, D. B., Estes, E. H.: Coronary artery disease and major conduction disturbance. Amer. Heart J. 77, 411 (1969)

Hausamen, T. U., Poche, R.: Die Ultrastruktur des Herzmuskels der Ratte nach einmaligen und wiederholten Unterdruckversuchen. Virch. Arch. Path. Anat. 339, 212–224 (1965)

Hausamen, T. U., Poche, R.: Elektronenmikroskopische Untersuchungen über die Wirkung von Alupent auf die Ultrastruktur des Herzmuskels der Ratte. Virch. Arch. Path. Anat. 339, 225–233 (1965)

Hecht, F. M.: Studie über quantitative Altersveränderungen am Hisschen Bündel des Menschen. Virch. Arch. A. Path. Anat. and Histol. 386, 343–356 (1980)

Heinrich, M., Jansen, H. H.: Der plötzliche Tod aus natürlicher Ursache im Erwachsenenalter. Diagnostik 10, 404–408 (1977)

Heni, F.: Endokrinium. In: Bock, H. E. (Hrsg.) Pathophysiologie Bd. II, 281 ff., Thieme, Stuttgart 1972

Hering, H. E.: Der Sekundenherztod mit besonderer Berücksichtigung des Herzkammerflimmerns. Springer, Berlin 1917 (zit. nach W. Doerr, 1972 b)

Hermann, R.: Die Adriamycin-Kardiomyopathie. Dtsch. med. Wschr. 102, 1820–1822 (1977)

Hinkle, L. E., Argyros, D. C., Hayes, J. C., Robinson, T., Alonso, D. R., Shipman, S. C., Edwards, M. E.: Pathogenesis of an unexpected sudden death: Role of early cycle ventricular premature contractions. Am. J. Cardiol. 39, 873–879 (1977)

Hölscher, B.: Tierexperimentelle Untersuchungen zum künstlichen Herzstillstand. Langenbecks Arch. klin. Chir. 300, 634 (1962)

Hölscher, B., Stolpmann, H. J.: Elektronen- und lichtmikroskopische Untersuchungen bei der Korrektur des künstlich stillgelegten Herzens verschiedener Herzanomalien. Langenbecks Arch. klin. Chir. 301, 664 (1962)

Holzner, J. H.: Die modernen Aufgaben der Obduktion in der Kontrolle des öffentlichen Gesundheitswesens. Virch. Arch. A. Path. and Histol. 383, 69–76 (1979)

Höpker, W. W.: Informatik in der Pathologie. Dissertationsschrift, Heidelberg 1970. Boehringer, Mannheim

Hopkins, L. C., Karp, H. R.: X-linked recessive humero-peroneal neuromuscular disease associated with atrial paralysis and sudden death. Trans. Am. Neurol. Assoc. 101, 84–86 (1976)

Hort, W., Lichti, H., Kalbfleisch, H., Köhler, F., Frenzel, H., Milzner-Schwarz, U.: Postmortale Untersuchungen über die Lichtungsweite der Koronararterien des menschlichen Herzens in Abhängigkeit vom physiologischen und pathologischen Herzwachstum, vom Lebensalter, von der Größe der Versorgungsgebiete und von der Koronarsklerose. Virchows Archiv A, 387 (1981)

Hudson, R. E. B.: The human conducting system and its examination. J. Clin. Path. 16, 492–498 (1963)

Immich, H.: Klinischer Diagnosenschlüssel. Schattauer, Stuttgart 1966

Jacob, H.: Wärme und Kälteschädigung des Zentral-Nervensystems. In: Handb. d. spez. path. Anat. u. Histol. Bd. XIII, 3, 300–326. Springer, Berlin, Göttingen, Heidelberg 1955

James, T. N.: Morphology of the human atrioventricular node; with remarks pertinent to its electrophysiology. Amer. Heart J. 62, 756 (1961)

James, T. N.: The connecting pathways between the sinus node and AV-node and between the right and left atrium in the human heart. Amer. Heart J. 6, 498 (1963)

James, T. N.: Pathology of small coronary arteries. Amer. J. Cardiol. 20, 679 (1967)

James, T. N.: De subitaneis mortibus. XIX. On the cause of sudden death in phaeochromocytoma, with special reference to the pulmonary arteries. The cardiac conduction system and the aggregation of platelets. Circulation 54, 348–356 (1976)

James, T. N.: Pathology of sudden death. In: Kaindl, F., Pachinger, O., Probst, P. (Hrsg.) Die ersten 24 Stunden des Herzinfarkts. Witzstock, Baden-Baden, Köln, New York 1977, S. 13

James, T. N., Carson, D. J. L., Marshall, T. K.: De subitaneis mortibus. I. Fibroma compressing his bundle. Circulation 48, 890–896 (1973)

James, T. N., Froggatt, P., Atkinson, W. J., Lurie, R. R., McNamara, D. G., Miller, W. W., Schloss, G. T., Carroll, J. F., North, R. L.: De subitaneis mortibus. XXX. Observations on the pathophysiology of the long QT syndromes with special reference to the neuropathology of the heart. Circulation 57, 1221–1231 (1978)

James, T. N., Frame, B., Schatz, I. J.: Pathology of cardiac conduction system in Marfan's syndrome. Arch. Intern. Med. 114, 339 (1964)

James, T. N., Frogate, Marshall, T. W.: Sudden death in young athletes. Am. Intern. Med. 67, 1013 (1967)

James, T. N., Galakhov, I.: De subitaneis mortibus, XXVI. Fatal electrical instability of the heart associated with benign congenital polycystic tumor of the atrioventricular node. Circulation 56, 667–678 (1977)

James, T. N., Jackson, D. A.: De subitaneis mortibus, XXVII. Histological abnormalities in the sinus node. Atrioventricular node and His bundle associated with coarctation of the aorta. Circulation 56, 1094–1102 (1977)

James, T. N., Marilley, J. R., Marriott, H. J.: De subitaneis mortibus. XI. Young girl with palpations. Circulation 51, 743–748 (1975)

James, T. N., Marshall, T. K.: De subitaneis mortibus. XVII. Multifocal stenosis due to fibromuscular dysplasia of the sinus node artery. Circulation 53, 736–742 (1976)

Janke, R., Wiedmann, A.: Plötzlicher Tod bei einem 13jährigen Knaben. Österr. Zschr. f. Kinderheilkunde u. Kinderfürsorge Bd. VIII, Nr. 3 (1953)

Jankus, A.: Inflammatory changes in the cardiac conducting system in sudden infant death syndrome. Med. J. Aust. 1, 594–595 (1975)

Jankus, A.: The cardiac conduction system in sudden infant death syndrome: A report on three cases. Pathology 8, 275–280 (1976)

Janssen, W.: Todesfälle im Rahmen emotionaler Belastung. In: Holczabek (Hrsg.) Beitr. zur gerichtl. Med. 33, 97 (1975)

Janssen, W., Naeve, W.: Der plötzliche Tod aus natürlicher Ursache. In: B. Mueller (Hrsg.) Gerichtliche Medizin, 2. Aufl. Springer, Berlin, Heidelberg, New York 1975, S. 253 ff.

Janssen, W., Riesner, K.: Alkoholbedingte Kardiomyopathie – plötzlicher Herztod. Beitr. gericht. Med. 36, 351–358 (1976)

Janushkevichius, Z. I., Bloozhas, J. N., Staljoraityte, E. J., Baubiniene, A. V., Kamarauskiene, D. B., Ragaishis, J. R.: 5. Sudden out-of hospital coronary death and chronic lesions of coronary arteries and myocardium. Morphologic data of kaunas male population study. Acta med. scand. 615, 33–41 (1977)

Jennings, R. B., Baum, J. P. H., Herdson, P. B.: Fine structural changes in myocardial ischemic injury. Arch. Path. 79, 135 (1965)

Jokl, E.: Exercise and cardiac death. In: Sports Cardiology (International Conference). Rome 1978, S. 379

Julian, D. G.: Toward preventing coronary death from ventricular fibrillation. Circulation 54, 360–364 (1976)

Just, H.: Grippe-Myocarditis. Med. Klin. 64, 2173 (1969)

Just, H.: Kardiovaskuläre Erkrankungen während der Schwangerschaft. Gynäkologie 12, 2–16 (1979)

Just, O. H., Merker, H. J.: Studies by electron microscope on various forms of induced cardiac arrest in dog and rabbit. Surgery 49, 492 (1969)

Kaduk, B., Seiler, G.: Sekundäre kongestive Kardiomyopathie nach Adriamycin. Dtsch. med. Wschr. 102, 1813–1817 (1977)

Kaduk, B., Metze, K., Schmidt, P. F., Brandt, G.: Secondary athrocytotic cardiomyopathy heart damage due to Wilson's disease. Virch. Arch. A. Path. Anat. and Histol. 387, 67–80 (1980)

Kalbfleisch, H.: Eine Methode zur postmortalen Größenbestimmung der Versorgungsgebiete einzelner Herzkranzarterien. Z. Cardiol. 64, 987–994 (1975)

Kawamura, K., Cowley, M. J., Karp, R. B., Mantle, J. A., Logic, J. R., Rogers, W. J., Russel, R. D.: Intramitochondriale Einschlüsse in Muskelzellen menschlicher Herzen mit coronarer Herzerkrankung. J. molec. cell. Cardiol. 10, 797–811 (1978)

Kayser, K., Burkhardt, H. U., Herbst, K.: Retrospektive und prospektive Analyse makroskopischer Befunde beim Herzinfarkt. Verh. Dtsch. Ges. Path. 63, 494 (1979)

Kelton, B. R., Southall, E., Rutter, N., Anderson, R. H., Shinebourne, E. A., Southall, D. P.: Cardiac conduction disorders in six infants with "near-miss sudden infant deaths". Br. Med. J. 2, 600–601 (1977)

Kelly, D. H., Shannon, D. C., Liberthson, R. R.: The role of the QT-interval in the sudden infant death syndrome. Circulation 55, 633–635 (1977)

Kendeel, S. R., Ferris, J. A.: Fibrosis of the conducting tissue in infancy. J. Pathol. 117, 123–130 (1975)

Kentala, E., Repo, U. K.: QT-interval prolongation during somatomotor activation as predictor of sudden death after myocardial infarction. Ann. Clin. Res. 11, 42–44 (1979)

Kentala, E.: Discrimination between subsequent sudden and non-sudden death by postinfarction exercise testing. Scand. J. Rehab. Med. 8, 73–77 (1976)

Kiesler, J., Dirschmid, K.: Generalisierte Cytomegalie. Pädiatrie und Pädologie, 17, 99–106 (1982)

Killip, T.: Time, place, event of sudden death. Circulation, 52, 160–163 (1976)

Kirchheiner, B.: Sarcoidosis cordis. Acta Med. Scand. 168, 223–234 (1960)

Klein, M. D., Hermann, M. V., Gorlin, R.: A hemodynamic study of a left ventricular aneurysm. Circulation 35, 614 (1967)

Knieriem, K.: Über den Bindegewebsinhalt des Herzmuskels beim Menschen. Arch. Kreislaufforschung 44, 231 (1964)

Knieriem, H. J.: Morphologische Grundlagen der Herzhypertrophie. Verh. Dtsch. Ges. Kreisl. Forsch. 38, 1–21 (1972)

Knieriem, H. J.: Morphologic changes of the conduction system in cases of sudden death. In: Kaindl, F., Pachinger, O., Probst, P. (Hrsg.) Die ersten 24 Stunden des Herzinfarkts. Witzstock, Baden-Bden, Köln, New York 1977, S. 15

Knieriem, H. J., Stroobandt, R., Meyer, H., Bourgeois, M.: Hypertrophic non-obstructive cardiomyopathy caused by disorder of the myofiber texture. Virch. Arch. A. Path. Anat. and Histol. 367, 209 (1975)

Knodt, A.: Die Bindegewebsmessung des menschlichen Sinusknotens und ihre Beziehung zum Alter desselben. Diss., Heidelberg 1970

Koch, W.: Über den funktionellen Bau des menschlichen Herzens. Urban und Schwarzenberg, München 1922

Koch-Weser, J.: Prevention of sudden coronary death by chronic antiarrhythmic therapy. Adv. Cardiol. 25, 206–228 (1978)

Kockel, H.: Eigenartige Kranzschlagadermißbildungen. Beitr. path. Anat. 94, 220–226 (1934)

Köhler, F.: Postmortale Coronarangiographie mit einem Röntgendoppelkontrastverfahren. Z. Cardiol. 64, 323–328 (1975)

Köberl, D., Feigl, W., Scherer, M.: Die Textverarbeitung und Auswertung der Wiener Autopsiebefunde. In: Modelle in der Medizin. Bericht über die 23. Jahrestagung der Deutschen Gesellschaft für Medizinische Dokumentation, Informatik und Statistik, e.V. vom 9.–11. 10. 1978, Köln. Schattauer, Stuttgart, New York 1979

Konradt, J., Nemetschek-Gansler, H.: Lichtmikroskopische und elektronenmikroskopische Untersuchungen am Herzmuskel der Ratte nach chronischer Digitalis-Applikation. Virch. Arch. Abt. A. Path. Anat. 350, 9–21 (1970)

Koplan, J. P.: JAMA, 242, 2578–2579 (1979) (zit. nach Med. Tribune 15, April 1980)

Korb, G.: Elektronenmikroskopische Untersuchungen zur Aludrin (Isoproterenolsulfat)-Schädigung des Herzmuskels. Virch. Arch. Path. Anat. 339, 136–150 (1965)

Korb, G.: Elektronenmikroskopische Befunde am Herzen nach hohen Aludrininjektionen. Verh. Dtsch. Ges. Path. 48. Tagg. 245–250 (1964)

Korb, G., Totovic, V.: Über Spätveränderungen im Herzmuskel der Ratte nach experimenteller Coronarinsuffizienz. Frankf. Z. Path. 72, 1275–1281 (1963)

Korb, G., Totovic, V.: Licht- und fluoreszenzmikroskopische Befunde am Herzmuskel nach einer akuten, kurzfristigen Coronarinsuffizienz. Virch. Arch. Path. Anat. 336, 475–484 (1963)

Kottmeir, C. A., Wheat, M. W.: Ultrastructural evaluation of myocardial preservation during cardiopulmonary bypass. The Mitochondrion. I Thor Cardiov Surg. 52, 786 (1966)

Krauland, W.: Forensische Aspekte zum plötzlichen Herztod. Verh. Dtsch. Ges. Inn. Med. 78, 969 (1972)

Krauland, W.: Unerwarteter Tod. Herzinfarkt und Sexualität – aus der Sicht des Rechtsmediziners. Sexualmedizin (Suppl.) 5, 20–23 (1976)

Krauland, W.: Der plötzliche, natürliche Tod im Straßenverkehr. Z. Rechtsmed. 81, 1–17 (1978)

Krepler, P., Breitfellner, G., Zeitlhofer, J.: Vitamin D-Intoxikation und „Idiopathische Hypercalcämie". Z. Kinderheilk. 90, 108–123 (1964)

Kuhn, E.: Kardiomyopathien. Sandorama III, 4–7 (1977)

Lahari, A., Balasubramanian, V., Raftery, E. B.: Sudden death during ambulatory monitoring. Br. Med. J. 1, 1676–1678 (1979)

Lechner, W., Dienstl, F.: Myokardschäden unter Tokolyse? Wien. klin. Wschr. 91, 798 (1979)

Lechner, W., Dienstl, F., Poewe, W., Daxenbichler, G.: Myoglobulinanstieg unter Tokolyse. Wien. klin. Wschr. 92, 502–505 (1980)

Lesky, E.: Die Wiener Medizinische Schule im 19. Jahrhundert. Böhlau, Graz, Köln 1965

Lev, M.: Anatomic basis for atrioventricular block. Amer. J. Med. 37, 742 (1964)

Lie, J. T.: Histopathology of the conduction system in sudden death from coronary heart disease. Circulation 51, 446–452 (1975)

Lie, J. T., Entman, M. L.: "Hole-in-one" sudden death: Mitral stenosis and left atrial ball thrombus. Am. Heart J. 91, 798–804 (1976)

Lie, J. T., Holley, K. E., Kampa, W. R., Titus, J. L.: New histochemical method for morphologic diagnosis of early stage of myocardial ischemia. Mayo Clin. Proc. 46, 319–327 (1971)

Lie, J. T., Rosenberg, H. S., Erickson, E. E.: Histopathology of the conduction system in the sudden infant death syndrome. Circulation 53, 3–8 (1976)

Lie, J. T., Titus, J. L.: Pathology of the myocardium and the conduction system in sudden coronary death. Circulation 52, 41–52 (1975)

Linzbach, A. J.: Die Faserkonstanz des menschlichen Herzens und das kritische Herzgewicht. Verh. Dtsch. Ges. Path. 32, 143 (1948)

Linzbach, A. J.: Die quantitative Anatomie des normalen und vergrößerten Herzens im Hinblick auf die Herzinsuffizienz. Verh. Dtsch. Ges. Kreislaufforsch. 16, 43 (1960)

Linzbach, A. J.: Altern und Krankheit, Ableitung einer neuen Alternstheorie auf der Grundlage der Polypathie. Verh. Dtsch. Ges. Path. 59, 242 (1975)

Linzbach, A. J.: Pathogenese der Herzinsuffizienz bei Hypertonie. Triangel 14, Nr. 1 (1975)

Lisa, J. R., Hart, J. F.: The role of infection in sudden death. New York J. Med. 40, 705 (1940)

Llewellyn-Jones, D.: Human reproducting and society. Faber & Faber, London 1974, 517

Löhr, B., Meesen, H., Poche, R.: Elektronenmikroskopische Untersuchungen des Herzmuskels vom Hund bei experimentellem Herzstillstand durch Kaliumcitrat und Anoxie. Arch. Kreisl.-Forsch. 33, 108 (1960)

Lovegrove, T., Thompson, P.: The role of acute myocardial infarction in sudden cardiac death – a statistician's night mare. Am. Heart J. 96, 711 (1978)

Lown, B.: New concepts and approaches to sudden cardiac death. Schweiz. med. Wschr. 106, 1522–1531 (1976)

Lown, B., Verrier, R. L., Rabinowitz, S. H.: Neural and psychologic mechanism and the problem of sudden cardiac death. Am. J. Cardiol. 39, 890–902 (1977)

Lüchtrath, H.: Zur Pathologie des akuten Herztodes beim Asthma bronchiale. Virch. Arch. A. Path. Anat. and Histol. 381, 343–352 (1979)

Lugger, L., Unterdorfer, H.: Obduktionsergebnisse bei Lawinenverunfallten. Ärztliche Praxis XXIV, 28–31 (1972)

Luurila, O. J.: Cadiac arrhythmias, sudden death and the finnish sauna bath. Adv. Cardiol. 25, 73–81 (1978)

Lyons, A. S., Petrucelli, J. I. I.: Die Geschichte der Medizin im Spiegel der Kunst. Du Mont, Köln 1980

McAllister, H. A., Fenoglio, I. I. jr.: Tumors of the cardiovascular system. Atlas of Tumor Pathology Sec. Ser. Fasc. 15, AFIP Washington D.C. 1978

McAnulty, J. H., Rahimtoola, S. H., Morphy, E. S., Kauffman, S.: A prospective study of sudden death in "high-risk" bundle-branch block. New Engl. J. Med. 299, 209–215 (1978)

McKenna, W. J.: Brit. Heart J. 43, 493–498 (1980) (zit. nach Med. Trib. 19, Mai 1981)

Mäurer, W., Mehmel, H. C., Zebe, H., Kübler, W.: Komplikationen nach der Implantation von Herzklappenprothesen. Inn. Med. 4, 121–127 (1977)

Mähr, G., Breitfellner, G.: Ein ungewöhnlicher Fall eines insulinproduzierenden Tumors. Ther. d. Gegenw. 121, 243–251 (1982)

Mann, J. I., Doll, R., Thorogood, M., Versey, M. P., Waters, W. E.: Risk factors for myocardial infarction in young women. Brit. J. Prev. Sec. Med. 30, 94–100 (1976)

Marcus, F. I., Ewy, G. A., O'Rourke, R. A., Walsh, B., Bleich, A.: The effect of pregnancy on the murmurs of mitral and aortic regurgitation. Circulation 41, 795 (1970)

Maresch, R., Chiari, H.: Anleitung zur Vornahme von Leichenöffnungen. Urban & Schwarzenberg, Berlin, Wien 1933

Maresch, W.: Plötzlicher Tod aus natürlicher Ursache beim Säugling und Kind. In: Lehrbuch der Gerichtlichen Medizin. Ponsold, A. (Hrsg.) Thieme, Stuttgart 1976

Marin-Garcia, J., Moller, J. H.: Sudden death after operative repair of tetralogy of Fallot. Br. Heart J. 39, 1380–1385 (1978)

Maron, B. J., Epstein, S. E.: Hypertrophic cardiomyopathy. Am. J. Cardiol. 45, 141 (1980)

Maron, B. J., Clark, C. E., Goldstein, R. E., Epstein, S. E.: Potential role of QT-interval prolongation in sudden infant death syndrome. Circulation 54, 423–430 (1976)

Masshoff, W.: Zwischen Leben und Tod. Berliner Medizin, Nr. 11, 323–327 (1960)

Massing, G. K., James, Th. N.: Anatomical configuration of the his bundle and bundle branches in the human heart. Circulation 53, 609 (1976)

May, A. M.: Surgical anatomy of the coronary arteries. Dis. Chest. 38, 645 (1960)

Mayersbach, H. v.: Die tagesrhythmischen Schwankungen der Versuchstiere und ihre Bedeutung für die Histochemie im Experiment. Ref. Zbl. 113, 97–98 (1970)

Mayou, R.: Psychological aspects of ischemic heart disease. Practitioner 220, 396–400 (1978)

Meessen, H.: Pathologisch-anatomischer Befund bei Herztrauma. Langenbecks Arch. 282, 288–300 (1955)

Meessen, H.: Morphologie der Myokardhypertrophie. Verh. Dtsch. Ges. Inn. Med. 77, 43–55 (1971)

Meesen, H., Poche, R.: Pathomorphologie des Myokard. In: Bargmann, Doerr (Hrsg.) Das Herz des Menschen. Thieme, Stuttgart 1963, S. 644–734

Meyer, W. W.: Pädiatrische Aspekte der Atherosklerose. Sandorama, 31–36 (1981/I)

Meyer-Steinegg, T. H., Sudhoff, K.: Geschichte der Medizin im Überblick mit Abbildungen. Fischer, Jena 1928

Michiel, R. R., Sneider, J. S., Dickstein, R. A., Hayman, H., Eich, R. H.: Sudden death in a patient on a liquid protein diet. N. Engl. J. Med. 298, 1005–1007 (1978)

Missliwetz, J., Friedrich, E., Depastas, G.: Plötzlicher Tod am Steuer. Beiträge gerichtliche Medizin 36, 47–52 (1978)

Mönckeberg, J. G.: Erkrankungen des Myokards und des spezifischen Muskelsystems. In: Henke, Lubarsch (Hrsg.) Hdb. d. spez. path. Anat. und Histologie II. Springer, Berlin 1924, S. 312

Molz, G., Hartmann, H.: Plötzlicher Tod im 1. Lebensjahr: Allgemeine Feststellungen und Obduktionsbefunde. Fortschritte der Medizin 25, 1311–1315 (1976)

Moothart, R. W., Pryor, R., Hawley, R. L., Clifford, N. J., Blount, S. G. jr.: The heritable syndrome of prolonged QT-interval, syncope, and sudden death. Electron microscopic observation. Chest 70, 263–266 (1976)

Montgomery, B. J.: Antiarrhythmic agents may cause sudden death; drug testing urged (News). JAMA 241, 1771 (1979)

Monto, A. S.: Grippe: Epidemiologie, klinische Bedeutung und Vorbeugung. Sandorama III, 14–16 (1978)

Moret, R., Gützwiler, F., Junod, B.: Internat. Symp. "Myocardial Infarction of Young Age" Bad Krozingen 1981. Med. Trib. 34/35 (1981)

Morgagni, G. B.: De sedibus et causis morborum per anatomen indigatis. Lipsiae, Sumptibus Leopoldii Vossii MDCCCXXVII

Mörl, H., Falkner, R.: Körpergewicht und Konstitution beim Myokardinfarkt. Virch. Arch. path. Anat. 340, 164–168 (1965)

Moschinski, D., Lunglmayr, G.: Seltene Myokardverkalkungen bei schwerer Annulussklerose. Zbl. allg. Path. Bd. 108, 435–440 (1966)

Moser, K., Luif, A.: Experimentelle Stoffwechseluntersuchungen mit Ajmalin am Meerschweinchenherzen. Arzneim.-Forsch. (Drug. Res.) 16, 850 (1966)

Muir, C. S.: Coronary arterio-cameral fistula. Brit. Heart J., 22, 374 (1960)

Müller, G.: Der plötzliche Kindstod. Thieme, Stuttgart 1963

Myasnikov et al. (1961) (zit. nach Vollmar et al. 1977)

Nachlas, M. M., Shnitka, T. K.: Macroscopic identification of early myocardial infarcts by alterations in dehydrogenase activity. Am. J. Path. 42, 379–495 (1963)

Nae, R. L., Whalen, P., Ryser, M.: Cardiac and other abnormalities in the sudden infant death syndrome. Am. J. Path. 82, 1 (1976)

Naeve, W., Krause, J.: Über natürliche Todesursachen plötzlich unerwartet Verstorbener. Lebensvers. Med. 4 (1977)

Naeve, R. L.: Pulmonary arterial abnormalities in the sudden-infant-death syndrome. N. Engl. J. Med. 289, 1167 (1973)

Narbeshuber, H., Lhotka, E.: Zur Frage der Septumbeteiligung bei Myokardinfarkt. Wien. med. Wschr. 28/29, 476–478 (1961)

Naeve, R. L.: The sudden infant death syndrome: A review of recent advances. Arch. Pathol. Lab. Med. 101, 165–167 (1977)

Nienhaus, H., Poche, R., Reimold, E.: Elektrolytverschiebungen, histologische Veränderungen der Organe und Ultrastruktur des Herzmuskels nach Belastung mit Cortisol, Aldosteron und primärem Natriumphosphat bei der Ratte. Virch. Arch. Path. Anat. 337, 245–269 (1963)

Oakley, C. M.: Clinical recognition of the cardiomyopathies. Circulation, Res. 34–35, Suppl. II, 152–167 (1974)

Obiditsch-Mayer, I.: Nerval gesteuerte Regulationsmechanismen am Coronargefäßsystem des Hundeherzens. Acta Neurovegetativa, Suppl. VI (Colloquium). Springer, Wien 1955

Ogden, J. A.: Congenital anomalies of the coronary arteries. Amer. J. Cardiol. 25, 474 (1970)

Oglesby, P., Schatz, M.: On sudden death. Circulation 43, 7–10 (1971)

Olson, R. E., Barnhorst, O. A.: The control of energy production and utilisation. In: Dhalla N. S. (Hrsg.) Cardiac Muscle: Recent advances in studies of cardiac structure and metabolism. Vol. 3, Myocardiac Metabolism. Urban & Schwarzenberg, München, Berlin, Wien 1974, S. 11

Orsos, F.: Über die Rolle der Coronargefäße beim Altern des Herzens. Beitr. path. Anat. 106, 1–53 (1941)

Pachinger, O., Probst, P., Syre, G., Wicke, L.: Koronaranatomie bei letalem Infarktausgang innerhalb der ersten 24 Stunden (postmortale Angiographie). In: Kaindl, F., Pachinger, O., Probst, P. (Hrsg.): Die ersten 24 Stunden des Herzinfarkts. Witzstock, Baden-Baden, Köln, New York 1980, S. 167–168

Page, E.: Tubular system in Purkinje cells of the cat heart. J. Ultrastructure research 17, 72–83 (1966)

Page, D. L., Laulfield, J. B., Kastor, J. A., De Sanktis, R. W., Sandors, Ch. A.: Myocardial changes associated plus cardiogenic shock. New Engl. J. Med. 285, 133 (1971)

Paltauf, A.: Über die Beziehungen der Thymus zum plötzlichen Tod. Wien. klin. Wschr. 1889 Nr. 46 und 1890 Nr. 9

Pedal, I.: Aortale Ursprungsanomalie einer Koronararterie. Ursache für den plötzlichen Herztod eines 10jährigen Mädchens. Dtsch. med. Wschr. 101, 1601–1604 (1976)

Perper, J. A., Kuller, L. H., Cooper, M.: Arteriosclerosis of coronary arteries in sudden, unexpected deaths. Circulation 52, 27–33 (1976)

Perret, W.: Der Tod im Wasser aus versicherungsmedizinischer Sicht. Lebensversicherungsmed. Heft 4 (1977)

Pillat, B., Heistracher, P.: Elektrophysiologische Untersuchungen über die Wirkung von Ajmalin auf Reizleitungsfasern. Arch. exp. Path. Pharmakol. 246, 375–388 (1964)

Piroth, M.: Veränderungen am Interstitium des Herzens bei pathologischem Schwangerschaftsverlauf. Frankf. Zschr. Path. 67 (1955). Verh. Dtsch. Ges. Path. 41, 197 (1958)

Poche, R.: Submikroskopische Beiträge zur Pathologie der Herzmuskelzelle bei Phosphorvergiftung, Hypertrophie, Atrophie und Kaliummangel. Virch. Arch. path. Anat. 331, 165–248 (1958)

Poche, R., Hausamen, T. U.: Über den Einfluß von Persantin auf die Ultrastruktur des Herzmuskels der Ratte bei Überdosierung und im Unterdruckversuch. Virch. Arch. path. Anat. 339, 234–244 (1965)

Poche, R., Ohm, H. W.: Lichtmikroskopische, histochemische und elektronenmikroskopische Untersuchungen des Herzmuskels vom Menschen nach induziertem Herzstillstand. Arch. Kreislauf.-Forsch. 41, 86 (1963)

Pollack, K. H., Schulz, H. J.: Morphologische Befunde bei tödlichen Virusgrippen in den Jahren 1969–1972. Zbl. allg. Path. path. Anat. 118, 67–71 (1974)

Pool, J., Kunst, K., Van Wermerskerken, J. L.: Two monitored cases of sudden death outside hospital. Br. Heart J. 40, 627–629 (1978)

Pomerance, A., Lamb, D.: Techniques in examination and anatomy of the heart. In: Pomerance, Davies (eds.) The pathology of the heart. Blackwell, Oxford, London, Edinburgh, Melbourne 1975

Porte, A., Stoeckel, M. E., Screz, A., Batzenschlager, A.: Unusual familial cardiomyopathy with storage of intermediate filaments in the cardiac muscular cells. Virch. Arch. A. Path. Anat. and Histol. 386, 43–58 (1980)

Porter, G. H.: Sarcoid heart disease. New Engl. J. Med. 263, 1350–1357 (1960)

Prizel, K. R., Hutchins, G. M., Bulkley, B. H.: Coronary artery embolism and myocardial infarction. Ann. Intern. Med. 88, 155–161 (1978)

Prokop, L.: Med. Tribune 16 (April 1980). 13. Intern. wissensch. Tagg. Bayr. Sportärzteverband

Prugberger, E.: Zur Sarkoidose des Herzens. Prax. Pneumol. 33, 1064–1069 (1979)

Punsar, S., Karvonen, M. J.: Drinking water quality and sudden death: Observations from West and East. Cardiology 64, 24–34 (1979)

Quattlebaum, T. G., Varghese, J., Neill, C. A., Donahoo, J. S.: Sudden death among post-operative patients with tetralogy of fallot. A follow-up study of 423 patients for an average of twelfe years. Circulation 54, 289–293 (1976)

Rahlf, G.: Intramyocardial microarteriopathy. Virch. Arch. A. Path. Anat. and Histol. 338, 289–311 (1980)

Reichenbach, D. D., Moss, N. S., Meyer, E.: Pathology of the heart of sudden cardiac death. Am. J. Cardiol. 39, 865–872 (1977)

Ribbert, H.: Die Erkrankungen des Endokards. In: Henke, Lubarsch (Hrsg.) Handbuch der Speziellen Pathologie und Histologie II/2, S. 277 ff. Springer, Berlin 1924

Rissanen, V.: Sudden coronary death and coronary artery disease. Cardiology 64, 289–302 (1979)

Ritchie, J. L., Hamilton, G. W., Trobaugh, G. B., Weaver, W. D., Williams, D. L., Cobb, L. A.: Myocardial imaging and radionuclide angiography in survivors of sudden cardiac death due to to ventricular fibrillation: Preliminary report. Amer. J. Cardiol. 39, 852–857 (1977)

Rivett, J. R., Berry, C. L.: Aberrant coronary artery in association with a quadricuspid pulmonary valve. Virch. Arch. Abt. A. 383, 351–357 (1979)

Roberts, W. C.: Die Koronararterien bei der ischämischen Herzerkrankung – Tatsachen und Meinungen. Triangel 16, Nr. 2 (1977)

Roberts, W. C.: The relationship between coronary atherosclerosis and coronary thrombosis and the role of the latter in fatal coronary heart disease. In: Kaindl, F., Pachinger, O., Probst, P. (Hrsg.) Die ersten 24 Stunden des Herzinfarkts. Witzstock, Baden-Baden, Köln, New York 1977, S. 3

Romeis, B.: Mikroskopische Technik. Oldenbourg, München, Wien 1968

Rona, G., Chappel, C. I., Balzas, T., Gaudry, R.: An infarct-like myocardial lesion and other toxic manifestations produced by isoproterenol in the rat. Arch. Path. 67, 443–455 (1959)

Rona, G., Chappel, C. I., Kahn, D. S.: The pathogenesis of atrial infarction. Amer. J. Path. 41, 455–464 (1962)

Rona, G., Kahn, D. S., Chappel, C. I.: The healing of cardiac necrosis as reflected by experimental studies. Meth. Achiev. Exp. Path. 3, 200–217 (1967)

Rona, G., Chappel, C. J., Kahn, D. S.: The significance of factors modifying the development of isoproterenol-induced myocardial necrosis. Amer. Heart J. 66, 389–395 (1963)

Ross, L. D.: Electrocardiographic findings in measles. Amer. J. Dis. Child 83, 282 (1952)

Ross, M. J.: Heart block, sudden death, and atrioventricular node mesothelioma. Am. J. Dis. Child. 131, 1209–1211 (1977)

Rossi, L., Thiene, G., Caragaro, L., Giordano, R., Lauro, S.: Dysrhythmias and sudden death in acromegalic heart disease. A clinicopathologic study. Chest 72, 495–498 (1978)

Rössle, R.: Über das Altern. Naturwissensch. Wschr. N.F. 16, 241 (1917) (zit. nach Doerr 1976)

Rössle, R.: Technik der Obduktion mit Einschluß der Maßmethoden. In: Abderhaldens's Hdb. d. biol. Arbeitsmethoden Abt. VIII, Teil I/II Seite 1093 ff. Urban & Schwarzenberg 1927

Rössle, R.: Innere Krankheitsursachen. In: Aschoff's Lehrbuch d. Path. Anatomie 7. Aufl. Fischer, Jena 1928

Rössle, R.: Die Bedeutung der Anamnese für den Pathologen. Münchn. med. Wschr. 78, 1 (1931)

Rössle, R.: Über die serösen Entzündungen der Organe. Virch. Arch. path. Anat. 311, 252 (1944)

Rotschuh, K. E.: Meilensteine in der Erforschung von Herz und Kreislauf. In: Bargmann, W., Doerr, W. (Hrsg.) Das Herz des Menschen. Thieme, Stuttgart 1963, S. 1–20

Rotter, W.: Über den abnormen Abgang der linken Herzkranzarterie aus der Lungenschlag-ader. Zbl. allg. Path. 89, 160–162 (1952)

Rübbert, H.: Abnormer Abgang der linken Kranzarterie aus der Lungenschlagader. Beitr. path. Anat. 98, 571–578 (1937)

Russev, L., Nikolov, G. S., Güntschev, K.: Klinische, pathologisch-anatomische und elektro-kardiographische Besonderheiten bei der akuten Grippe-Myocarditis. Zsch. Ges. Inn. Med. 15, 759 (1960)

Sachs, H., Grünthal, D.: Epidemiologie und Klinik der Müttersterblichkeit. Zbl. Gynäk. Heft 6 (1971)

Sandritter, W.: Histopathologie. 2 Aufl. Schattauer, Stuttgart 1967, S. 39

Sakurai, I.: Pathology of acute ischemic myocardium. Special references to (I) evaluation of morphological methods for detection of early myocardial infarcts, and (II) lipid metabolism in infarcted myocardium. Acta Path. Jap. 27 (5), 587–603 (1977)

Sebek, A., Pribrsky, J.: Ein Fall von akuter interstitieller lymphocytärer Myokarditis mit Hämorrhagien bei einer zwanzigjährigen Erstgebärenden. Zbl. Gynäk. 81, 791 (1959)

Seliger, H.: Lipomatosis cordis bei Jugendlichen. Zbl. allg. Path. Bd. 109, 77–84 (1966)

Seiferth, J.: Fermenthistochemische Frühveränderungen des experimentellen Myokardinfarktes bei der Ratte. Frankfurter Zeitschr. f. Path. 76, 329–339 (1967)

Selberg, W.: Beträge zur Anatomie und Pathologie der menschlichen Konstitution. Beitr. path. Anat. 111, 165 (1951)

Selberg, W.: Die konstitutionelle Anatomie der Kreislauforgane. Fortschr. Med. 82, 753 (1964)

Selby, P. H.: Health in 1980–1990. A predictive study based on an international inquiry. Karger, Basel, München, Paris, London, New York, Sidney 1974

Selye, H.: Experimental cardiovascular diseases. Springer, Berlin, Heidelberg, New York 1970 (zit. nach Doerr und Mall 1980)

Selye, H., Gabbiani, G.: Fragen der Elektrolyte, des Streß und der Herznekrose. In: Kaufmann, Lehrb. d. spez. path. Anat. Erg. Bd. I, 1. Hälfte. de Gruyter, Berlin 1969

Shannon, D. C., Kelly, D. H., O'Connel, K.: Abnormal regulation of ventilation in infants at risk for sudden infant death syndrome. N. Engl. J. Med. 294, 747 (1977)

Shapiro, S., Slone, D., Rosenberg, L., Kaufmann, D. W., Stolley, P. D. Miettinen, O. S.: Oral-contraceptive use in relation to myocardial infarction. Lancet I, 743–747 (1979)

Shillingford, J. P.: Lysosomes and enzymes release in myocardial infarction. In: Kaindl, F., Pachinger, O., Probst, P. (Hrsg.) Die ersten 24 Stunden des Herzinfarkts. Witzstock, Baden-Baden, Köln, New York 1977, S. 57

Simonsen, J., Voigt, J., Lyngborg, K.: Hypertrophic obstructive cardiomyopathy. Acta path. microbiol. scand. Section A 81, 174–182 (1973)

Singh, B. N., Garàrdes, T. D., Kenage, T., Goldstein, M., Montgomerie, J. Z., Mills, H.: Liquid protein diets and torsade de pointes. Jama 240, 115–119 (1978)

Skelton, C. C., Sonnenblick, E. H.: Cardiovascular System. In: Wener, S. C., Ingla, S. H. (eds.) The thyroid, a fundamental and clinical text. IV. Harper and Row, Hagerstown, Maryland 1978, S. 688 ff. and 693 ff.

Smith, H. L., Villius, F. A.: Arch. internat. Med. 50, 171 (1932) (zit. nach Bankl 1966)

Smith, T. A., Mason, J. M., Bell, J. S., Francisco, J. T.: Sleep apnea and QT-interval prolongation – a particularly lethal combination. Am. Heart J. 97, 505–508 (1979)

Soehring, K., Schüppel, R.: Wechselwirkung zwischen Alkohol und Arzneimittel. Dtsch. med. Wschr. 91, 1892–1896 (1966)

Susin, M., Herdson, P. B.: Fine structural changes in the myocardium induced by thyroxine and by magnesium deficiency. Arch. Pathol. 83 (1967)

Swan, H.: Arterio-arterial fistulas. Surgery 61, 49 (1967)

Schaffer, W. A., Cobb, L. A.: Recurrent ventricular fibrillation and modes of death in survivors of out-of-hospital ventricular fibrillation. N. Engl. J. Med. 293, 259–262 (1975)

Schaper, W.: Zur Entstehung eines Kollateralkreislaufs bei Koronararterienverschlüssen. Dtsch. med. Wschr. 99, 2299–2302 (1974)

Schechter, D. C.: The classification of coronary artery fistulas. Amer. Heart J. 75, 281 (1968)

Schipperges, H.: Lebendige Heilkunde. Walter, Olten und Freiburg i. Br. 1962

Schipperges, H.: Entwicklung der modernen Medizin. Gentner, Stuttgart 1968

Schleyer, F.: Über unerwartete Todesfälle ohne morphologischen Obduktionsbefund. Med. Klinik 60, 1225–1228 (1965)

Schmincke, A.: Über linksseitige muskulöse Conusstenosen. Dtsch. med. Wschr. 33, 2082 (1907)

Schmidt-Gayk, H.: Koronare Herzkrankheit bei Jugendlichen. Dtsch. Ärzteblatt 73, 186–188 (1976)

Schneider, J.: Der plötzliche Herztod als Folge einer Reizleitungsstörung. Schweiz. med. Wschr. 111 Nr. 11, 366–374; 582–591; 884–892 (1981)

Schneider, J., Kappenberger, L.: Das anatomische Substrat des Wolff-Parkinson-White-Syndroms. Schweiz. med. Wschr. 110, 896–906 (1980)

Schoenmackers, J.: Vergleichende quantitative Untersuchungen über den Faserbestand des Herzens bei Herz- und Herzklappenfehlern sowie Hochdruck. Virch. Arch. 331, 3 (1958)

Schoenmackers, J.: Über den Bindegewebsgehalt des Myokards der linken Herzkammer bei elastischer und unelastischer Koronarsklerose. Arch. Kreislaufforsch. 50, 208 (1966)

Schoenmackers, J.: Die Blutversorgung des Herzmuskels und ihre Störungen. Koronarsklerose und Herztod. In: Lehrb. d. spez. path. Anat. Erg. Bd. I, 1. Hälfte. de Gruyter, Berlin 1969, S. 59 ff.

Schoenmackers, J., Willem, H.: Über Lipomatosis cordis, ihre Beziehungen zur Leistungsfähigkeit und Insuffizienz des rechten Ventrikels. Arch. Kreislaufforsch. 40, 251 (1963)

Schulze, J. R., Strauss, H. W., Pitt, B.: Sudden death in the year following myocardial infarction. Relation to ventricular premature contractions in the late hospitals phase and left ventricular ejection fraction. Am. J. Med. 62, 192–199 (1977)

Schultrich, S.: Die angeborenen Herzfehler im Sektionsmaterial des pathologischen Universitätsinstituts Leipzig. Zbl. allg. Path. 121, 429 (1977)

Schwalm, H.: Die Müttersterblichkeit. Mitt. Dtsch. Zentrale für Volksgesundheitspflege, Heft 3/4, 5 (1970)

Schwartz, A.: Medikamentöse Myokarditis und Granulomatose. Zbl. allg. Path. path. Anat. 105, 331 (1964)

Schwartz, A.: Über die allergische Herzwandentzündung. Beitr. path. Anat. 136 (1968)

Schwartz, P. J.: Cardiac sympathetic innervation and the sudden infant death syndrome. A possible pathogenetic link. Am. J. Med. 60, 167–172 (1976)

Schwartz, P. J.: Trigger mechanism in the pathogenesis of sudden cardiac death (im Druck)

Schwarz, F.: Der plötzliche und unerwartete Tod. Enke, Stuttgart 1970

Schwerd, W.: Der plötzliche Tod aus natürlicher Ursache im Erwachsenenalter. Berliner Ärzteblatt, 91. Jahrg. Heft 23 (1978)

Staak, M., Asante, F.: Fibrom der Herzmuskulatur bei einem 3jährigen Mädchen. Ein Beitrag zum plötzlichen Tod aus natürlicher Ursache. Z. rechtsmed. 74, 309–312 (1974)

Staemmler, M.: Die Kreislauforgane. In: Kaufmann, E. (Hrsg.) Lehrb. d. spez. path. Anat. 1. Bd. 1. Hälfte. de Gruyter, Berlin 1955

Staemmler, M.: Die Bedeutung des Traumas für die Entstehung und Verschlimmerung von Herzkrankheiten und deren Begutachtung. Münchn. med. Wschr. 94, 1793–1870 (1952)

Steinschneider, A.: Sudden infant death syndrome and prolongation of the QT-interval. Am. J. Dis. Child 132, 688–691 (1978)

Stelzner, F.: Die anorectalen Fisteln. 2. Aufl. Springer, Berlin, Heidelberg, New York 1976

Sternberg, J.: Über Erkrankungen des Herzmuskels im Anschluß an Störungen des Koronararterienkreislaufs nebst Mitteilung eines Falles von tödlicher Myocarditis nach Fraktur. Inaugural-Dissertation Marburg 1887 (zit. nach Doerr, W.; zit. nach Haas, 1911)

Strano, A.: Myocardial infarction and traffic accident. In: Kaindl, F., Pachinger, O., Probst, P. (Hrsg.): Die ersten 24 Stunden des Herzinfarkts. Witzstock, Baden-Baden, Köln, New York, S. 36

Straub, E. J., Pupello, D. F., Harrison, E. E.: Onset of Prinzmetal's angina two years following sudden death syndrome survival. JACEP 6, 405–407 (1977)

Studer, A., Baumgärtner, R., Siebenschein, R., Satz, N., Grimm, J., Siegenthaler, W., Vetter, W.: Prävalenz der Hypertrophie und Grenzwerthypertonie bei Studenten. Schweiz. med. Wschr. 110, 338–346 (1980)

Tausch, D.: Experimentelle Untersuchungen über den histologischen Nachweis frischer ischämischer Herzmuskelschädigung mit der Methode nach Lie und Mitarbeiter. Beitr. gerichtl. Medizin 32, 274–278 (1974)

Thorn, W.: Metabolitkonzentrationen im Herzmuskel unter normalen, hypoxischen und anoxischen Bedingungen. Verh. Dtsch. Ges. Kreislaufforsch. S. 76 (1961)

Thurner, J.: Iatrogene Pathologie. Urban & Schwarzenberg, München, Berlin 1970, S. 129

Thurner, J.: Eine endemische Myocarditis im Raum Salzburg. Wahrscheinlich Coxsackie-Virusmyocarditis. Wien. klin. Wschr. Suppl. 27 (1974)

Tunstall-Pedoe, D.: Exercise and sudden death. Br. J. Sports Med. 12, 215–219 (1979)

Ulmer, T.: Sekundenherztod bei Ergometrie? Dtsch. med. Wschr. 99, 1944 (1975)

Uotila, U.: Plötzlicher Tod aus natürlicher Ursache. In: Ponsold (Hrsg.) Lehrbuch der Gerichtlichen Medizin. Thieme, Stuttgart, S. 301 ff.

Valdes-Dapena, A., Amazon, K., Gillane, M. M., Ross, D., Catherman, R.: The question of right ventricular hypertrophy in sudden infant death syndrome. Arch. Pathol. Lab. Med. 104, 1984 (1980)

Van Itallie, T. B.: Liquid protein mayhem (Editorial). JAMA 240, 144 (1978)

Van Noorden, W., Olsen, E. G. J., Pearse, A. G. E.: Hypertrophic obstructive cardiomyopathy, a histological, histochemical and ultrastructural study of biopsy material. Cardiovascular Research 5, 118/131 (1971)

Van Noorden, W., Olsen, W. G. J., Pearse, A. G. E.: Hypertrophic obstructive cardiomyopathy. Cardiovasc. Research 5, 118–131 (1971)

Van Vliet, P. D., Burchell, H. B., Titus, J. L.: Focal myocarditis associated with phaeochromocytoma. New Engl. J. Med. 274, 1102 (1966)

Vasalle, M., Hoffman, B. F.: The spread of sinus activation during potassium administration. Circulation Research 17, 285 (1965)

Veith, G.: Experimentelle Untersuchung zur Wirkung von Adrenalin auf den Herzmuskel. Arch. Kreislaufforsch. 6, 335–351 (1940)

Virchow, R.: Die Sections-Technik im Leichenhause des Charité-Krankenhauses mit besonderer Rücksicht auf gerichtsärztliche Praxis. Reprint 1977. Springer, Berlin, Heidelberg, New York, nach Hirschwald, Berlin 1893

Vismara, L. A., Vera, Z., Foerster, J. M., Amsterdam, E. A., Mason, D. T.: Identification of sudden death risk factors in acute and chronic coronary artery disease. Am. J. Cardiol. 39, 821–828 (1977)

Vitali-Mazza, L., Anversa, P., Visiolo, O.: Ultrastrukturelle Veränderungen des Herzmuskels bei Ratten unter polyensäurearmer Diät. Virch. Arch. path. Anat. 342, 38–49 (1967)

Voigt, J.: Reflections on the value of histological examination of the cardiac conduction system in cases of natural unexpected death. Forensic Sci 8, 29–31 (1977)

Vollmar, F., Bernstein, K., Böttger, W.: Myokardinfarkte ohne stenosierende Arteriosklerose und ohne Thrombose der Kranzgefäße. Zbl. allg. Path. und pathol. Anat. Bd. 121, 207–217 (1977)

Vormittag, E.: Risikofaktoren und Pathogenese der postoperativen cardialen Dekompensation. Münchn. Wschr. 117, 1929–1934 (1975)

Wenink, A. C. G.: Embryology of the ventricular septum. Virch. Arch. (Pathol. Anat) 390, 71–79 (1981)

Vuori, L., Mäkäräinen, M., Jääskeläinen, A.: Sudden death and physical activity. Cardiology 63, 287 (1978)

Weidmann, S.: Elektrophysiologie der Herzmuskelfaser. Huber, Bern, Stuttgart 1956

Waldmann, G.: Elektronenmikroskopische Untersuchungen an den eiweißproduzierenden Feinstrukturen in hypertrophierten menschlichen Herzmuskelzellen. Exp. Path. 2, 360–369 (1968)

Waldmann, G., Bader, G.: Zur Feinstruktur der Herzmuskelzelle bei der protrahierten Thioacetamidintoxikation der Ratte. Exp. Path. Bd. 2, 164–187 (1968)

Waugh, D.: Myocarditis, arteritis, and focal hepatic, splenic, and renal granulomas, apparently due to penicillin sensitivity. Amer. J. Path. 28, 437 (1952)

Weaver, W. D., Lorch, G. S., Alvarez, H. A., Cobb, L. A.: Angiographic findings and prognostic indicators in patients resuscitated from sudden cardiac death. Circulation 54, 895–900, (1977)

Wedell, J., Merker, H. J., Neubert, D.: Mitochondrienstruktur und Atmungskettenphosphorylierung im Herzmuskel nach vollständiger Kreislaufunterbrechung. Virch. Arch. path. Anat. 338, 355–370 (1965)

Wei, J. Y., Hutchins, G. M.: The pathogenesis of papillary muscle rupture complicating myocardial infarction. In: Haemorrhage accompanying contraction band necrosis. Lab. Invest. 39, 204–209 (1978)

Weinblatt, E., Ruberman, W., Goldberg, J. D., Frank, C. W., Shapiro, S., Chaudhary, B. S.: Relation of education to sudden death after myocardial infarction. N. Engl. J. Med. 299, 60–65 (1978)

Wenzel, J., Uerlings, I., Hecht, H., David, H.: Enzymhistochemische und feinstrukturelle Veränderungen des Rattenherzmuskels nach Adrenalingaben. Exp. Path. 3, 327–347 (1969)

Werthemann, A.: Experimentelle Röntgenschädigung des Herzmuskels. Strahlentherapie 38, 702 (1930)

Wesselhoeft, H., Fawcett, I. S., Johnson, A. L.: Anomatous origin of the left coronary artery from the pulmonary trunk. Circulation 38, 403 (1968)

Weyrich, G.: Statistische Untersuchungen über den plötzlichen Tod aus natürlicher Ursache bei Erwachsenen. Beitr. gerichtl. Med. 12, 146–237 (1936)

Widder, W., Birnbaumer, H., Breitfellner, G.: Diagnostische Probleme um ein Endokardmyxom. Z. Kardiol. 68, 604–608 (1979)

Wit, A. L., Bigger, J. T. jr.: Possible electrophysiological mechanisms for lethal arrhythmias accompanying myocardial ischemia and infarction. Circulation 52, 96–115 (1975)

Wölkart, N.: Der menschliche Leichnam als Objekt des Rechtes. Wien. klin. Wschr. 7, 113–116 (1956)

Zetler, G., Lenschow, E., Prenger-Berninghof, W.: Die Wirkung von 11-Indol-Alkaloiden auf das Meerschweinchenherz in vivo und in vitro, verglichen mit 2 synthetischen Acitinoindolen Chinidin und Quindonium. Naunyn-Schmiedebergs Arch. Pharmak. u. exp. Path. 260, 26 (1968)

Zimmermann, K. G.: Herzinfarkt als Unfallrisiko. Dtsch. med. Wschr. 101, 1425–1428 (1976)

Zschoch, H.: Zur Statistik der Koronarsklerose. Zbl. allg. Path. u. path. Anat. 96, 321 (1957)

I. Sachverzeichnis